用心创造现代阅读之美

视频详解
人体穴位大全

定位·手法·技巧·功效

陈飞松 于雅婷 主编

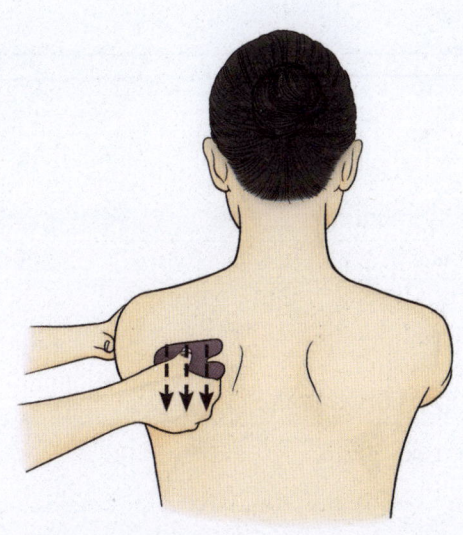

江苏凤凰科学技术出版社·南京

图书在版编目（CIP）数据

视频详解人体穴位大全 / 陈飞松, 于雅婷主编.
南京 : 江苏凤凰科学技术出版社, 2025.6. -- ISBN
978-7-5713-5017-8
Ⅰ. R245.9-64
中国国家版本馆CIP数据核字第2025PY9790号

视频详解人体穴位大全

主　　　编	陈飞松　于雅婷
责 任 编 辑	汤景清
责 任 设 计	蒋佳佳
责 任 校 对	仲　敏
责 任 监 制	方　晨

出 版 发 行	江苏凤凰科学技术出版社
出版社地址	南京市湖南路1号A楼，邮编：210009
编 读 信 箱	fhhzbook@163.com
出版社网址	http://www.pspress.cn
印　　　刷	天津睿和印艺科技有限公司

开　　　本	718 mm×1 000 mm　1/16
印　　　张	14
插　　　页	1
字　　　数	200 000
版　　　次	2025年6月第1版
印　　　次	2025年6月第1次印刷
标 准 书 号	ISBN 978-7-5713-5017-8
定　　　价	49.80元

图书如有印装质量问题，可随时向我社印务部调换。联系电话：（010）64825211。

前 言

在传统中医理论中，人体的经络系统被赋予了至关重要的角色，它被视为调节和掌控人体各项功能的"核心网络"。这个网络巧妙地将身体内外的各种组织器官紧密相连，使它们能够相互作用、相互影响。而在复杂的经络路径上，散布着一些特定的点区，我们称之为穴位。这些穴位不仅与身体内部的组织器官有着紧密的联系，还起着沟通身体内外和输送能量的关键作用。更重要的是，它们还是疾病在人体上的外在表现，以及治疗疾病时的关键刺激点。中医的经穴理疗法，如按摩、针灸、拔罐、艾灸等，正是巧妙地利用了穴位的特性，通过刺激它们来激活人体的自愈机制，调和脏腑的阴阳平衡，进而达到预防疾病和治愈病痛的目的。

作为人体功能的调控系统，经络的生理功能表现在多个方面，主要包括：网络全身，联系内外；运行气血，协调阴阳；传导感应，调节虚实；抗御病邪，护卫机体。

网络全身，联系内外。《灵枢·海论》指出："夫十二经脉者，内属于腑脏，外络于肢节。" 纵横交错的经络不仅贯穿于人体内部与外部，更是连接身体各部分的桥梁与纽带。它们将人体的五脏六腑、四肢百骸、五官九窍及皮肉筋骨等组织器官紧密相连，使它们能够充分发挥各自功能，同时保持着相互之间的和谐与协调，共同构成一个完整、有序且充满活力的有机整体。

运行气血，协调阴阳。气血是气和血的统称，在中医理论中，二者被视为相互依存、相辅相成的两大要素，各自承载着不同的生理功能，共同滋养和维系着人体的脏器组织。《灵枢·本脏》中便有这样的阐述："经脉者，所以行血气而营阴阳，濡筋骨，利关节者也。"气和血均由水谷精微转化而成，通过经络这一特殊的网络系统，被输送至身体的每一个角落，为各种组织器官提供必要的营养和滋润，从而确保人体各项生理功能的正常运作。

　　传导感应，调节虚实。经络系统不仅具备感受与传导的能力，更在维持人体内外环境平衡中发挥着关键作用。类似于神经系统的调节与控制，经络能够感应外界环境的各种刺激和潜在的病邪，并将这些信息准确无误地传导至人体内部的脏腑和其他组织器官。同样，当组织器官出现生理功能失常，如压痛、结节、充血等现象时，也会通过经络系统反映至体表。经络调节虚实是以协调阴阳为基础的。在受到如按摩、拔罐、刮痧等中医理疗法的刺激时，经络系统能够引导，并促进人体内部失衡的功能状态逐渐回归平衡，同时有助于各种病变的缓解与好转。这一过程正是经络系统通过调节体内阴阳平衡，实现人体健康与和谐状态的具体体现。

　　抗御病邪，保卫机体。中医称经络的生理功能为"经气"，其中营气、卫气两种经气与经络紧密相关。营气即营养物质，而卫气则如免疫防线，是抵御病邪的屏障。营气与卫气均源于饮食，营气行于经脉内，卫气护于经脉外，二者通过经络这一网络系统遍布全身。营气滋养人体，卫气防御病邪，并调节体温与汗液的分泌。

　　本书是基于以上中医理论，精心编纂而成的一本实用养生宝典。书中深入浅出地介绍了经络与穴位的基础知识，并精选了一系列常用且效果显著的穴位。通过丰富的彩色图解，详细阐述了每个常用穴位的确切位置、独特功效及主治病症等，让读者能够一目了然，轻松掌握。按摩、艾灸、拔罐、刮痧等多种简便易行的中医理疗法，在书中也有详细介绍。这些方法旨在帮助读者根据个人需求选择穴位，实现精准治疗，一穴多用，全方位改善健康。此外，书中的每个穴位还配有真人同步演示视频。只需扫描对应二维码，读者就能边观看、边学习、边实践，轻松在家进行自我养生保健。希望本书能成为您追求健康生活道路上不可或缺的得力助手，引领您走向更加健康、充满活力的未来。

目 录

第1章　认识经络与穴位

经络——天赋人体的健康卫士.........002
人体最重要的十四经............002
手太阴肺经............002
手阳明大肠经............002
足阳明胃经............003
足太阴脾经............003
手少阴心经............003
手太阳小肠经............003
足太阳膀胱经............004
足少阴肾经............004
手厥阴心包经............004
手少阳三焦经............004
足少阳胆经............005
足厥阴肝经............005
督脉............005
任脉............005
穴位——保健祛病的随身药囊.........006
中医理疗——防病健身好帮手............006
常用穴位的定位方法............006
经穴理疗的适应证............009
经穴理疗的禁忌证............010
异常情况的预防及处理............012

第2章　调养脏腑常用穴位

001 **心俞穴**——养心安神睡得好......014
002 **胃俞穴**——强健胃功能...............015
003 **肺俞穴**——补虚清热祛肺病......016
004 **肝俞穴**——疏肝利胆效果好......017
005 **鱼际穴**——宣肺泄热畅呼吸......018
006 **章门穴**——健脾肝助饮食......019
007 **期门穴**——养肝排毒小能手......020
008 **夹脊穴**——保养脏腑的能手......021
009 **胆俞穴**——专治胆病疗效好......022
010 **日月穴**——疏通肝胆养肠胃......023
011 **肾俞穴**——强肾护肾就靠它......024
012 **脾俞穴**——益气健脾消化好......025
013 **商丘穴**——肠胃的"清道夫"...026
014 **太白穴**——补脾健脾增食欲......027
015 **太渊穴**——补气血的要穴............028
016 **内关穴**——心脏的保健要穴......029
017 **大都穴**——促进消化肠胃好......030
018 **中极穴**——利水通淋护膀胱......030

第3章 摆脱亚健康常用穴位

- 019 阳谷穴——舒缓不安神志............032
- 020 阳池穴——手足的"小火炉"...033
- 021 头临泣穴——疏通鼻塞畅呼吸...034
- 022 肩井穴——缓解肩膀疼痛............035
- 023 漏谷穴——健脾和胃助消化........036
- 024 太阳穴——缓解大脑疲劳............037
- 025 少海穴——"心"好精神好........038
- 026 劳宫穴——安神志解疲劳............039
- 027 大陵穴——宁心安神促睡眠........040
- 028 间使穴——心情好乐趣多............041
- 029 下脘穴——化食导滞胃口好........042
- 030 身柱穴——增强身体抵抗力........043
- 031 涌泉穴——养生抗病"万金油"..044
- 032 四神聪穴——增强记忆力............044

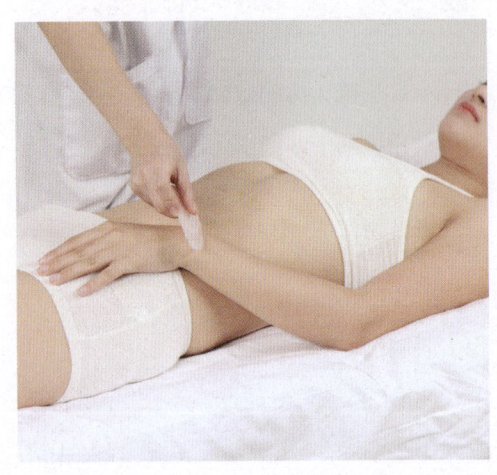

第4章 养颜美体常用穴位

- 033 三阴交穴——抗衰老葆青春.......046
- 034 交信穴——益肾调经经验穴.......047
- 035 大钟穴——调理二便排毒素.......048
- 036 照海穴——阴虚病症莫来犯.......049
- 037 大横穴——清肠消脂按大横.......050
- 038 下廉穴——肠胃的"清洁工"...051
- 039 颧髎穴——让面部光洁舒适.......052
- 040 大迎穴——面部美容之要穴.......053
- 041 印堂穴——祛痘美颜抗衰老.......054
- 042 支沟穴——治疗便秘一身轻.......055
- 043 天枢穴——调理肠腑除便秘.......056
- 044 鱼腰穴——活络消肿治眼疾.......057
- 045 地仓穴——紧致唇周肌肤.......057
- 046 睛明穴——缓解眼部不适.......058
- 047 瞳子髎穴——消除眼角皱纹.......058
- 048 四白穴——明目护眼又养颜.......059
- 049 液门穴——身体滋润不干燥.......059
- 050 隐白穴——扫除烦忧气色佳.......060
- 051 中渚穴——手脚暖和精神佳.......060

第5章 日常急救常用穴位

- 052 承筋穴——止小腿痉挛..............062
- 053 郄门穴——止痛止血安心神.........063
- 054 百会穴——调节大脑功能...........064
- 055 脑户穴——头痛难忍求脑户........065
- 056 少冲穴——开窍醒神急救穴........066
- 057 阴郄穴——凉血止血安心神........067
- 058 天窗穴——脸颊肿痛有天窗........068
- 059 哑门穴——舌强失语缓解快........069
- 060 少商穴——泻肺止咳特效穴........070
- 061 曲池穴——平缓降压效果好........071
- 062 极泉穴——缓解心跳过速..........072
- 063 尺泽穴——止吐泻和脾胃..........073
- 064 中庭穴——腹胀呕吐找中庭........074
- 065 气舍穴——呃逆不止压气舍........075
- 066 人中穴——小小人中救命穴........076
- 067 神阙穴——脐中生命之根.........076
- 068 十宣穴——开窍苏厥的奇穴.......077
- 069 上廉穴——利关节治疼痛.........077
- 070 关冲穴——热病中暑掐关冲.......078
- 071 翳风穴——头面健康不生病.......078

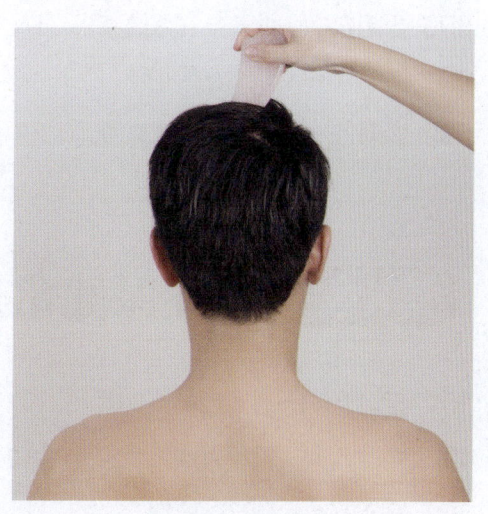

第6章 延年益寿常用穴位

- 072 足三里穴——自古贵为长寿穴...080
- 073 膝阳关穴——呵护好膝关节.......081
- 074 膏肓俞穴——补虚益损治重症.....082
- 075 养老穴——晚年安康享清福.......083
- 076 志室穴——保养肾脏抗衰老.......084
- 077 腰阳关穴——温经通脉护腰脊.....085
- 078 命门穴——强肾固本缓衰老.......086
- 079 手三里穴——润化脾燥理肠胃...087
- 080 承浆穴——生津敛液防秋燥......088
- 081 合谷穴——理气通络助长寿......089
- 082 太溪穴——久虚劳损的救星......090
- 083 束骨穴——强壮腰膝利腿脚......091
- 084 悬钟穴——平肝息风通经络......092

003

第7章 女性保健常用穴位

085 石门穴——天然的避孕玄关......094
086 云门穴——宣通肺气找云门......095
087 上巨虚穴——肠胃健康不生病...096
088 蠡沟穴——瘙痒难忍寻蠡沟......097
089 承山穴——小腿痉挛常用穴......098
090 合阳穴——散寒导气保健康......099
091 曲泉穴——通经止带止痒......100
092 血海穴——月经量少按血海......101
093 陷谷穴——消除妊娠水肿..........102
094 足临泣穴——挥别经期疼痛......103
095 阴谷穴——益肾调经强身体......104
096 昆仑穴——缓解足跟疼痛..........105
097 少泽穴——益气通乳清热邪......106
098 神门穴——治疗失眠效果好......107
099 至阴穴——矫正胎位有奇效......108
100 水道穴——消水肿止痛经..........108

第8章 男性保健常用穴位

101 定喘穴——通宣理肺不咳嗽......110
102 中脘穴——治脾胃病之要穴......111
103 腰眼穴——强肾又防病............112
104 大杼穴——有效防治颈椎病......113
105 魄户穴——拒绝干燥养娇肺......114
106 廉泉穴——治咽炎有奇效......115
107 承光穴——疏风散热治目疾......116
108 水分穴——通调水道消水肿......117
109 大椎穴——振奋阳气功效多......118
110 中膂俞穴——舒缓腰酸背痛......119
111 会阳穴——防治前列腺增生......119
112 大包穴——疲劳困倦找大包......120
113 步廊穴——缓解胸部疼痛......120

第9章 两性幸福常用穴位

114 大肠俞——腰脊健康防早泄...122
115 膈俞穴——活血通脉增情趣......123
116 气海穴——益气助阳强腰肾......124
117 关元俞——延长坚挺时间......125
118 子宫穴——女性生殖的福穴......126
119 归来穴——呵护两性健康..........127
120 曲骨穴——助力生殖健康......128
121 大赫穴——提高活力增情趣......128

第10章 祛病强身常用穴位

122 建里穴——降逆利水健脾胃 130
123 风门穴——专治风邪疾病 131
124 复溜穴——通调水道治水肿 132
125 紫宫穴——宽胸理气止咳喘 133
126 小海穴——保护牙龈健康 134
127 箕门穴——清热利尿小便通 135
128 筑宾穴——排出毒素护肝肾 136
129 阴陵泉穴——利水消肿健脾胃 137
130 天宗穴——治颈肩综合征 138
131 孔最穴——宣通肺气呼吸畅 139
132 上脘穴——食道减负瘦全身 140
133 阳辅穴——关节病症的"克星" ..141
134 膻中穴——宽胸理气护心胸 142
135 至阳穴——宽胸利膈治黄疸 143
136 中渎穴——缓解胆疾有奇效 144
137 梁丘穴——和胃理气消肿痛 145
138 阳陵泉穴——疏肝利胆强腰膝 146
139 巨阙穴——防治口腔溃疡 147
140 丰隆穴——缓解高脂血症 148
141 足窍阴穴——五官的"私人医生" ..149
142 神庭穴——宁神醒脑益智慧 150
143 列缺穴——治疗头疾的要穴 151
144 风池穴——提神醒脑护颈椎 152
145 天容穴——咽喉不适按天容 153
146 解溪穴——益胃安神补气血 154
147 阳溪穴——腕臂疼痛都赶走 155
148 丘墟穴——保护胆腑不生病 156
149 伏兔穴——让腿脚利索起来 157
150 长强穴——调理肠腑治腹泻 158
151 关元穴——蓄血藏精补元气 159
152 下关穴——治面部诸般病症 160
153 通里穴——清热安神治失语 161
154 悬颅穴——通络消肿不走神 162
155 内庭穴——清火解毒祛牙痛 163
156 强间穴——平肝息风祛心烦 164
157 曲泽穴——心中疼痛它来解 165

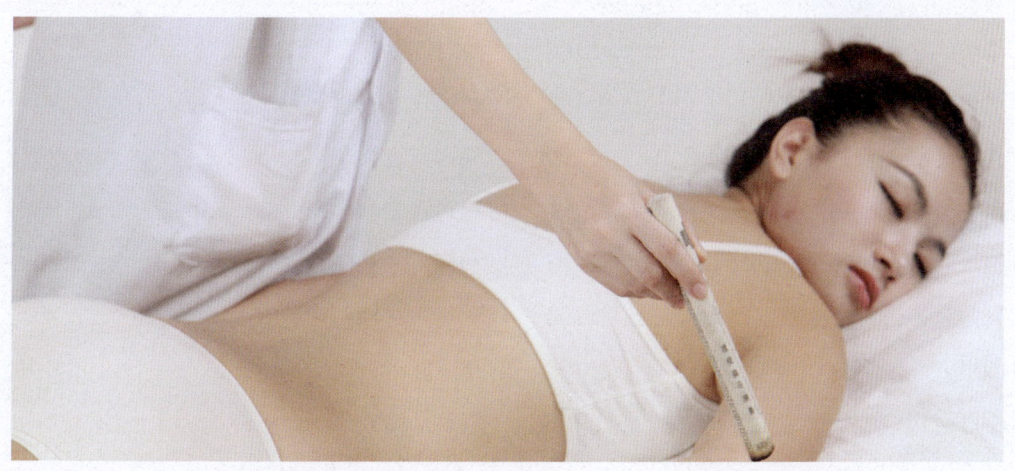

005

158 天突穴——支气管炎的"克星"..166	**170 二间穴**——利咽消肿止牙痛.......177
159 后溪穴——治疗腰痛疗效好.........167	**171 完骨穴**——睡前揉按好入眠.......178
160 偏历穴——通经利水治水肿.........168	**172 膀胱俞穴**——治遗尿之特效穴...178
161 委中穴——疏经络治腰背痛.........169	**173 承泣穴**——散风清热治眼疾.......179
162 太冲穴——祛除肝火消怒气.........170	**174 耳门穴**——赶走众耳疾困扰.......179
163 外关穴——治热病的首选穴.........171	**175 人迎穴**——降低血压利咽喉.......180
164 犊鼻穴——治疗膝关节病变.........172	**176 迎香穴**——鼻子健康嗅觉好.......180
165 阴市穴——缓解双脚冰冷.............173	**177 素髎穴**——清热醒神通鼻窍.......181
166 浮白穴——还你乌黑秀发.............174	**178 公孙穴**——补脾安神促消化.......181
167 京门穴——调补肾气养双肾.........175	**179 然谷穴**——益肾填精治消渴.......182
168 地机穴——揉揉按按降血糖.........176	**180 承扶穴**——治疗股臀疼痛...........182
169 攒竹穴——改善假性近视.............177	

附录 人体408个穴位功效分类速查表

解表穴..183	理气穴..197
清热穴之清心热穴........................184	理血穴..199
清热穴之清肺热穴........................184	调经止带穴....................................200
清热穴之清肝胆热穴....................185	利水通淋穴....................................201
清热穴之清胃肠热穴....................187	安神穴..202
清热穴之清热解毒穴....................188	开窍苏厥穴....................................204
清热穴之清三焦热穴....................189	利窍穴之利目穴............................205
止咳平喘化痰穴............................190	利窍穴之利鼻穴............................207
消食导滞穴....................................191	利窍穴之利耳穴............................207
益气壮阳穴....................................192	利窍穴之利口舌咽喉穴................208
补阴穴..194	利窍穴之通利诸窍穴....................209
温里穴..195	祛风除湿穴....................................210
平肝息风穴....................................196	舒筋活络穴....................................211

第1章

认识经络与穴位

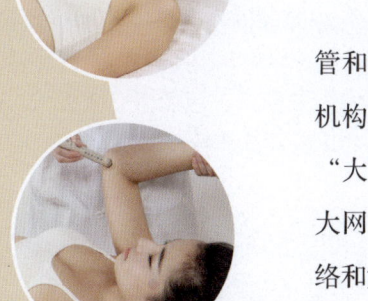

人体是一套非常复杂的生命机构，其中布满血管和神经。它们联系着身体的各组织器官，是这套机构正常运转的基础。除此之外，人体还被另一张"大网"紧密地包裹着，这张既看不见又摸不着的大网，就是经络。经络上分布着数百个穴位，而经络和穴位都对人体健康有着非常重要的意义。

经络——天赋人体的健康卫士

经络，中医指人体内运行气血、联系脏腑和体表以及全身各部的通道，是人体功能的调控系统。作为中医基础理论核心之一的经络学，则是按摩、艾灸、拔罐以及刮痧等中医理疗法的指导理论。因此，要想更好地进行自我养生保健，就很有必要了解经络，掌握相关的中医常识，利用好经络这张"大网"。

人体最重要的十四经

中医将经络系统分为十二经脉、奇经八脉、十二经别和十五络脉等。十二经脉和奇经八脉的任脉和督脉二脉构成人体的"十四经"，而且经脉上各有所属的病症和腧穴。它们是经络系统的主要部分，也是中医理疗法的基础。

手太阴肺经

手太阴肺经主治病症： 胸部满闷、肺胀、气喘、咳嗽、心烦、气短、肩背痛、厥冷、掌中热以及经脉循行部位的其他病症。

手太阴肺经腧穴包括： 中府穴、云门穴、天府穴、侠白穴、尺泽穴、孔最穴、列缺穴、经渠穴、太渊穴、鱼际穴、少商穴。

手阳明大肠经

手阳明大肠经主治病症： 头面五官病症、咽喉病、热病、皮肤病、肠胃病、神志病等以及经脉循行部位的其他病症。

手阳明大肠经腧穴包括： 商阳穴、二间穴、三间穴、合谷穴、阳溪穴、偏历穴、温溜穴、下廉穴、上廉穴、手三里穴、曲池穴、肘髎穴、手五里穴、臂臑穴、肩髃穴、巨骨穴、天鼎穴、扶突穴、口禾髎穴、迎香穴。

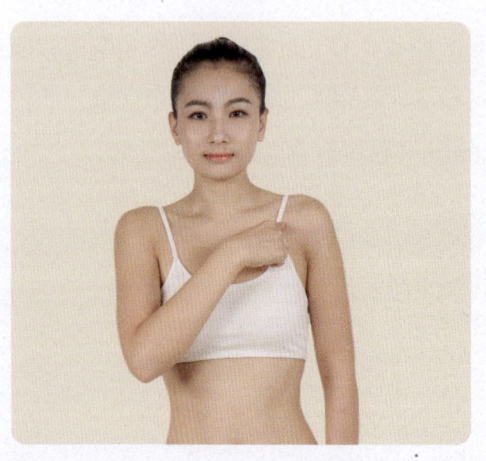
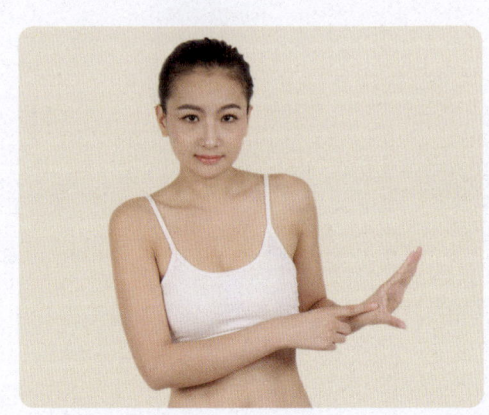

足阳明胃经

足阳明胃经主治病症： 肠胃等消化系统、神经系统、呼吸系统、循环系统某些病症，咽喉、头面、口、牙、鼻等器官病症，以及本经脉循行部位的其他病症。

足阳明胃经腧穴包括： 承泣穴、四白穴、巨髎穴、地仓穴、大迎穴、颊车穴、下关穴、头维穴、人迎穴、水突穴、气舍穴、缺盆穴、气户穴、库房穴、屋翳穴、膺窗穴、乳中穴、乳根穴、不容穴、承满穴、梁门穴、关门穴、太乙穴、滑肉门穴、天枢穴、外陵穴、大巨穴、水道穴、归来穴、气冲穴、髀关穴、伏兔穴、阴市穴、梁丘穴、犊鼻穴、足三里穴、上巨虚穴、条口穴、下巨虚穴、丰隆穴、解溪穴、冲阳穴、陷谷穴、内庭穴、厉兑穴。

足太阴脾经

足太阴脾经主治病症： 脾胃病、妇科病、前阴病以及经脉循行部位的其他病症。

足太阴脾经腧穴包括： 隐白穴、大都穴、太白穴、公孙穴、商丘穴、三阴交穴、漏谷穴、地机穴、阴陵泉穴、血海穴、箕门穴、冲门穴、府舍穴、腹结穴、大横穴、腹哀穴、食窦穴、天溪穴、胸乡穴、周荣穴、大包穴。

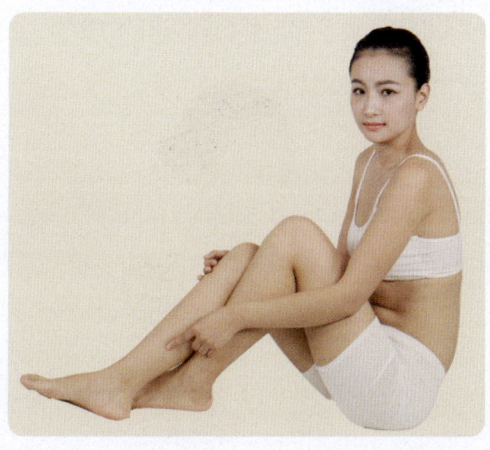

手少阴心经

手少阴心经主治病症： 心、胸、神志方面的疾病以及经脉循行部位的其他病症。

手少阴心经腧穴包括： 极泉穴、青灵穴、少海穴、灵道穴、通里穴、阴郄穴、神门穴、少府穴、少冲穴。

手太阳小肠经

手太阳小肠经主治病症： 头、项、耳、目、喉、咽疾病，热病，神志病以及经脉循行部位的其他病症。

手太阳小肠经腧穴包括： 少泽穴、前谷穴、后溪穴、腕骨穴、阳谷穴、养老穴、支正穴、小海穴、肩贞穴、臑俞穴、天宗穴、秉风穴、曲垣穴、肩外俞穴、肩中俞穴、天窗穴、天容穴、颧髎穴、听宫穴。

足太阳膀胱经

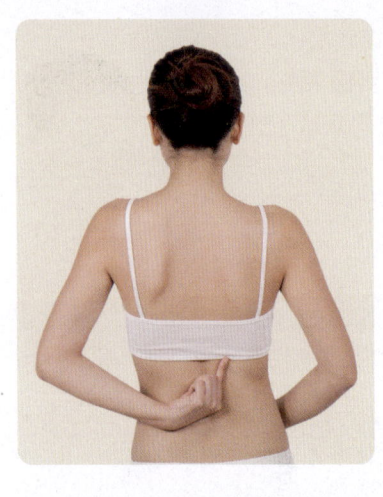

足太阳膀胱经主治病症：泌尿生殖系统、神经精神系统、呼吸系统、循环系统、消化系统病症和热病，以及本经脉循行部位的其他病症。

足太阳膀胱经腧穴包括：睛明穴、攒竹穴、眉冲穴、曲差穴、五处穴、承光穴、通天穴、络却穴、玉枕穴、天柱穴、大杼穴、风门穴、肺俞穴、厥阴俞穴、心俞穴、督俞穴、膈俞穴、肝俞穴、胆俞穴、脾俞穴、胃俞穴、三焦俞穴、肾俞穴、气海俞穴、大肠俞穴、关元俞穴、小肠俞穴、膀胱俞穴、中膂俞穴、白环俞穴、上髎穴、次髎穴、中髎穴、下髎穴、会阳穴、承扶穴、殷门穴、浮郄穴、委阳穴、委中穴、附分穴、魄户穴、膏肓俞穴、神堂穴、譩譆穴、膈关穴、魂门穴、阳纲穴、意舍穴、胃仓穴、肓门穴、志室穴、胞肓穴、秩边穴、合阳穴、承筋穴、承山穴、飞扬穴、跗阳穴、昆仑穴、仆参穴、申脉穴、金门穴、京骨穴、束骨穴、足通谷穴、至阴穴。

足少阴肾经

足少阴肾经主治病症：妇科病，前阴病，肾、肺、咽喉疾病以及经脉循行部位的其他病症。

足少阴肾经腧穴包括：涌泉穴、然谷穴、太溪穴、大钟穴、水泉穴、照海穴、复溜穴、交信穴、筑宾穴、阴谷穴、横骨穴、大赫穴、气穴、四满穴、中注穴、肓俞穴、商曲穴、石关穴、阴都穴、腹通谷穴、幽门穴、步廊穴、神封穴、灵墟穴、神藏穴、彧中穴、俞府穴。

手厥阴心包经

手厥阴心包经主治病症：心、胸、胃、神志病以及经脉循行部位的其他病症。

手厥阴心包经腧穴包括：天池穴、天泉穴、曲泽穴、郄门穴、间使穴、内关穴、大陵穴、劳宫穴、中冲穴。

手少阳三焦经

手少阳三焦经主治病症：头、耳、目、胸胁、咽喉疾病，热病以及经脉循行部位的其他病症。

手少阳三焦经腧穴包括：关冲穴、液门穴、中渚穴、阳池穴、外关穴、支沟穴、会宗穴、三阳络穴、四渎穴、天井穴、清冷渊穴、消泺穴、臑会穴、肩髎穴、天髎穴、天牖穴、翳风穴、瘈脉穴、颅息穴、角孙穴、耳门穴、耳和髎穴、丝竹空穴。

足少阳胆经

足少阳胆经主治病症： 头、眼、耳、鼻、喉、胸胁等部位的病症，肝胆、神经系统疾病，热病，以及经脉循行部位的其他病症。

足少阳胆经腧穴包括： 瞳子髎穴、听会穴、上关穴、颔厌穴、悬颅穴、悬厘穴、曲鬓穴、率谷穴、天冲穴、浮白穴、头窍阴穴、完骨穴、本神穴、阳白穴、头临泣穴、目窗穴、正营穴、承灵穴、脑空穴、风池穴、肩井穴、渊腋穴、辄筋穴、日月穴、京门穴、带脉穴、五枢穴、维道穴、居髎穴、环跳穴、风市穴、中渎穴、膝阳关穴、阳陵泉穴、阳交穴、外丘穴、光明穴、阳辅穴、悬钟穴、丘墟穴、足临泣穴、地五会穴、侠溪穴、足窍阴穴。

足厥阴肝经

足厥阴肝经主治病症： 肝病，妇科病，前阴病以及经脉循行部位的其他病症。

足厥阴肝经腧穴包括： 大敦穴、行间穴、太冲穴、中封穴、蠡沟穴、中都穴、膝关穴、曲泉穴、阴包穴、足五里穴、阴廉穴、急脉穴、章门穴、期门穴。

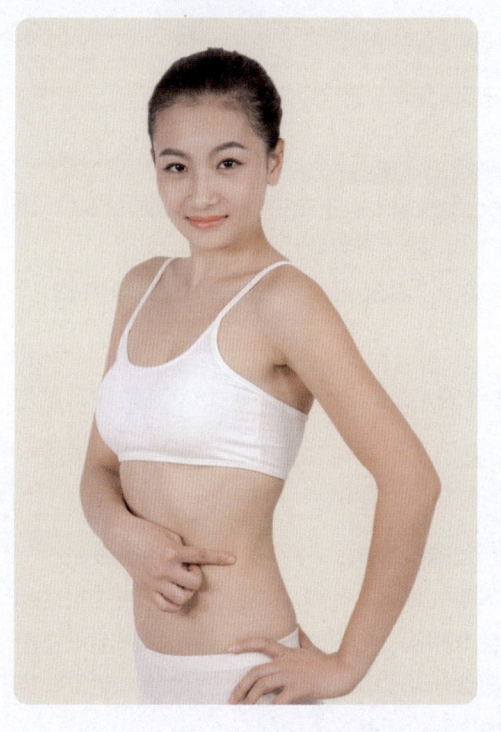

督脉

督脉主治病症： 神志病，热病，腰骶、背、头项局部病症以及相应的内脏器官疾病。

督脉腧穴包括： 长强穴、腰俞穴、腰阳关穴、命门穴、悬枢穴、脊中穴、中枢穴、筋缩穴、至阳穴、灵台穴、神道穴、身柱穴、陶道穴、大椎穴、哑门穴、风府穴、脑户穴、强间穴、后顶穴、百会穴、前顶穴、囟会穴、上星穴、神庭穴、素髎穴、人中穴、兑端穴、龈交穴、印堂穴。

任脉

任脉主治病症： 腹、胸、颈、头面等部位的局部病症以及相应的内脏器官疾病，少数腧穴有强壮作用或可治疗神志病。

任脉腧穴包括： 会阴穴、曲骨穴、中极穴、关元穴、石门穴、气海穴、阴交穴、神阙穴、水分穴、下脘穴、建里穴、中脘穴、上脘穴、巨阙穴、鸠尾穴、中庭穴、膻中穴、玉堂穴、紫宫穴、华盖穴、璇玑穴、天突穴、廉泉穴、承浆穴。

穴位——保健祛病的随身药囊

时至今日，中医理疗法越来越受到人们的关注，有越来越多人利用经络和穴位，并运用合适的理疗法来进行自我养生保健和防治疾病，这就好比随身携带了保健祛病良药，让您方便、省时、轻松地享受健康的生活。

中医理疗——防病健身好帮手

穴位，中医学名为"腧穴"，"腧"通"输"，有注入、转输的意思；"穴"指的是孔隙。早在两千多年前，古人就发现皮肤上有许多特殊的感觉点，之后随着中医的发展，历代医学家不断总结经验，利用腧穴医治疾病。到了近现代，人们通过研究发现，穴位与神经系统密切相关，并且与血管、淋巴管、肌肉等组织有关，具有复杂的综合结构与功能。

腧穴是经络之气输注于体表的部位，是脏腑器官与体表及其他组织器官密切相关的特殊区域。经络运行于人体内外，而腧穴分布在人体经脉上，也就具备了与经络相同的生理功能，即感受刺激、传入信息、反映病痛、传入疾病和抵御疾病。

因此，根据实际需要，选用适当的中医经络理疗法，如按摩、艾灸、拔罐和刮痧等，对症刺激经络上相应的穴位，就能激发人体的正气，协调平衡阴阳，达到预防和抵御疾病的目的。所以，常用穴位既是自我养生保健的好帮手，更是身体疾病的"克星"。

常用穴位的定位方法

"直寸"一般指沿身体的中轴线，即前、后正中线或上、下正中线进行测量的尺寸。比如从某个特定的标志点到另一个标志点之间的距离，以直寸来衡量。

"横寸"则是指与中轴线相垂直的方向上的尺寸，比如在身体某个部位横向测量的距离。

体表标志定位法

体表标志定位法是将人体解剖标志作为腧穴的定位依据，也被称为"自然标志定位法"。体表标志分固定标志与活动标志两种。

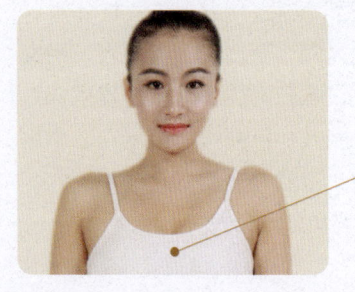

膻中穴

固定标志： 指不受人体活动影响而固定不变的标志，比如五官、毛发、肚脐和各种骨节凸起、凹陷的部位。这些标志都不会因人体活动的影响而改变，方便腧穴定位。如膻中穴位于两乳头中间。

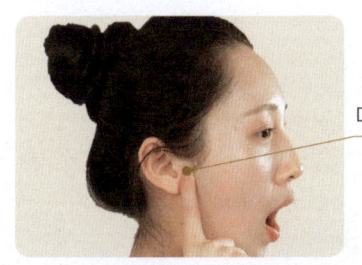

活动标志： 指必须做出一定的姿势或动作才会出现的标志，如屈肘时肘横纹外测端的曲池穴，张口时耳屏前方凹陷处的听宫穴。

身体度量法

利用身体与线条的部位作为简单的参考度量，如眉间（印堂穴）到前发际正中为3直寸。

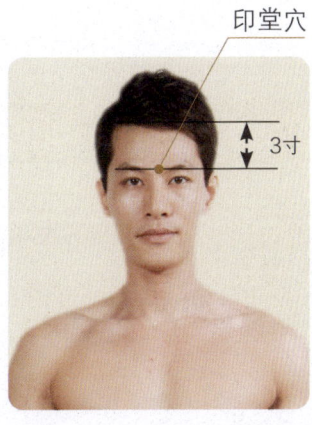

骨度分寸定位法

骨度分寸定位法也叫骨度法，即以骨节为主要标志测量周身各部位的大小、长短，并依其比例尺算成尺寸，作为定穴标准的方法。比如，将肘横纹到腕横纹之间规定为12寸，就是把这段距离划分为12等份，每份为1寸。分部折寸的尺度应以患者本人的身材为依据。具体见下表。

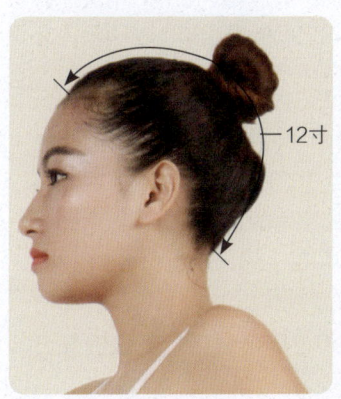
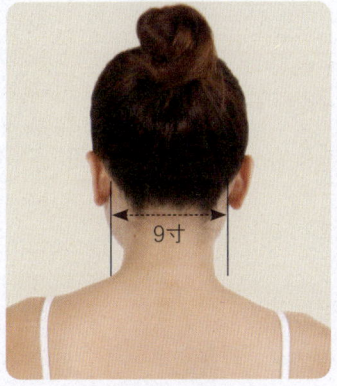
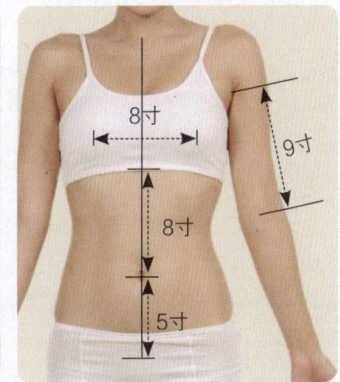
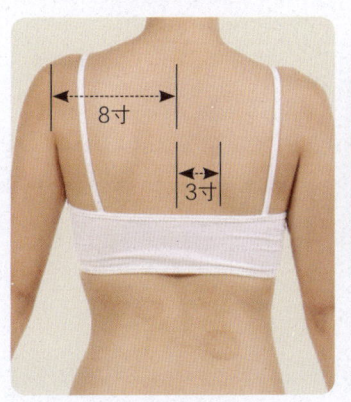
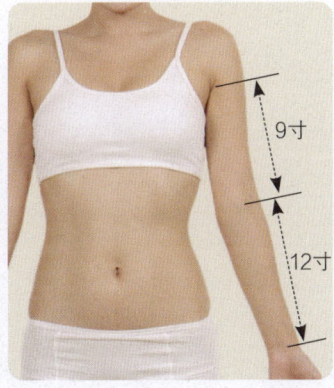
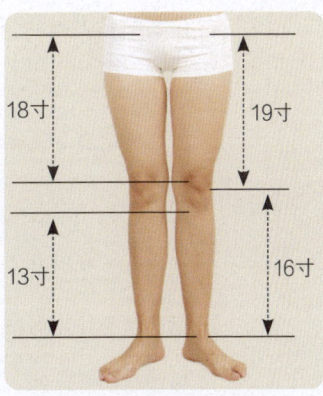

常用骨度分寸表

分部	起止点	常用骨度	说明
头部	前发际至后发际	12寸	如前、后发际不明，从眉心量至大椎穴作18寸，从眉心至前发际作3寸，从大椎穴至后发际作3寸
	耳后两完骨（乳突）之间	9寸	用于量头部的横寸
胸腹部	胸骨上窝（天突穴）至歧骨（胸剑联合）	9寸	胸部与肋部取穴直寸，一般根据肋骨计算，每一肋骨折作1.6寸，"天突"指穴名的部位
	歧骨（胸剑联合）至脐中	8寸	
	脐中神阙穴至耻骨联合上缘	5寸	
	两乳头之间	8寸	胸腹部取穴的横寸，可根据两乳头之间的距离折量。女性可用左、右缺盆穴之间的宽度来代替两乳头之间的横寸
背腰部	肩峰缘至后正中线	8寸	背部腧穴根据脊椎定穴。一般临床取穴，肩胛骨下角相当于第七胸椎，髂嵴相当于第十六椎（第四腰椎棘突）
	肩胛骨内缘至后正中线	3寸	
上肢部	腋前、后纹头至肘横纹	9寸	用于手三阴经、手三阳经的骨度分寸
	肘横纹至腕横纹	12寸	
下肢部	耻骨联合上缘至股骨内上髁上缘	18寸	用于足三阴经、足三阳经的骨度分寸
	胫骨内侧髁下缘至内踝高点	13寸	
	股骨大转子至腘横纹	19寸	
	臀横纹至腘横纹	14寸	
	腘横纹至外踝高点	16寸	
	外踝高点至足底	3寸	

手指同身寸取穴法

手指同身寸取穴法是指以操作对象本人的手指为标准度量取穴的方法。操作时，一般用操作者的手指来测量患者的同身寸，同时根据操作对象的身体高矮作适当调整。手指同身寸取穴法有三种，分别是拇指同身寸取穴法、横指同身寸取穴法和中指同身寸取穴法。

拇指同身寸取穴法： 以操作对象拇指指间关节部位的横径为1寸。此法常用于四肢部位。

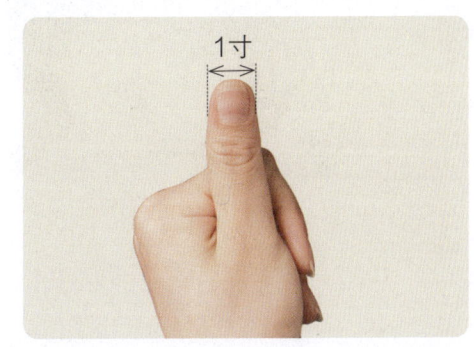

中指同身寸取穴法： 以操作对象的中指指尖与拇指指尖相对，连成一环，在中指中节桡侧面，近侧指横纹头与远侧指横纹头之间的间距为中指同身寸1寸。此法常用于腰背部和四肢等部位。

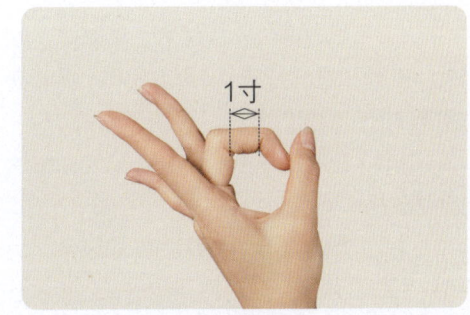

横指同身寸取穴法： 操作对象的食指、中指、无名指、小指伸直并拢，以中指近端指间关节掌面的横纹为基准的四指总横宽作为3寸。此法常用于上肢、下肢、腹部、背部等处。

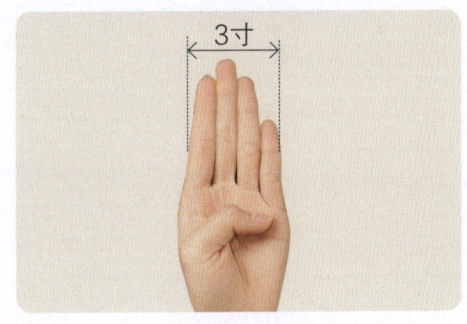

简便定位取穴法

简便定位取穴法是一种比较简单的量取腧穴的方法，因此，此法限用于少数腧穴的量取。比如，垂臂屈肘，肘尖尽处可取章门穴；两手虎口平行交叉，食指指尖所指处为列缺穴；两耳尖直上连线的中点即是百会穴。

经穴理疗的适应证

按摩、艾灸、拔罐和刮痧等中医经穴理疗法，容易上手，操作便捷，且疗效明显。不过，进行经穴理疗时，一定要对适合中医理疗的病症有较为细致的了解，并注意相关事项。患有以下疾病的人群都适合使用经穴理疗法来进行保健治病。

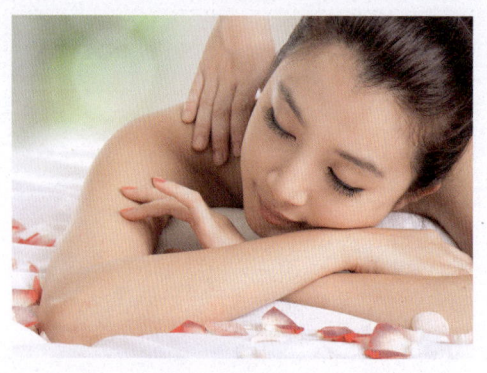

（1）患有呼吸系统疾病，如咳嗽、感冒、哮喘、气管炎、肺炎等患者。

（2）患有消化系统疾病，如呕吐、吐酸、胃病、急性胃炎、胆道感染、肠道易激综合征、便秘、腹泻、腹痛等患者。

（3）患有泌尿系统疾病，如泌尿系统感染患者。

（4）患有神经系统疾病，如眩晕、头痛、失眠、神经衰弱、抑郁症等患者。

（5）患有运动系统疾病，如腱鞘炎、落枕、肩痛、肋间神经痛、腰痛、急性腰扭伤、慢性腰肌纤维炎等患者。

（6）患有心血管系统疾病，如心悸、高血压等患者。

（7）患有妇科系统疾病，如月经不调、痛经、经期发热、经期头痛、更年期综合征、急性乳腺炎等患者。

（8）患有内分泌系统疾病，如糖尿病、肾上腺疾病等患者。

（9）患有五官系统疾病，如牙痛、咽喉肿痛、耳鸣等患者。

（10）其他人员，如中暑患者与养生保健者等。

经穴理疗的禁忌证

经穴理疗法被广泛运用于妇科、男科、骨伤科、皮肤科、五官科、呼吸科和消化科等各科疾病，具有广泛的适应性。但理疗也是存在局限性的，并不是所有疾病都适合采用经穴理疗。所以，进行自我理疗或给家人理疗前，一定要先判断患者是否患有经穴理疗禁忌证，以避免发生不适。

头部理疗的禁忌证

虽说头部理疗的适应证是非常广泛的，但它也不能够包治百病。下面一些疾病便不适合通过头部理疗来进行治疗。

（1）患有严重内科病，比如严重的心脏病、肺病、肝病、急腹症、脑栓塞和处于急性发作期的脑出血患者，以及各种恶性肿瘤患者都应该禁止使用头部理疗。

（2）头部出现皮肤破溃或患有妨碍按摩施术的皮肤病者，比如患有脓肿、湿疹、风疹、癣、溃疡性皮肤病，水火烫伤，以及烧伤等症患者，都要禁用或慎用头部理疗。

（3）患有骨髓炎、骨结核、化脓性关节炎，以及丹毒等疾病的患者，应该禁止使用头部理疗。

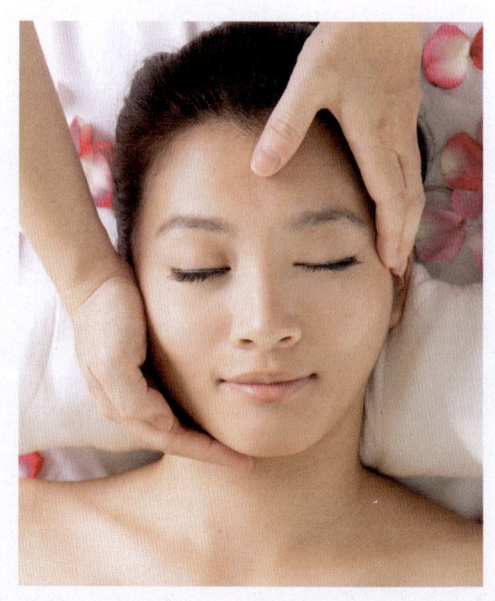

（4）皮肤常有瘀斑的血小板减少性紫癜或过敏性紫癜患者，以及皮肤容易出血的血友病患者，均禁用头部理疗。

（5）恶性贫血、久病体弱或极度消瘦的患者，要禁用头部理疗。

（6）带有开放性损伤，施行血管、神经吻合术的患者，都应该禁用头部理疗。

（7）年老体弱、久病气虚等体质虚弱者，甚至连轻微理疗法都无法承受的患者，应该慎用或是禁用头部理疗法。

手部理疗的禁忌证

手部反射区理疗保健法的适应范围广泛，对于内、外、妇、儿、五官、皮肤各科病症，尤其对一些急慢性痛症、功能性病变和运动、神经系统的顽症，更宜应用。但患有下面一些疾病的人群不适合通过手部理疗来进行治疗。

当然，以下所列禁忌证者并不是绝对禁用该法，有的疾病在某些阶段仍可配用该疗法治疗，但要视具体情况而定。

（1）活动性结核性疾病患者，如肺结核活动期及脑血管病昏迷期患者，以及极度疲劳者。

（2）患有大面积皮肤病者或溃疡性皮炎患者。

（3）患有严重出血性疾病，例如呕血、吐血、便血、尿血、咯血、脑出血等各脏器出血患者。

（4）各种严重精神病患者、急性心肌梗死患者、妊娠期妇女应禁用，月经过多者也应慎用。

（5）恶性肿瘤、恶性贫血、久病体弱和极度消瘦虚弱的人。

（6）血小板减少性紫癜或过敏性紫癜患者。

（7）各种中毒，如食物中毒、药物

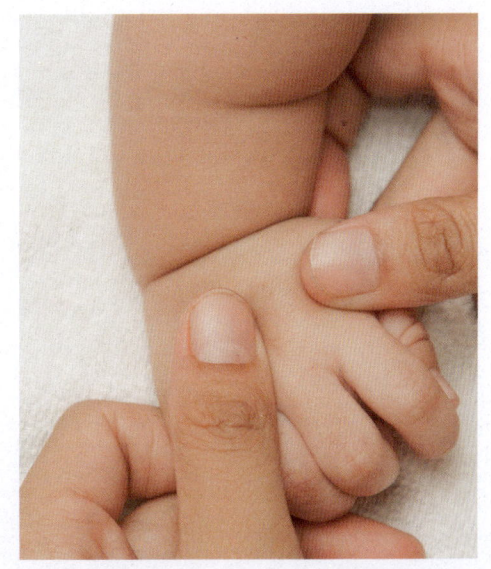

中毒、煤气中毒、毒蛇咬伤和狂犬咬伤等患者。

（8）严重的心、肝、肺、肾衰竭患者。

（9）患有某些慢性炎症，如四肢关节结核、脊椎结核、骨髓炎患者。

足部理疗的禁忌证

足部理疗法也具有一定局限性，存在不适合理疗或理疗会造成一定危险的情况。所以进行自我理疗前，一定要先判断自己是否有经穴理疗的禁忌证。

（1）各种严重的出血性疾病，如吐血、呕血、咯血、便血、脑出血、胃出血、肠出血、子宫出血及其他内脏出血者。

（2）患有一些外科疾病，如严重外伤、烧伤、骨折、关节脱位、胃肠穿孔、急性阑尾炎患者。

（3）患有各种急性传染性疾病，如肝炎、结核、流行性脑脊髓膜炎、流行性乙型脑炎、伤寒及各种性病患者。

（4）急性心肌梗死与冠心病病情不稳定患者。

（5）严重器官功能衰竭，如肾衰

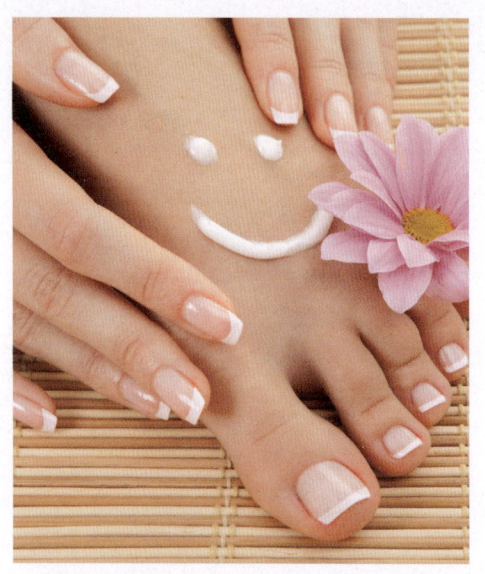

竭、心力衰竭和肝坏死等患者。

（6）各种急性中毒，如煤气中毒、药物中毒、食物中毒、毒蛇咬伤、狂犬咬伤等患者。

（7）空腹、暴饮暴食与极度疲劳者。

总之，当人们使用足部理疗法前，一定要了解足疗的最佳适应证与禁忌证，以免保健不成，反而对身体造成伤害。

异常情况的预防及处理

操作时要集中注意力，保持轻松的状态，这样才会收到好的理疗效果。经穴理疗应长期坚持，不要半途而废。

理疗过程中需用到明火时，应特别注意用火安全，把握好艾灸的安全距离，正确使用酒精灯，掌握好操作力度，以免造成骨折、灼伤、烧伤等身体伤害。理疗时需暴露部分体表部位，要注意保暖，室内保持适宜的温度，以免身体着凉。在夏季，要保持室内通风，防止高温中暑。

出现晕厥时应立即停止操作，让头部保持低位，全身放松，饮温开水或糖水，休息后即可恢复正常。注意根据体质、具体病症选理疗方法，且操作时间不宜过长。

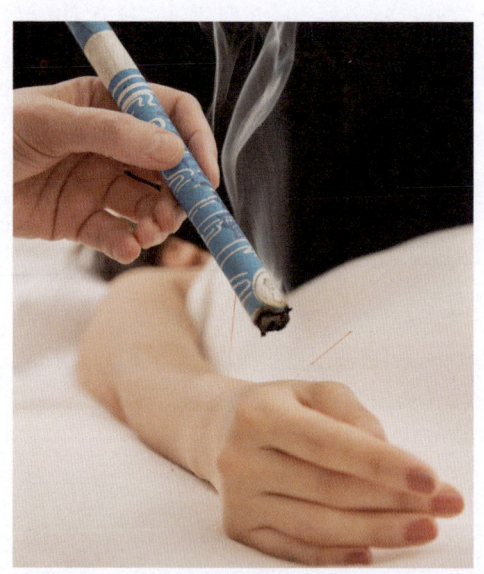

第2章

调养脏腑常用穴位

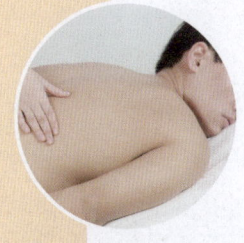

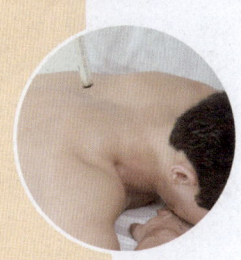

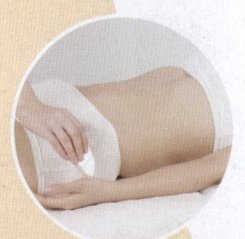

春夏养阳，秋冬养阴，是顺应阴阳气化的养生之法，而脏腑养护的核心就在于阴阳协调。刺激背俞穴和其他与脏腑密切相关的穴位，可使经络畅通，气血调和，脏腑保持阴阳协调和平衡的状态。如此，人体生命活动才能正常进行。

001 心俞穴
养心安神睡得好

所属经络 足太阳膀胱经

心俞穴是人体十二背俞穴之一，与心脏联系密切。心脏功能的强弱和血液循环的盛衰，直接影响着全身的营养状况。而保养心脏则以养心安神、养血益气为主。适当刺激心俞穴，能有效调节心脏功能，补充心神气血，达到养护心脏的目的。

【主治】 心痛、惊悸、咳嗽、吐血、失眠、健忘等症状及神经官能症。

【配伍】 配巨阙穴、内关穴治心痛、惊悸；配内关穴、神门穴治失眠、健忘。

穴位定位 位于背部，当第五胸椎棘突下，旁开1.5寸处。

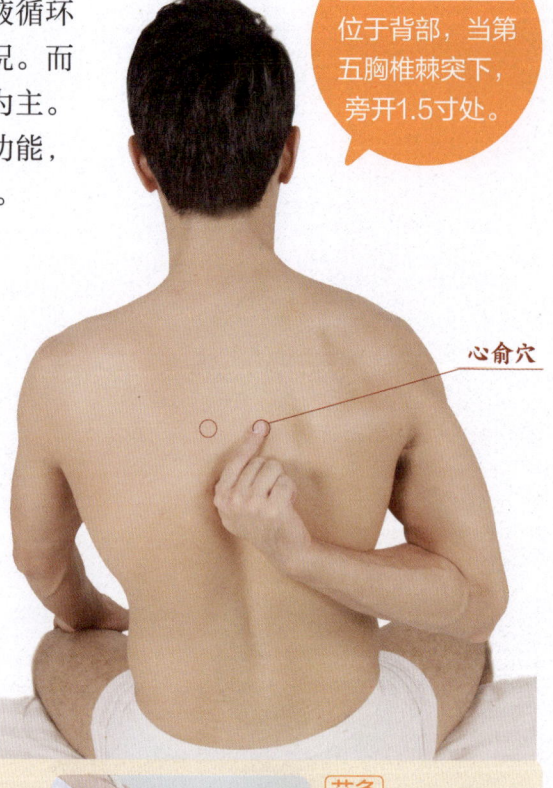

心俞穴

一穴多用

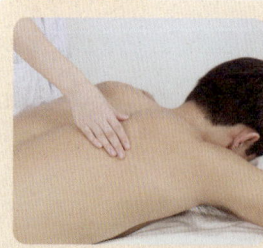

按摩 用拇指指尖按揉心俞穴100~200次，每天坚持，能够治疗心痛、心悸等。

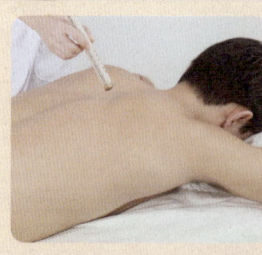

艾灸 用艾条温和灸熏灸心俞穴5~20分钟，每日1次，可改善心痛、咳嗽、咯血等。

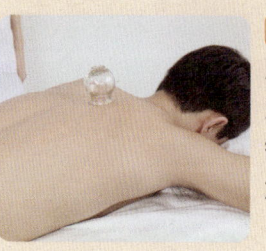

拔罐 用火罐吸拔心俞穴，留罐5~10分钟，隔天1次，可缓解咳嗽、心痛等。

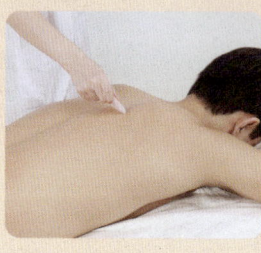

刮痧 用面刮法从上而下刮拭心俞穴，力度微重，以出痧为度，隔天1次，可治疗失眠、心悸等。

002 胃俞穴
强健胃功能

所属经络 足太阳膀胱经

胃，胃腑；俞，通"输"，输送。胃俞穴内应胃腑，是胃腑的背俞穴。它是胃气的保健穴，可增强人体后天之本。胃是人体重要的消化器官，因饮食五谷无不入于胃，所以胃承担着很大的工作量。刺激胃俞穴，可增强胃的功能，对肠胃病症有特效。

【主治】 胃炎、胃溃疡、胃扩张、胃下垂、胃痉挛、肝炎、腮腺炎、肠炎、痢疾、糖尿病、失眠等。

【配伍】 配中脘穴治胃痛、呕吐；配内关穴、梁丘穴治胃痉挛、胰腺炎；配中脘穴、梁丘穴治胃痛；配上巨虚穴、三阴交穴治泄泻、痢疾。

穴位定位
位于背部，当第十二胸椎棘突下，旁开1.5寸处。

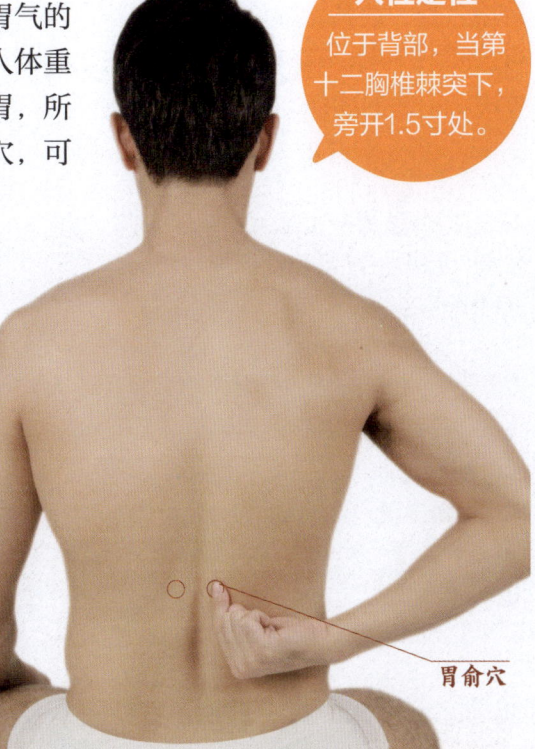

胃俞穴

一穴多用

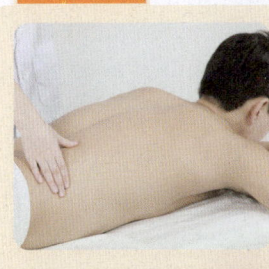

按摩 用拇指指尖按揉胃俞穴100~200次，每天坚持，能够治疗各种脾胃病。

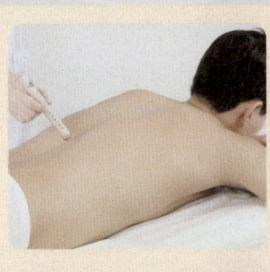

艾灸 用艾条温和灸熏灸胃俞穴5~20分钟，每日1次，可改善胃寒等疾病。

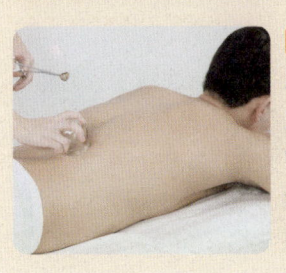

拔罐 用火罐吸拔胃俞穴，留罐5~10分钟，隔天1次，可缓解胃炎、消化不良等。

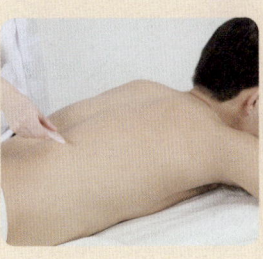

刮痧 用面刮法从上而下刮拭胃俞穴，以出痧为度，隔天1次，可治疗胃炎、胃脘痛等。

003 肺俞穴
补虚清热祛肺病

所属经络 足太阳膀胱经

肺,肺脏;俞,输送。该穴为肺脏经气转输之处,故名。肺俞穴为肺之背俞穴,具有宣肺、平喘、理气的作用,可防治肺功能失调所引起的病症,是肺的保健要穴。

【主治】 咳嗽、气喘、咯血、吐血、鼻塞、胸满、背痛和骨蒸潮热、盗汗等阴虚病症。

【配伍】 配中府穴治咳嗽;配膏肓俞穴、三阴交穴治骨蒸潮热、盗汗;配曲池穴、血海穴治皮肤瘙痒、荨麻疹;配足三里穴、外关穴治感冒。

穴位定位
位于背部,当第三胸椎棘突下,旁开1.5寸处。

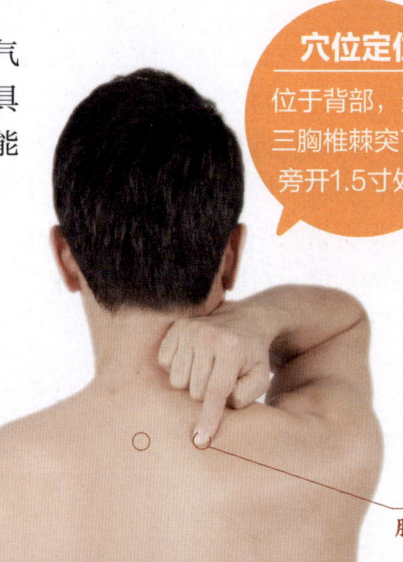

肺俞穴

一穴多用

按摩
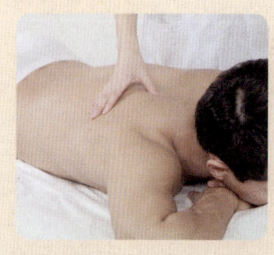
用拇指指尖按揉肺俞穴100~200次,每天坚持,能够治疗肺部病症。

艾灸
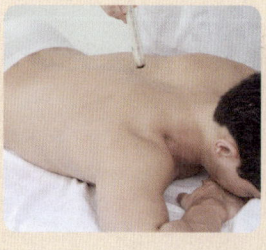
用艾条温和灸熏灸肺俞穴5~20分钟,每日1次,可改善胸闷、咳嗽、气喘等。

拔罐
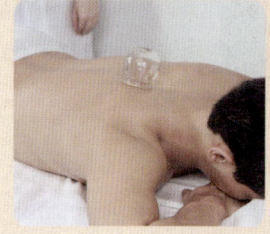
用火罐吸拔肺俞穴,留罐5~10分钟,隔天1次,可缓解伤风、头痛、肩背痛等病症。

刮痧
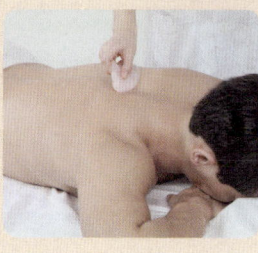
用面刮法从上而下刮拭肺俞穴,力度微重,以出痧为度,隔天1次,可治疗发热、伤风等。

004 肝俞穴
疏肝利胆效果好

所属经络：足太阳膀胱经

肝，肝脏；俞，同"腧"，输送。肝俞穴为肝的背俞穴。肾藏精、肝藏血，精血是生命的根本，肝俞穴历来被视为肝脏的保健要穴。经常刺激肝俞穴，可起到调肝护肝的作用。肝胆相照，肝功能正常运行、气血充足，胆自然就健康。

【主治】 急慢性肝炎、胆囊炎、慢性胃炎、眼睑下垂、结膜炎、青光眼、胆石症等。

【配伍】 配期门穴治肝炎、胆囊炎、胁痛；配百会穴、太冲穴治头昏头痛、眩晕；配肾俞穴、太溪穴治健忘、失眠。

穴位定位
位于背部，当第九胸椎棘突下，旁开1.5寸处。

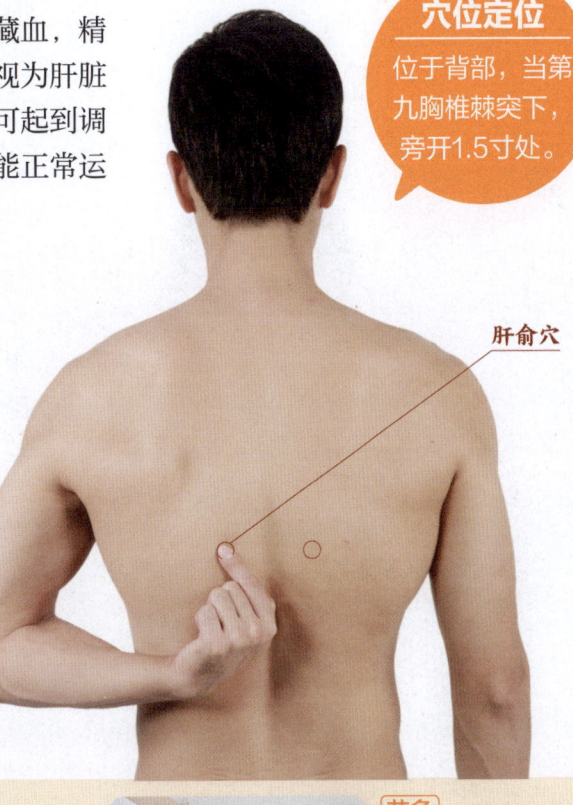

肝俞穴

一穴多用

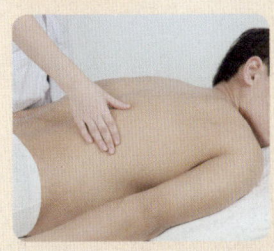

按摩 用拇指指尖按揉肝俞穴100～200次，每天坚持，能够治疗咳嗽、口苦等。

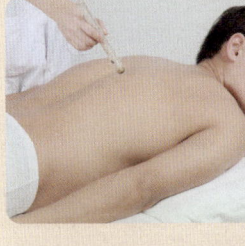

艾灸 用艾条温和灸熏灸肝俞穴5～20分钟，每日1次，可改善疝气、腹痛等。

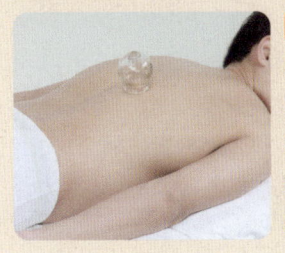

拔罐 用火罐吸拔肝俞穴，留罐5～10分钟，隔天1次，可缓解咳嗽、肩背痛等。

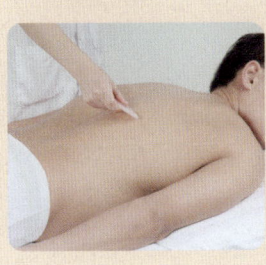

刮痧 用面刮法从上而下刮拭肝俞穴，以出痧为度，隔天1次，可治疗胁痛、目赤等病症。

005 鱼际穴
宣肺泄热畅呼吸

所属经络：手太阴肺经

穴位定位：位于手拇指本节（第一掌指关节）后凹陷处，约当第一掌骨中点桡侧，赤白肉际处。

此穴当手大指本节后的赤白肉际处，形状如同鱼腹，又位于它的边际，故名。鱼际穴是手太阴肺经的荥穴，具有解表、利咽、化痰的作用。经常刺激鱼际穴，能增强肺主皮毛的功能，提高抵御外邪的能力。

【主治】感冒、扁桃体炎、支气管炎、支气管哮喘、多汗症、鼻出血、乳腺炎、小儿疳积、手指肿痛等。

【配伍】配合谷穴治咳嗽、咽喉肿痛、失音；配孔最穴、中府穴治哮喘。

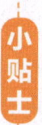
鱼际穴

小贴士："笑"是一种不花钱的养肺方法。大笑能使肺扩张，人在笑时还会不自觉地进行深呼吸，清理呼吸道，使呼吸通畅，还能扩大肺活量，改善肺功能。

一穴多用

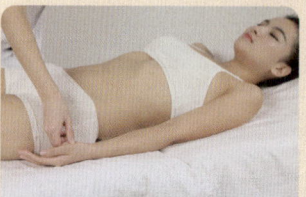

按摩：每天用拇指指尖用力掐揉鱼际穴100~200次，可缓解咳嗽、咽痛、身热等。

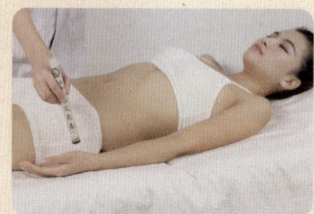

艾灸：用艾条温和灸熏灸鱼际穴5~20分钟，每天1次，可治疗牙痛等。

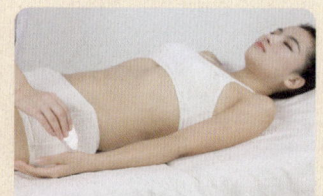

刮痧：用角刮法刮拭鱼际穴3~5分钟，以出痧为度，隔天1次，可治疗咳嗽、咽痛、身热等。

006 章门穴
健脾肝助饮食

所属经络 足厥阴肝经

章，大的木材；门，出入的门户。章门穴是脾的募穴，为足厥阴、少阳之会，属于脏会穴。脾脏素有"人体血库"之称。五脏之气禀于脾，脾气在章门穴聚集、汇合，凡和五脏相关的疾病都可以通过刺激章门穴得到治疗或缓解。

【主治】 消化不良、腹痛、腹胀、肠炎、泄泻、肝炎、黄疸、肝脾肿大、小儿疳积、五脏气郁诸证等。

【配伍】 配足三里穴、梁门穴治腹胀；配内关穴、阳陵泉穴治胸胁痛；配足三里穴、太白穴治呕吐；配足三里穴治荨麻疹、组织胺过敏症。

> **穴位定位**
> 位于侧腹部，当第十一肋游离端的下方。

> **小贴士** 养脾就是养元气。适量吃点甜食能提供能量，但多吃会减缓肠胃道蠕动，滋腻伤脾，导致腹胀、腹泻、食欲不振、消化不良等症状。所以生活中要少吃甜食。

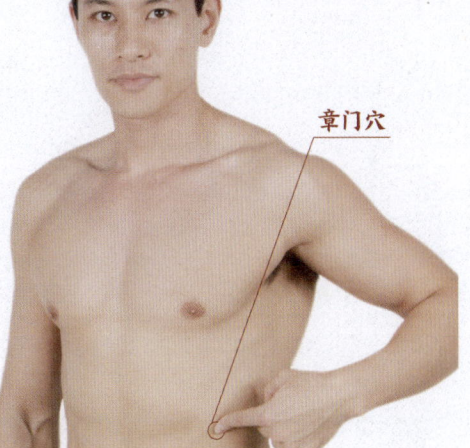

章门穴

一穴多用

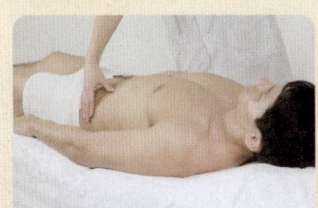

按摩 用拇指指尖按揉章门穴100~200次，每天坚持，能够治疗腹痛、腹胀、胸胁痛等。

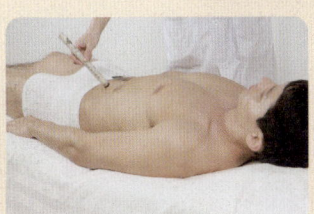

艾灸 用艾条温和灸熏灸章门穴5~20分钟，每日1次，可改善胸胁痛、泄泻等。

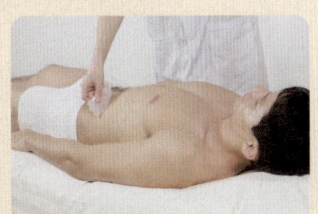

刮痧 用面刮法从上而下刮拭章门穴，以出痧为度，隔天1次，可缓解腹胀、腹泻等病症。

007 期门穴
养肝排毒小能手

所属经络 足厥阴肝经

穴位定位 位于胸部，当乳头直下，第六肋间隙，前正中线旁开4寸处。

期，期望、约会之意；门，出入的门户。十二经气血始于肺经的中府穴，终于期门穴，周而复始，故名。期门穴为肝之募穴，足太阴、厥阴、阴维之会。刺激该穴，可增强肝脏的排毒功能，防治因肝脏气血不足引起的毒素堆积。

期门穴

【主治】 胸胁胀满疼痛、呕吐、腹胀、泄泻、饥不欲食、胸中热、喘咳、肝炎、肝肿大等病症。

【配伍】 配肝俞穴、膈俞穴治胸胁胀痛、肝炎；配肝俞穴、公孙穴、中脘穴、太冲穴、内关穴治肝胆病症、胆囊炎、胆结石及肝气郁结。

小贴士 辛辣、油炸及酒精等刺激性食物，均会对肝脏产生不良影响，燥火动肝，损耗肝阴。故平时应尽量少饮酒，少吃辛辣、油腻的食物。

一穴多用

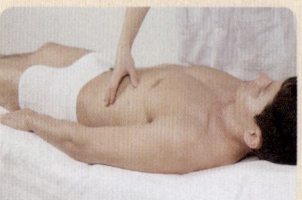

按摩 用拇指指尖按揉期门穴100~200次，每天坚持，能够治疗胸胁痛、吞酸等。

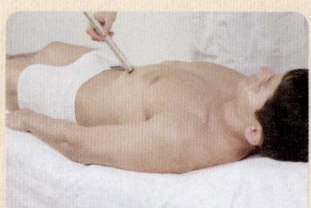

艾灸 用艾条温和灸熏灸期门穴5~20分钟，每日1次，可改善呕吐、胸胁痛等。

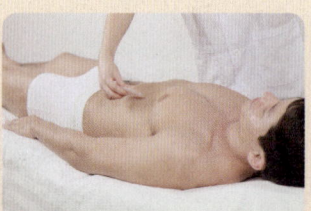

刮痧 用角刮法由内向外刮拭期门穴，每次3分钟，每天1次，可以缓解胸胁胀满、呕吐等。

008 夹脊穴
保养脏腑的能手

所属经络 经外奇穴

穴位定位
位于背腰部，第一胸椎至第五腰椎棘突下两侧，后正中线旁开0.5寸处，一侧有17个穴位。

穴在脊椎棘突下旁开两侧，故名夹脊。足太阳膀胱经是人体经脉的核心。督脉是阳经的统领。夹脊穴旁通督脉，与足太阳膀胱经经气交通，是脏腑之气输通出入之处。夹脊穴具有调节脏腑气血的功能，是保养与调理脏腑的能手。

【主治】 上背部穴位治疗心肺、上肢疾病，下背部穴位治疗肠胃疾病，腰部的穴位治疗腰、腹及下肢疾病等。

【配伍】 配风池穴、大杼穴、阳陵泉穴治肢体痿痹。

小贴士 人体五脏的生理活动必须顺应四时阴阳的变化，才能与外界环境保持协调平衡，身体各项功能才能正常运转。

后正中线 — 夹脊穴

一穴多用
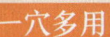

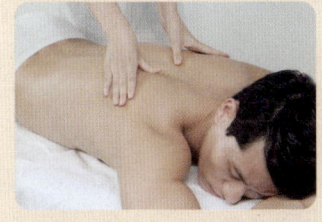

按摩 每天用双手拇指指尖沿脊柱两侧由上至下反复推揉夹脊穴5分钟，长期按摩，可防治腰背疾病。

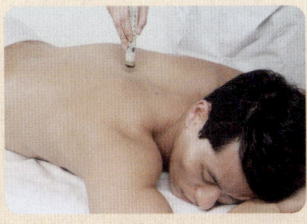

艾灸 用艾条回旋灸熏灸夹脊穴，灸15分钟，每天1次，可治疗心肺疾病、肠胃疾病、上下肢疾病。

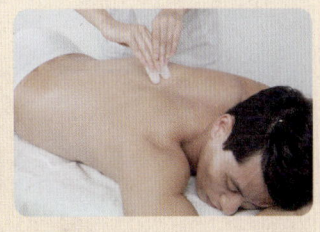

刮痧 用刮痧板角部由上至下刮拭夹脊穴30次，以出痧为度，隔天1次，可治疗坐骨神经痛、腰痛等。

009 胆俞穴
专治胆病疗效好

所属经络 足太阳膀胱经

穴位定位 位于背部，当第十胸椎棘突下，旁开1.5寸处。

胆之背俞穴，内应胆，是胆经经气传输之处，具有疏肝解郁、理气止痛的作用，是治疗胆囊炎、胆结石等胆病的重要腧穴。刺激胆俞穴，对胆腑有很好的保养作用。此外，胆俞穴对肺结核、潮热等也能起到预防和治疗的作用。

【主治】 胆囊炎、肝炎、胆石症、胃炎、溃疡病、呕吐、坐骨神经痛、风湿性关节炎等。

【配伍】 配阳陵泉穴、太冲穴治呕吐、胃炎、胆道蛔虫症；配日月穴治黄疸、胆囊炎；配膏肓俞穴、三阴交穴治咽痛、肺痨、潮热。

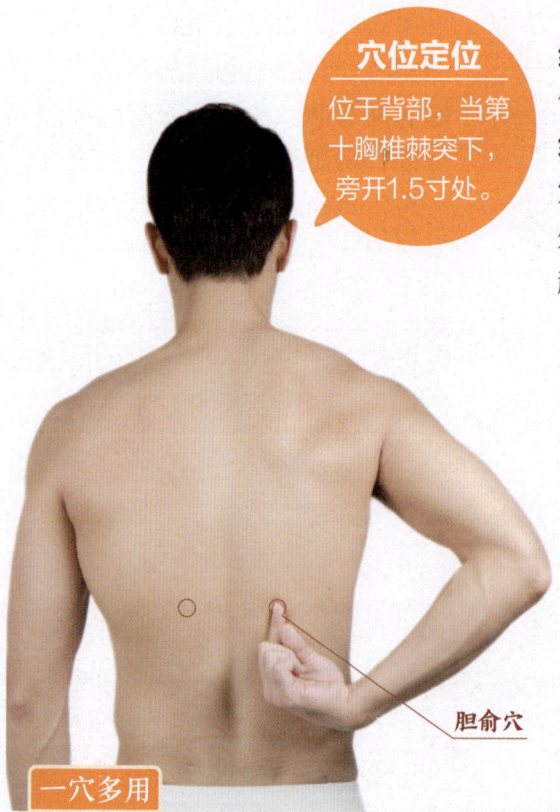

胆俞穴

一穴多用

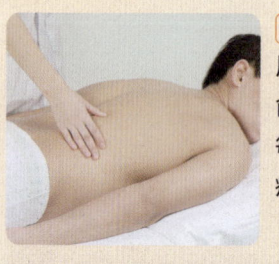

按摩 用拇指指尖按揉胆俞穴100~200次，每天坚持，能够治疗胸闷、口苦等。

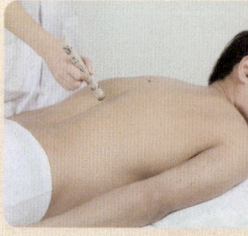

艾灸 用艾条温和灸熏灸胆俞穴5~20分钟，每日1次，可改善呕吐、胁痛等。

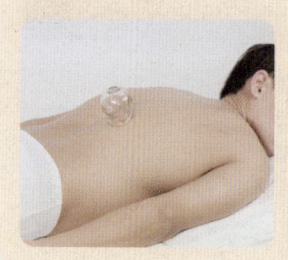

拔罐 用火罐吸拔胆俞穴，留罐5~10分钟，隔天1次，可缓解咳嗽、肩背痛等。

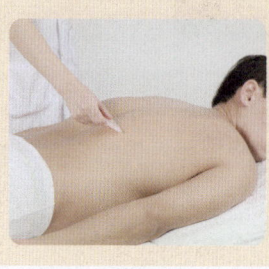

刮痧 用面刮法从上而下刮拭胆俞穴，以出痧为度，隔天1次，可治疗胁痛、目赤肿痛等病症。

010 日月穴
疏通肝胆养肠胃

所属经络 足少阳胆经

日，太阳穴，属阳；月，月亮，阴。该穴为天部之气的阴阳寒热分界之处，故名。日月穴为胆之募穴，又为足太阴、足少阳之会。刺激日月穴，有疏肝健脾、利胆和胃、降逆止呕的作用，是胆腑和肠胃保健的重要穴位。

【主治】 黄疸、膈肌痉挛、胃及十二指肠溃疡、急慢性肝炎、胆囊炎、肋间神经痛等。

【配伍】 配丘墟穴、阳陵泉穴、支沟穴治胁肋疼痛；配内关穴、中脘穴治呕吐；配大椎穴、至阳穴、肝俞穴、阴陵泉穴治黄疸。

日月穴

穴位定位
位于上腹部，当乳头直下，第七肋间隙，前正中线旁开4寸处。

一穴多用

按摩
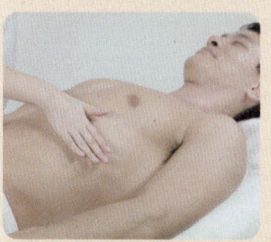
每天用手掌大鱼际按擦日月穴3~5分钟，长期按摩，可改善胸胁痛、胃痛等。

艾灸
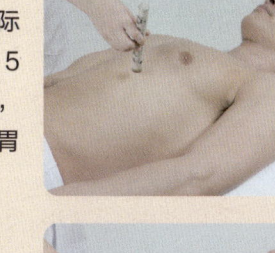
用艾条温和灸熏灸日月穴5~10分钟，每天1次，可治疗黄疸、胸胁痛等病症。

拔罐
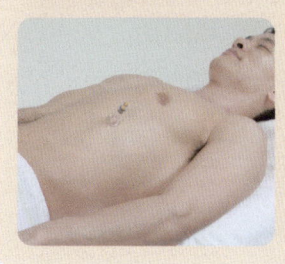
用气罐吸拔日月穴，留罐10~15分钟，隔天1次，可治疗胸胁痛、胃痛、呕吐等病症。

刮痧
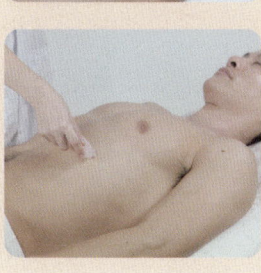
用角刮法刮拭日月穴，以出痧为度，隔天1次，可治疗呕吐、肝炎、胆囊炎等病症。

011 肾俞穴
强肾护肾就靠它

所属经络 足太阳膀胱经

穴位定位 位于腰部，当第二腰椎棘突下，旁开1.5寸处。

肾，肾脏；俞，通"输"，输送。穴内应肾脏，为肾经经气转输之处，故名。肾俞穴是肾的背俞穴，具有培补肾元的作用。肾藏精，精血是生命的根本。刺激肾俞穴，能促进肾脏的血流量，改善肾脏的血液循环，达到强肾护肾的目的。

【主治】 肾脏病、腰痛、高血压、低血压、耳鸣、精力减退、腰肌劳损等。

【配伍】 配殷门穴、委中穴治腰膝酸痛；配京门穴治遗精、阳痿、月经不调；配关元穴、三阴交穴治肾炎、小便不利、水肿。

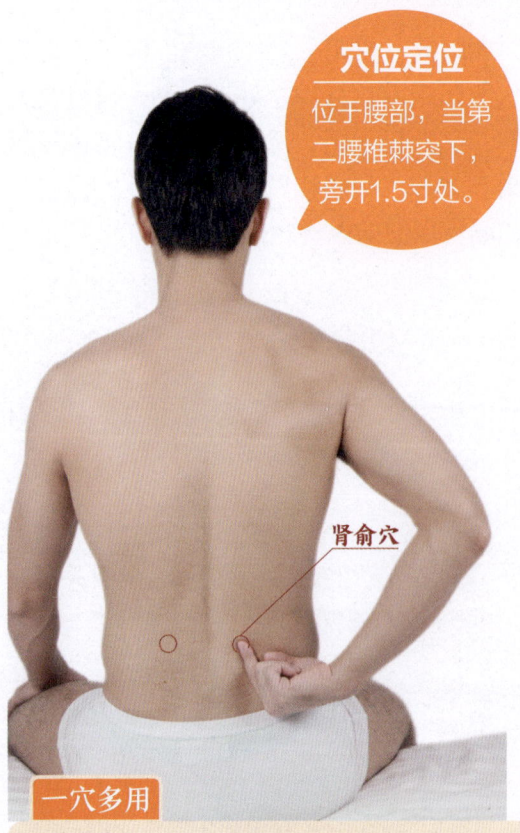

肾俞穴

一穴多用

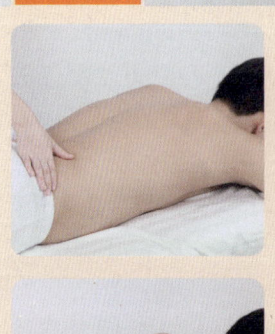

按摩 用拇指指尖按揉肾俞穴100~200次，每天坚持，能够治疗月经不调、阳痿、遗精等。

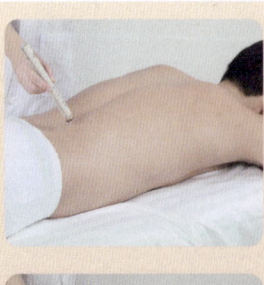

艾灸 用艾条温和灸熏灸肾俞穴5~20分钟，每日1次，可改善腰膝酸软、月经不调、水肿等。

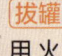

拔罐 用火罐吸拔肾俞穴，留罐5~10分钟，隔天1次，可缓解小便不利、水肿等。

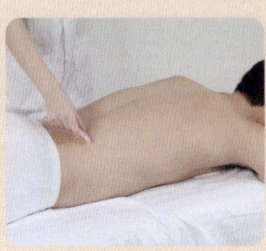

刮痧 用面刮法从上而下刮拭肾俞穴，以出痧为度，隔天1次，可治疗腰痛、小便不利等病症。

012 脾俞穴
益气健脾消化好

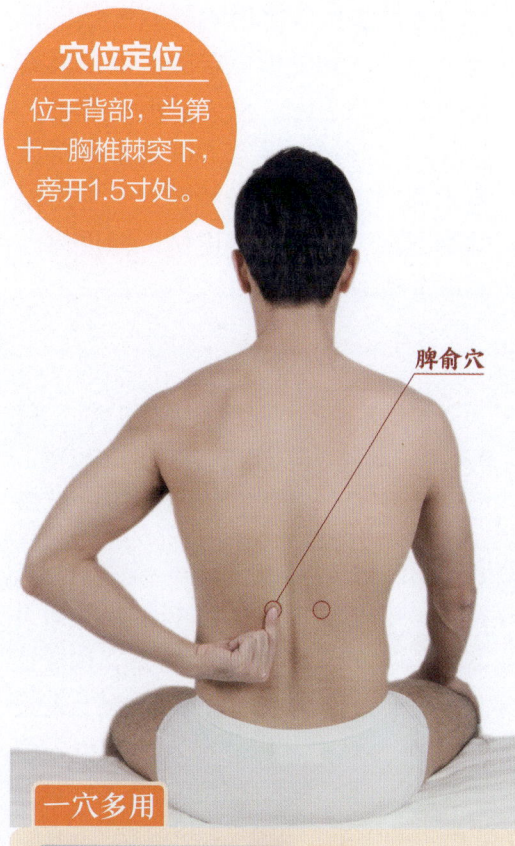

所属经络 足太阳膀胱经

穴位定位
位于背部，当第十一胸椎棘突下，旁开1.5寸处。

脾，脾脏；俞，通"输"，输送。穴内应脾脏，为脾经经气转输之处，故名。脾俞穴是脾脏的背俞穴，刺激该穴，可增强脾脏的运化功能，促进消化吸收，降低血液中的血糖，主治脾的病症，尤其是因消化功能减弱而致的身体衰弱。

【主治】 消化不良、腹胀、黄疸、呕吐、泄泻、痢疾、便血、水肿、背痛、消渴等。

【配伍】 配章门穴治胃痛、腹胀；配膈俞穴、大椎穴治吐血、便血；配足三里穴、三阴交穴治黄疸、肝炎；配中脘穴、足三里穴治呕吐。

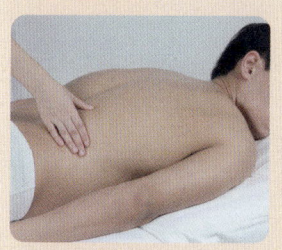

一穴多用

按摩 用拇指指尖按揉脾俞穴100~200次，每天坚持，能够治疗腹胀、呕吐、泄泻等。

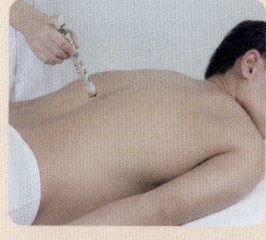

艾灸 用艾条温和灸熏灸脾俞穴5~20分钟，每日1次，可治疗胃寒、中气不足、寒湿泄泻等。

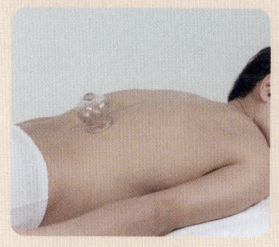

拔罐 用火罐吸拔脾俞穴，留罐5~10分钟，隔天1次，可缓解呕吐、腹胀、腹痛、水肿等。

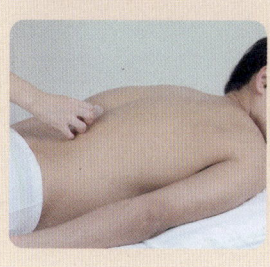

刮痧 用面刮法从中间向外侧刮拭脾俞穴3~5分钟，隔天1次，可治疗嗜睡、乏力、便血等。

013 商丘穴
肠胃的"清道夫"

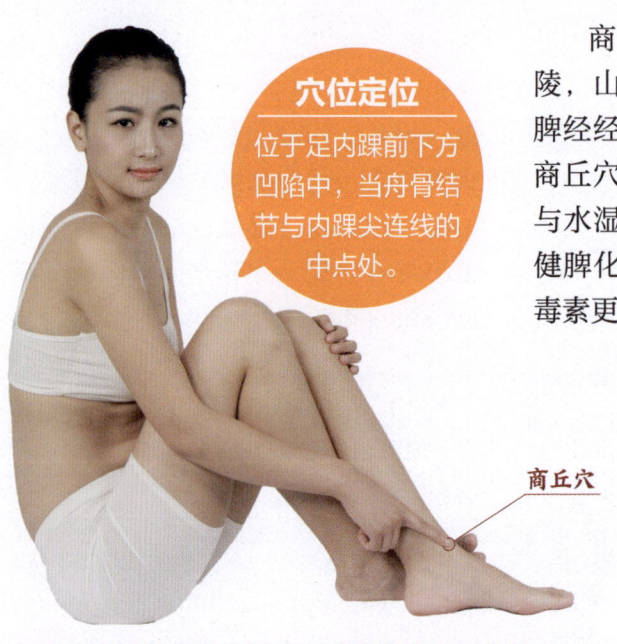

所属经络：足太阴脾经

穴位定位：位于足内踝前下方凹陷中，当舟骨结节与内踝尖连线的中点处。

商，古代计时用的漏刻；丘，丘陵，山丘。穴处形似丘陵，该穴又为脾经经（金）穴，商为金声，故名。商丘穴是脾经的经穴，脾主水谷精微与水湿的运化。刺激商丘穴，则可以健脾化湿，让肠胃更通畅，促进体内毒素更快地排出。

商丘穴

【主治】腹胀、肠鸣、腹泻、便秘、食谷不化、咳嗽、黄疸、足踝痛、癫狂、小儿癫痫等病症。

【配伍】配阴陵泉穴、曲泉穴、阴谷穴治胃脘痛、腹胀；配三阴交穴治脾虚便秘；配天枢穴、阴陵泉穴治腹泻、腹胀；配气海穴治腹胀、肠鸣。

小贴士：运动可以帮助肠道蠕动，增强排便反射。因此平时要多运动，锻炼腰腹力量，这样才能轻松地排便，有效地排出肠胃毒素。

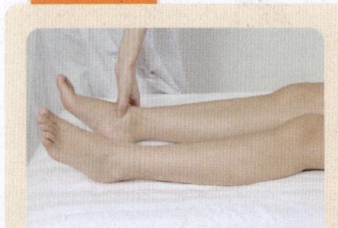

一穴多用

按摩：用拇指指尖用力掐揉商丘穴100~200次，每天坚持，可改善踝部疼痛。

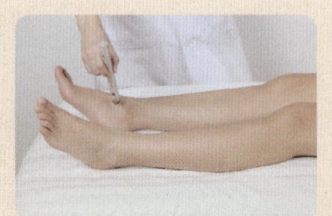

艾灸：用艾条温和灸熏灸商丘穴5~20分钟，每日1次，可治疗便秘、肠鸣、泄泻等。

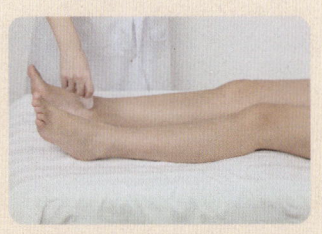

刮痧：用点按法垂直刮拭商丘穴15~30次，由轻至重，逐渐加力，每天1次，可改善肠鸣、腹泻等。

014 太白穴
补脾健脾增食欲

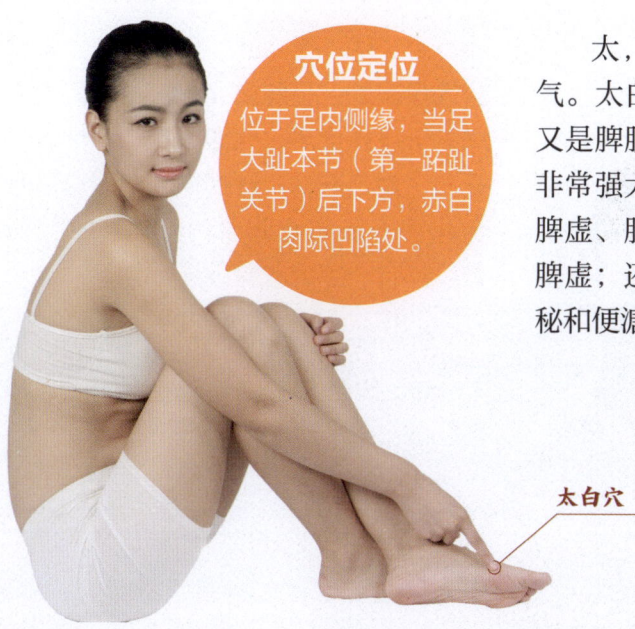

所属经络：足太阴脾经

穴位定位：位于足内侧缘，当足大趾本节（第一跖趾关节）后下方，赤白肉际凹陷处。

太，大的意思；白，白色，指肺气。太白穴是足太阴脾经上的腧穴，又是脾脏的原穴，其补脾健脾的作用非常强大。刺激太白穴，能改善先天脾虚、肝旺脾虚、心脾两虚等引起的脾虚；还能改善食欲，消除腹胀、便秘和便溏。

【主治】肠鸣、腹胀、腹泻、腹痛、呕吐、胃痛、痢疾、便秘等脾胃病症。

【配伍】配公孙穴、大肠俞穴、三焦俞穴治肠鸣、腹泻；配复溜穴、足三里穴治腹胀；配中脘穴、足三里穴治胃痛。

小贴士：脾胃不好的人生活要保持规律，定时入睡，做好自我心理调适，注意控制情绪，保持心胸宽广。避免食用有刺激性的辛辣食物与生冷食物。

一穴多用

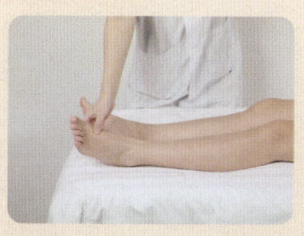

按摩：用拇指指尖用力掐揉太白穴100~200次，每天坚持，可改善腹胀、胃痛等。

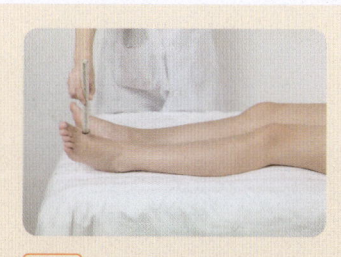

艾灸：用艾条温和灸熏灸太白穴5~20分钟，每日1次，可治疗寒湿泄泻、完谷不化等。

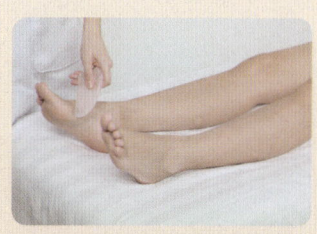

刮痧：用点按法垂直刮拭太白穴15~30次，由轻至重，逐渐加力，每天1次，可改善肠鸣、腹泻等。

015 太渊穴
补气血的要穴

所属经络 手太阴肺经

穴位定位
位于腕掌侧横纹桡侧，桡动脉搏动处。

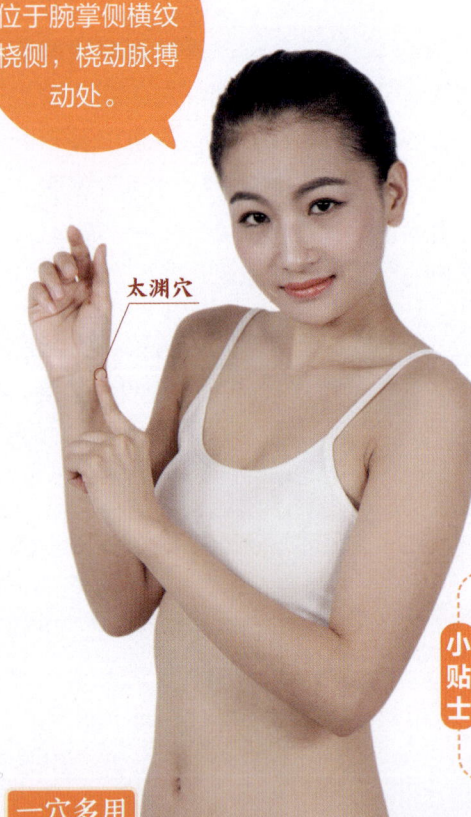

太渊穴

太，甚、大；渊，深渊。穴当寸口脉气旺盛处，是脉之会穴，故名。太渊穴对于身体虚弱、气血不足、说话有气无力、面色苍白、脉搏微弱，严重时甚至几乎无法触及脉象的"无脉症"患者，具有一定的改善效果。

【主治】 咳嗽、气喘、咯血、呕血、喉干咽痛、胸痛、无脉症、腕臂痛、扁桃体炎等。

【配伍】 配肺俞穴、尺泽穴、中府穴治疗气管炎、咳嗽；配尺泽穴、鱼际穴、肺俞穴治咳嗽、胸痛；配人迎穴治无脉症。

小贴士 常用于气血不足的中药有人参、黄芪、白术、甘草等，平时可以用这些药材煎汤服用。或者烹饪鲫鱼豆腐汤、气血双补汤等菜肴，食用后都能改善气血不足。

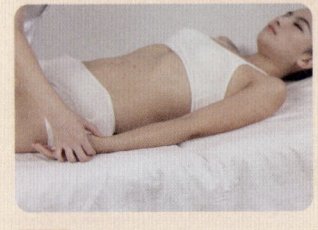

一穴多用

按摩
用拇指指尖按压太渊穴片刻，然后松开，反复5~10次，可改善手掌冷痛麻木、无脉症等。

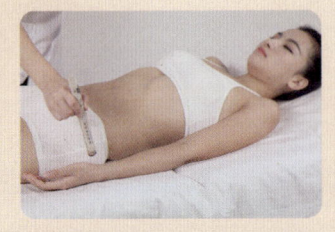

艾灸
用艾条温和灸熏灸太渊穴5~20分钟，每天1次，可缓解咯血、胸闷、乳房肿痛等。

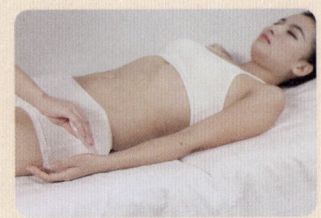

刮痧
用角刮法从上向下刮拭太渊穴3~5分钟，隔天1次，可治疗目赤发热、咯血、便血等。

016 内关穴
心脏的保健要穴

所属经络 手厥阴心包经

内关穴是手厥阴心包经上的络穴，属八脉交会穴之一。内关穴对胸部、心脏部位以及胃部的止痛效果比较明显。在紧急情况下，同时按压人中、内关两穴，效果更好，可缓解心脏病、胃病发作时带来的不适。

穴位定位 当曲泽穴与大陵穴的连线上，腕横纹上2寸，掌长肌腱与桡侧腕屈肌腱之间。

内关穴

【主治】心痛、心悸、胁痛、胃痛、呕吐、呃逆、失眠、眩晕、癫痫、偏头痛、肘臂挛痛等。

【配伍】配足三里穴、中脘穴治胃脘痛；配三阴交穴、合谷穴治心绞痛；配神门穴治失眠；配公孙穴治呃逆。

一穴多用

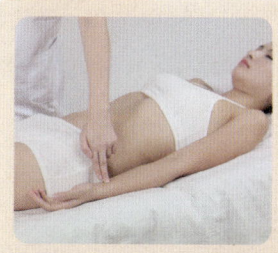

按摩 合并食指、中指，用两指指尖揉按内关穴100～200次，每天坚持，能够缓解呕吐、晕车、心痛等。

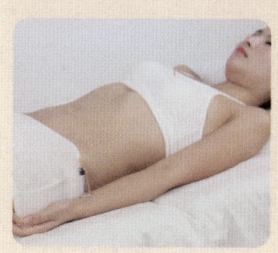

艾灸 用艾条温和灸熏灸内关穴5～20分钟，每日1次，可治疗痛经、胃痛、失眠、偏头痛等。

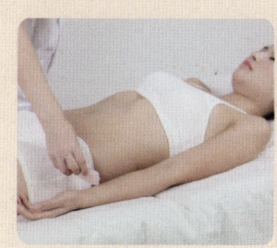

拔罐 用气罐吸拔内关穴，留罐5～10分钟，隔天1次，可改善前臂痛。

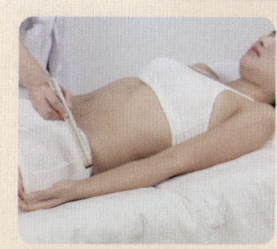

刮痧 用角刮法从上向下刮拭内关穴3～5分钟，隔天1次，可缓解癫狂、热病、心痛、心悸等。

017 大都穴
促进消化肠胃好

所属经络 足太阴脾经

【主治】腹胀、胃痛、便秘等。

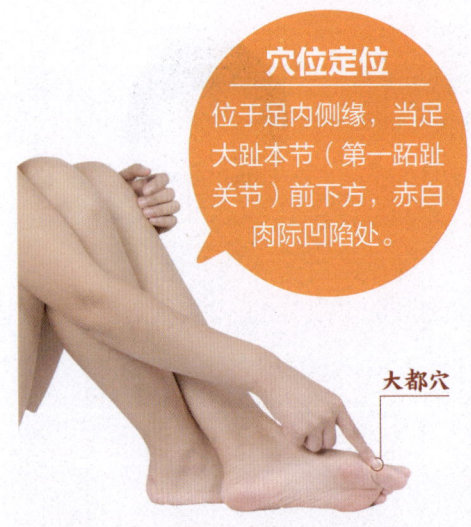

大,盛大;都,都市。脾经气血在此聚集,故名大都。大都穴是脾经上的荥穴,刺激此穴,能健脾和胃,增强消化吸收功能。

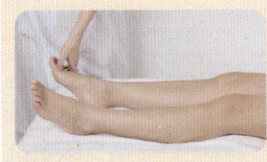

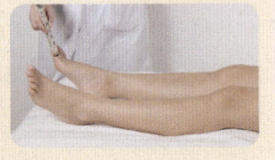

穴位定位
位于足内侧缘,当足大趾本节(第一跖趾关节)前下方,赤白肉际凹陷处。

大都穴

一穴多用

按摩 用拇指指尖掐揉大都穴100~200次,每天坚持可改善便秘、胃痛等。

艾灸 每天用艾条温和灸熏灸大都穴5~20分钟,可治疗泄泻、胃痛等。

018 中极穴
利水通淋护膀胱

所属经络 任脉

【主治】小便不利、阳痿、早泄、月经不调。

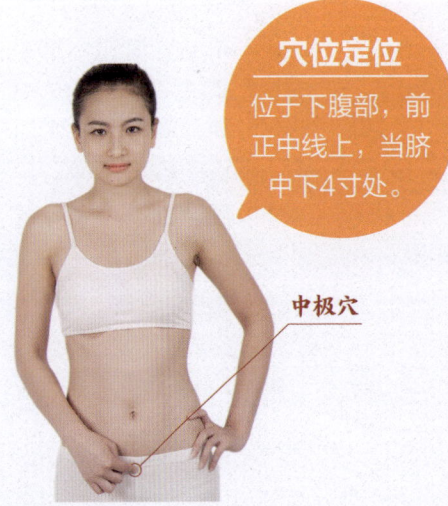

中,中央;极,极端。中极穴是膀胱之募穴。刺激中极穴,可以治疗尿潴留、遗尿等膀胱疾病。中极穴对男科病和妇科病也都有较好的疗效。

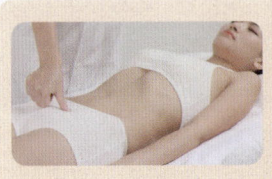

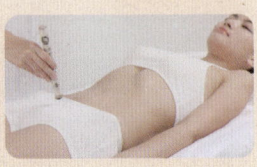

穴位定位
位于下腹部,前正中线上,当脐中下4寸处。

中极穴

一穴多用

按摩 每天用拇指指尖按揉中极穴3~5分钟,可改善小便不利、月经不调等。

艾灸 每天用艾条温和灸熏灸中极穴5~10分钟,可治疗遗精、膀胱炎等。

第3章

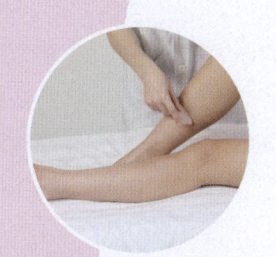

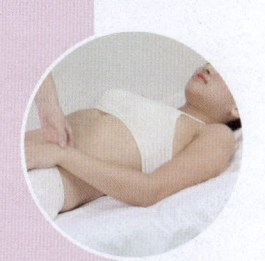

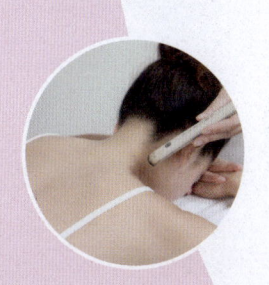

摆脱亚健康常用穴位

亚健康，是指机体无器质性病变，但是有些功能改变的状态。工作有压力、生存居住环境变差和人际关系复杂化，都是导致人体亚健康的主要因素。其症状主要包括失眠、乏力、易疲劳、心悸、恐慌、焦虑、抵抗力差、经常性感冒等。选用相关的穴位并给予适当刺激，可以温通经络、行气活血，从而调整人体内分泌，促进血液循环，恢复人体阴阳气血、升降出入的相对平衡，提高抗病能力，从而摆脱令人苦恼的亚健康状态。

019 阳谷穴
舒缓不安神志

所属经络：手太阳小肠经

穴位定位：位于腕掌侧横纹桡侧，桡动脉搏动处。

阳，阳气；谷，山谷。穴在腕横纹外侧端骨隙中，如处山谷中，故名。刺激阳谷穴，能安定神志，促进新陈代谢、协调脏腑功能，增强机体抗病力，对目赤肿痛、颊肿、耳鸣耳聋、牙痛、鼻息肉等病症和热病有很好的治疗效果。

【主治】精神病、肋间神经炎、神经性耳聋、耳鸣、头痛、口腔炎等病症。

【配伍】配百会穴、涌泉穴治精神分裂症、癫痫；配曲池穴、外关穴治腕痛、上肢痿痹；配阳溪穴、阳池穴治腕关节痛。

小贴士：取麦冬15克，五味子3克，百合、枸杞各9克，用沸水冲泡后饮用。此茶饮具有益肾养肝、宁心安神的功效，适合心悸、失眠等心阴不足者饮用。

一穴多用

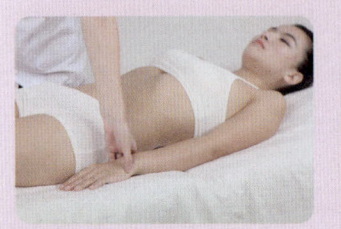

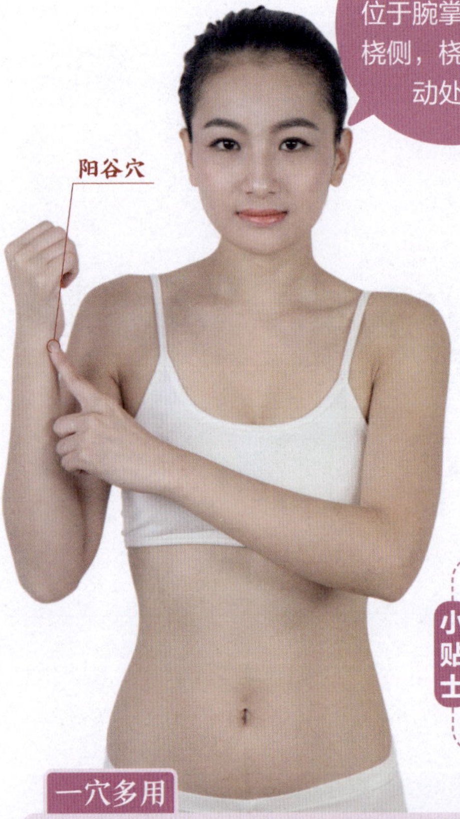

按摩：用拇指指尖掐按阳谷穴100～200次，每天坚持，能够治疗手腕痛。

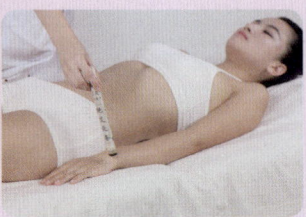

艾灸：用艾条温和灸熏灸阳谷穴5～20分钟，每日1次，可治疗牙痛、肩痛等。

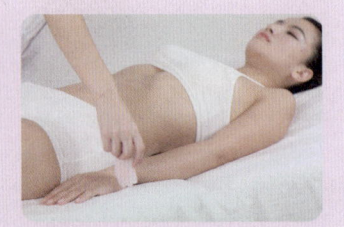

刮痧：用角刮法从上向下刮拭阳谷穴3～5分钟，隔天1次，可缓解热病无汗、疥疮等。

020 阳池穴
手足的"小火炉"

所属经络：手少阳三焦经

穴位定位：位于腕背横纹上，当指总伸肌腱的尺侧缘凹陷处。

背为阳，腕背凹陷处似"池"，穴在其中，故名。阳池穴是手少阳三焦经的原穴，是阳气生发之处，具有生发阳气、沟通表里的作用。刺激阳池穴，可以通畅血液循环，平衡身体激素分泌，能够使身体暖和起来，消除手脚发冷、怕冷的症状。

【主治】手足冰凉、腕痛、肩臂痛、目赤肿痛、耳聋、咽喉炎、妊娠呕吐、消渴等病症。

【配伍】配外关穴、曲池穴治前臂肌痉挛或麻痹；配少商穴、廉泉穴治咽喉肿痛；配脾俞穴、太溪穴治糖尿病。

小贴士：生姜可温中止呕、解表散寒。每天喝一碗生姜汤，对于手脚冰凉者有很好的暖身功效。生姜性属微温，阴虚火旺者不宜多吃。

一穴多用

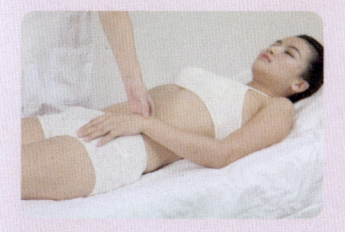

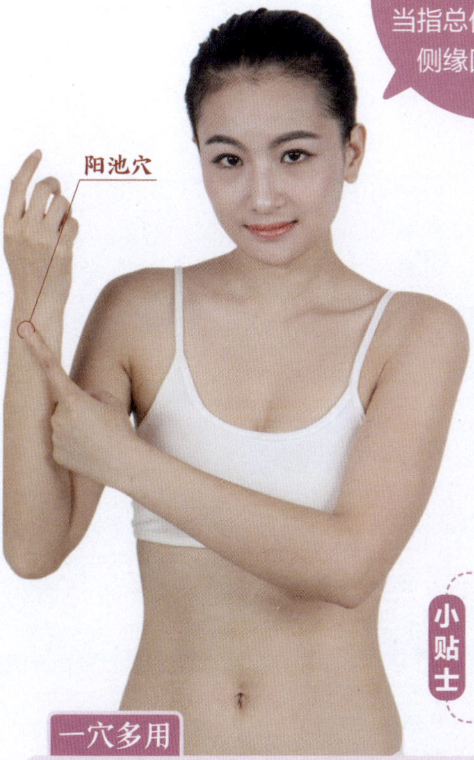

按摩：用拇指指尖掐按阳池穴，每天坚持，可缓解手腕痛。

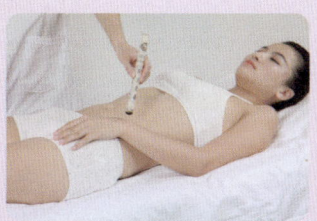

艾灸：用艾条温和灸熏灸阳池穴5~20分钟，每日1次，可治疗肩背痛、手腕痛等。

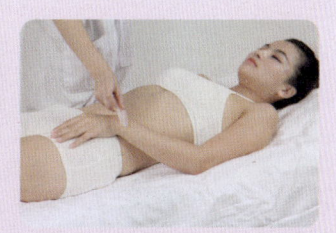

刮痧：用面刮法从手指近端向指尖刮拭阳池穴3~5分钟，隔天1次，可治疗消渴。

021 头临泣穴
疏通鼻塞畅呼吸

所属经络：足少阳胆经

临，治理；泣，泪水。穴在头部，善治目疾、流泪，故名。头临泣穴是足太阳、足少阳、阳维之会，刺激该穴，能够缓解鼻塞、鼻涕不止等鼻部不适。除鼻部病症外，头临泣穴还能治疗头痛、眼病，以及小儿急惊风等病症。

→ 头临泣穴

【主治】 头痛、鼻塞、鼻渊、目眩、目赤肿痛、流泪、目翳、耳聋、小儿惊痫、热病等。

【配伍】 配百会穴、印堂穴、头维穴治头痛；配攒竹穴、丝竹空穴、合谷穴治目赤肿痛；配百会穴、人中穴、内关穴治小儿惊痫。

穴位定位
位于头部，当瞳孔直上入前发际0.5寸，神庭穴与头维穴连线的中点处。

小贴士
出现鼻塞问题时，可用新鲜橘子皮对准鼻孔猛然一挤，使挤出的汁液喷入鼻腔，这样鼻子很快就会恢复通气。

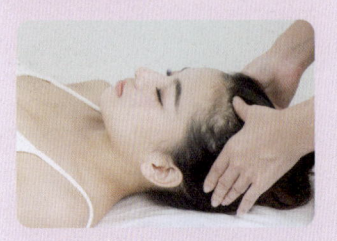

一穴多用

按摩
每天用拇指指尖揉按头临泣穴3~5分钟，长期按摩，可改善头痛、目眩等。

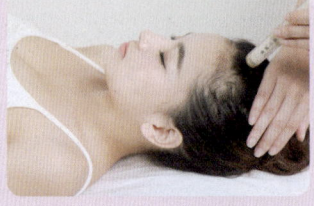

艾灸
用艾条温和灸熏灸头临泣穴5~10分钟，每天1次，可治疗目翳、鼻炎等病症。

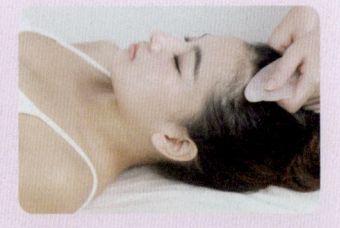

刮痧
用面刮法刮拭头临泣穴1~2分钟，隔天1次，可治疗目赤肿痛、流泪、目翳等病症。

022 肩井穴
缓解肩膀疼痛

所属经络：足少阳胆经

穴位定位：位于肩上，前直乳中穴，当大椎穴与肩峰端连线的中点上。

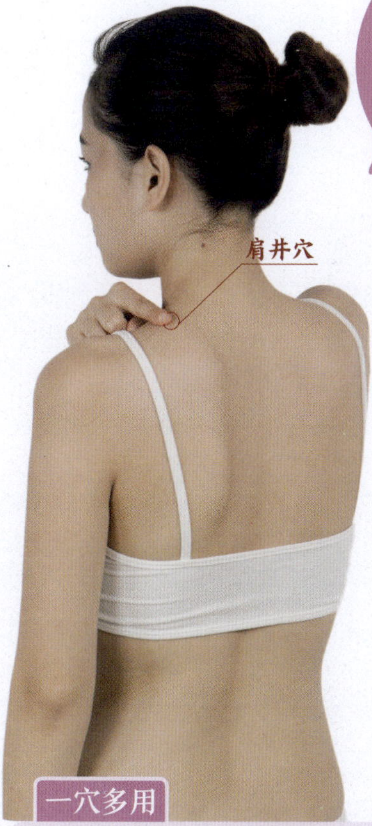

肩井穴

肩，肩部；井，孔隙。穴在肩上凹陷中，故名。长时间工作，加之缺乏运动时，肩膀会酸胀疼痛，甚至手臂都不能弯曲。肩井穴是手足少阳经、阳维脉的交会穴，刺激该穴，能改善肩部血液循环，使僵硬的肩膀逐渐得到放松，疼痛感一扫而光。

【主治】肩部酸痛、肩周炎、头重脚轻、落枕、眼睛疲劳、耳鸣、高血压、脑卒中等病症。

【配伍】配肩髃穴、天宗穴治肩背痹痛；配乳根穴、少泽穴治乳汁不足、乳痈；配合谷穴、三阴交穴治难产。

小贴士：长时间保持某一姿势，容易使颈、肩、背等部位的肌肉过度痉挛，从而诱发颈肩部酸痛，甚至肩周炎。

一穴多用

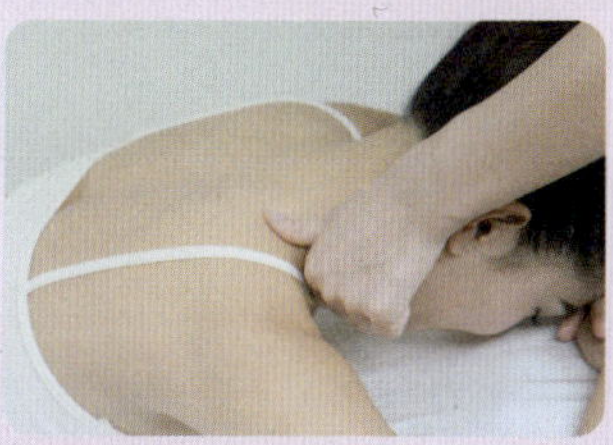

按摩
每天用拇指指腹按揉肩井穴3~5分钟，长期按摩，可改善肩部酸痛、肩周炎等。

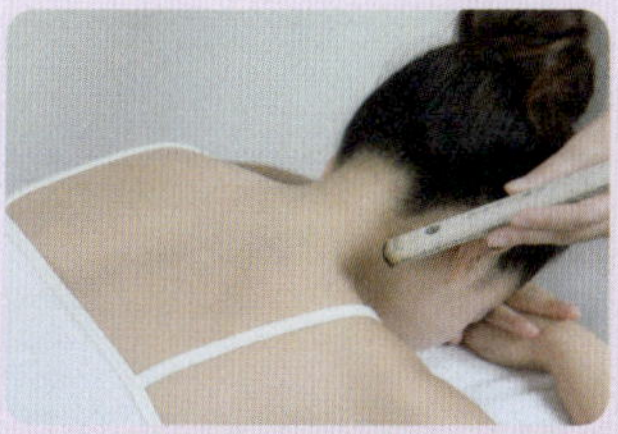

艾灸
用艾条温和灸熏灸肩井穴5~10分钟，每天1次，可治疗高血压、落枕等病症。

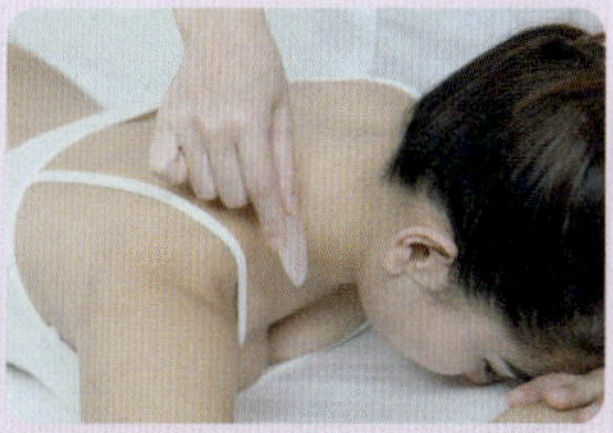

刮痧
用面刮法刮拭肩井穴，以出痧为度，隔天1次，可治疗头重脚轻、眼睛疲劳、耳鸣等病症。

023 漏谷穴
健脾和胃助消化

所属经络：足太阴脾经

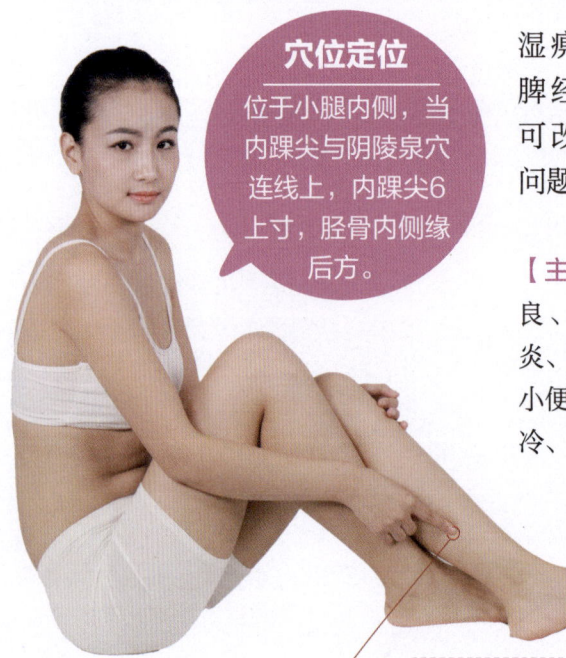

漏，滴落；谷，五谷。该穴主治湿痹、小便不利，故名。漏谷穴属脾经，能健脾和胃、利水除湿，还可改善脾脏功能，解决消化不良的问题。

穴位定位：位于小腿内侧，当内踝尖与阴陵泉穴连线上，内踝尖6上寸，胫骨内侧缘后方。

【主治】消化不良、急慢性肠胃炎、腹胀、肠鸣、小便不利、腿膝厥冷、下肢麻痹等。

【配伍】配足三里穴治腹胀、肠鸣；配曲泉穴治血瘕；配阴陵泉穴、三阴交穴治下肢肿痛；配水泉穴、太溪穴治小便不利。

小贴士：饮食调养有助于改善消化不良，尤其要注意补充足够的维生素，以细软易消化的食物为主，做到少量多餐。烹调上以食物细、碎、软烂为宜。

一穴多用

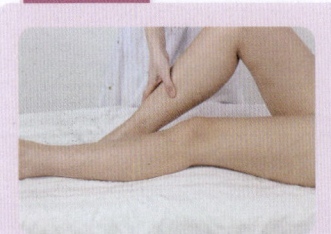

按摩：用拇指指尖揉按漏谷穴100~200次，每天坚持，可改善腹胀、腹痛等。

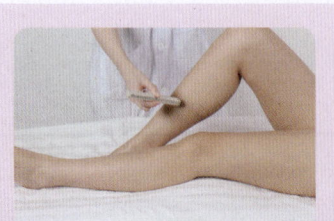

艾灸：用艾条温和灸熏灸漏谷穴5~20分钟，每日1次，可治疗小便不利、水肿等。

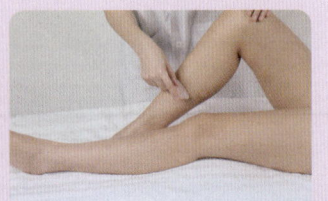

刮痧：用面刮法从上向下刮拭漏谷穴，力度微重，以出痧为度，每天1次，可治疗肠鸣、腹泻等。

024 太阳穴
缓解大脑疲劳

所属经络：经外奇穴

太阳穴

穴位定位
位于颞部，当眉梢与目外眦之间，向后约一横指的凹陷处。

头颞部之凹陷处，俗称"太阳"，穴在其上，故名。长时间地过度用脑，可导致脑部的血液和氧气供应不足，致使大脑出现疲劳感。刺激太阳穴，可以改善大脑气血运行，振奋精神、镇痛醒脑，还能快速有效地缓解脑部疲劳、头昏脑涨。

【主治】感冒、目赤肿痛、头痛、眩晕、神经血管性头痛、牙痛、三叉神经痛、视神经萎缩等病症。

【配伍】配列缺穴、头维穴治头痛、偏头痛；配当阳穴、耳尖穴治急性结膜炎；配通里穴、风池穴治头晕目眩、眼花；配翳风穴治牙痛。

小贴士：将两手用力搓热，然后两手十指交叉，叠放在后脑部，背部后靠在椅背上。工作闲暇之余做上述动作，能使大脑清醒，有助于消除大脑疲劳。

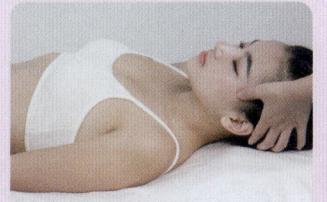

一穴多用

按摩
每天用拇指指腹以顺时针方向揉按太阳穴30~50次，长期按摩，有改善视力、预防头痛等作用。

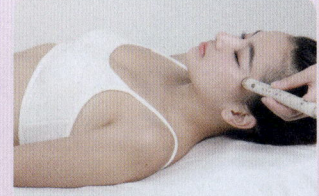

艾灸
用艾条温和灸熏灸太阳穴10分钟，每天1次，可治疗偏头痛、眼睛疲劳、牙痛等。

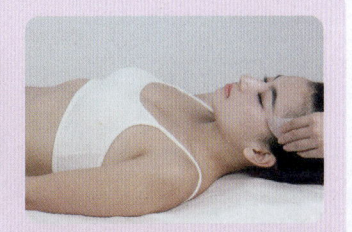

刮痧
用角刮法刮拭太阳穴1~2分钟，力度轻柔，每天1次，可治疗头痛、头晕、目眩等病症。

025 少海穴
"心"好精神好

所属经络：手少阴心经

穴位定位：屈肘成直角，肘横纹内侧端的凹陷处。

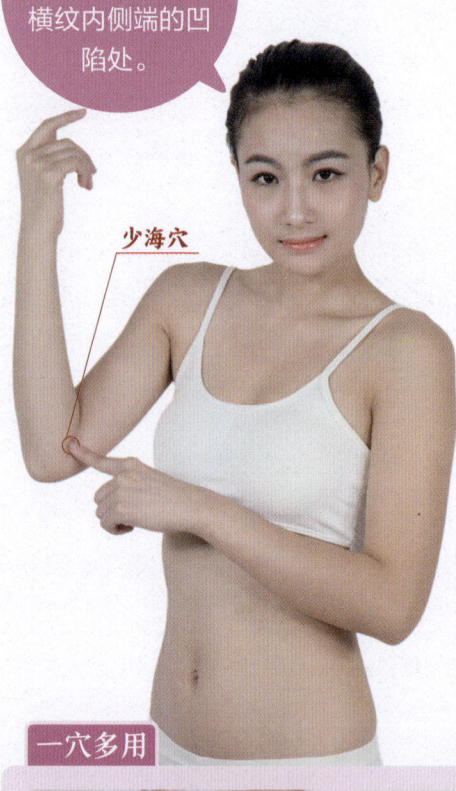

少，指少阴经；海，大海。心主血脉，似水之流。该穴为心经合穴，是脉气汇聚之处，故名。刺激少海穴，能祛除心火，可以有效缓解失眠、健忘、焦虑、自汗等病症。平复了心火，睡眠恢复正常，人的精神状态才会健康。

【主治】 心痛、失眠、健忘、神志病、头项痛、腋胁部痛、臂麻手颤、肘臂挛痛、落枕、呕吐等。

【配伍】 配内关穴治心脏病；配扶突穴治高血压；配合谷穴、内庭穴治牙痛、牙龈肿痛；配曲池穴、后溪穴治手颤、肘臂疼痛。

小贴士：多吃一些性寒味苦的食物，如苦瓜、苦菜等，有助于祛除心火。心火旺盛者还可常喝由淡竹叶、甘草、灯心草煮成的茶饮，清心泻火。

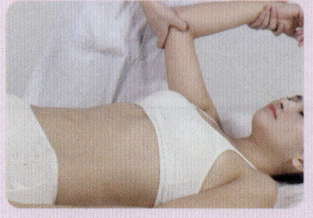

一穴多用

按摩：每天用拇指指尖弹拨少海穴100~200次，能防治前臂麻木。

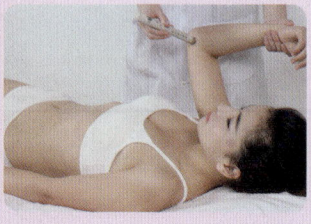

艾灸：用艾条回旋灸熏灸少海穴5~20分钟，每天1次，可缓解高尔夫球肘、心痛等。

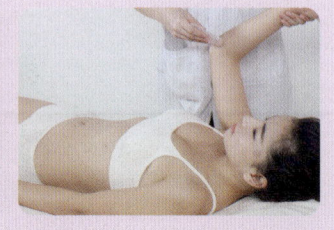

刮痧：用角刮法从上向下刮拭少海穴，以出痧为度，隔天1次，可治疗心痛、手臂麻木、健忘等。

026 劳宫穴
安神志解疲劳

所属经络：手厥阴心包经

手掌为操劳的要所，穴在掌心，故名。劳宫穴是手厥阴心包经的荥穴，此类穴位多位于掌指或跖趾关节之前，对热病具有较好的预防和治疗效果。精神状况低下、身体疲劳时，刺激劳宫穴能够振奋精神，缓解身体疲劳。

穴位定位：位于手掌心，当第二、三掌骨之间，偏于第三掌骨，握拳屈指时中指指尖处。

劳宫穴

【主治】昏迷、昏厥、中暑、呕吐、心痛、癫狂、痫症、口舌生疮、口臭、食欲不振、倦怠乏力等。

【配伍】配大陵穴治心绞痛、失眠；配后溪穴治上、中、下三消渴症和黄疸；配涌泉穴治五痫；配人中穴、曲泽穴治中暑昏迷。

小贴士：肛门处于人体经络的督脉处，经常做一做提肛运动，不仅可以使中气升提、脏腑强壮、恢复精力，还有助于预防痔疮和便秘。

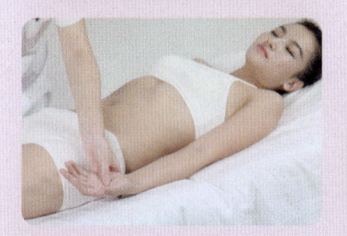

一穴多用

按摩：用拇指指尖揉按劳宫穴100～200次，每天坚持，能够缓解心绞痛。

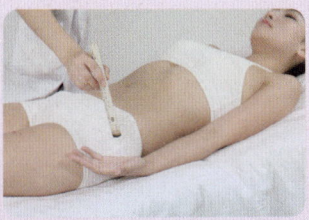

艾灸：用艾条雀啄灸熏灸劳宫穴5～20分钟，每日1次，可治疗吐血、便血等。

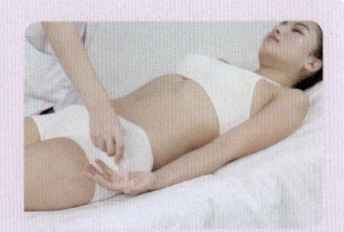

刮痧：用角刮法从上向下刮拭劳宫穴3～5分钟，隔天1次，可缓解癫狂、鹅掌风、口疮等。

027 大陵穴
宁心安神促睡眠

所属经络：手厥阴心包经

穴位定位
位于腕掌横纹中点处，当掌长肌腱与桡侧腕屈肌腱之间。

大，高大，穴在掌根两骨结合点的棱下，故名大陵。大陵穴为手厥阴心包经的腧穴，此类穴位多位于掌指或跖趾关节之后，对神经衰弱、腕关节及周围软组织病症有较好的疗效。

【主治】 神经衰弱、失眠、癫痫、精神分裂症、肋间神经痛、胃炎、胃出血、手臂挛痛、腕关节疼痛等。

【配伍】 配劳宫穴治心绞痛、失眠；配外关穴、支沟穴治腹痛、便秘；配人中穴、间使穴、心俞穴、丰隆穴治癫、狂、痫、惊悸。

小贴士：生活、工作中要善于调节自我，工作和学习过于紧张、过于繁忙的人要合理安排好工作、学习与生活的关系，做到有张有弛、劳逸结合。

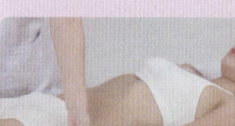

一穴多用

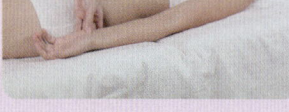

按摩：用拇指指尖垂直掐按大陵穴100~200次，每天坚持，能够缓解心绞痛。

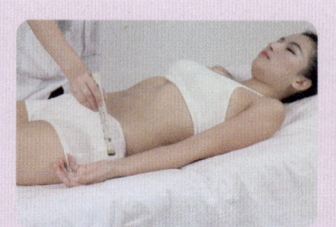

艾灸：用艾条雀啄灸熏灸大陵穴5~20分钟，每日1次，可治疗心绞痛。

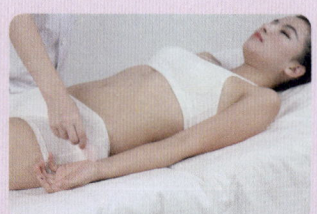

刮痧：用角刮法从上向下刮拭大陵穴3~5分钟，隔天1次，可缓解癫狂、呕吐、口臭等。

028 间使穴
心情好乐趣多

所属经络：手厥阴心包经

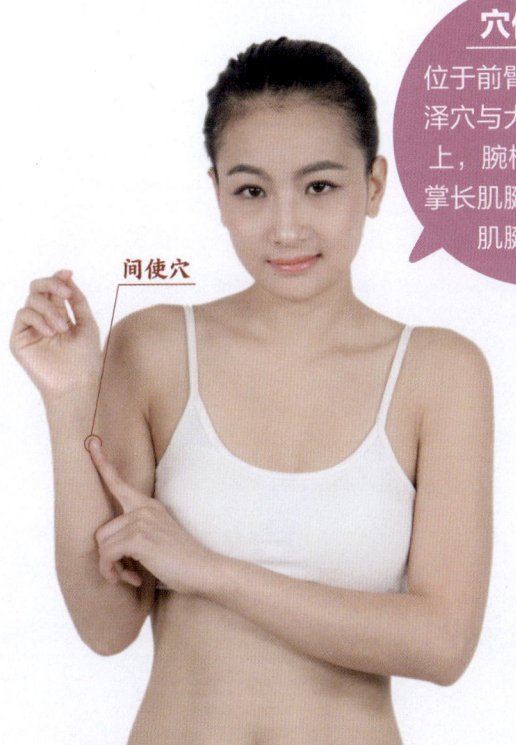

穴位定位
位于前臂掌侧，当曲泽穴与大陵穴的连线上，腕横纹上3寸，掌长肌腱与桡侧腕屈肌腱之间。

间，间隙；使，信使的意思。穴在两筋之间，负责传递经气，故名。很多人因不得志而心情抑郁，而只有心情舒畅、身心健康，方可快乐生活。刺激手腕上的间使穴，就能够宽胸解郁，缓解心情抑郁的状况，还可以治疗各种热病。

【主治】 心痛、心悸、胃痛、呕吐、热病、烦躁、疟疾、癫狂、痫证、腋肿、肘挛、臂痛等病症。

【配伍】 配心俞穴治心悸；配大杼穴治疟疾；配三阴交穴治月经不调、经闭；配尺泽穴治反胃、呕吐、呃逆。

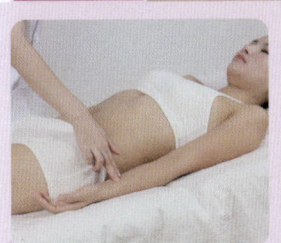

一穴多用

按摩：合并食指、中指，用两指指尖揉按间使穴100~200次，每天坚持，能够缓解呕吐、反胃、心痛等。

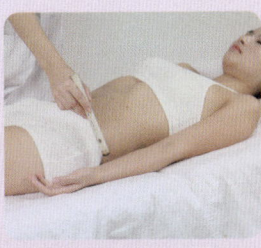

艾灸：用艾条温和灸熏灸间使穴5~20分钟，每日1次，可治疗心悸、前臂冷痛等。

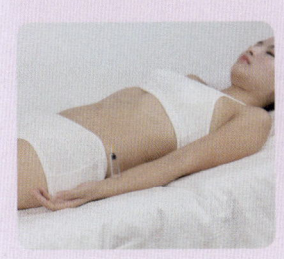

拔罐：用气罐吸拔间使穴，留罐5~10分钟，隔天1次，可改善前臂痛。

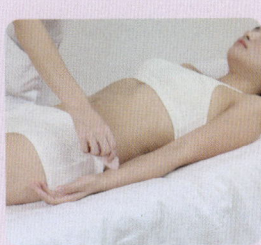

刮痧：用角刮法从上向下刮拭间使穴3~5分钟，隔天1次，可缓解癫狂、烦躁、疟疾等。

029 下脘穴
化食导滞胃口好

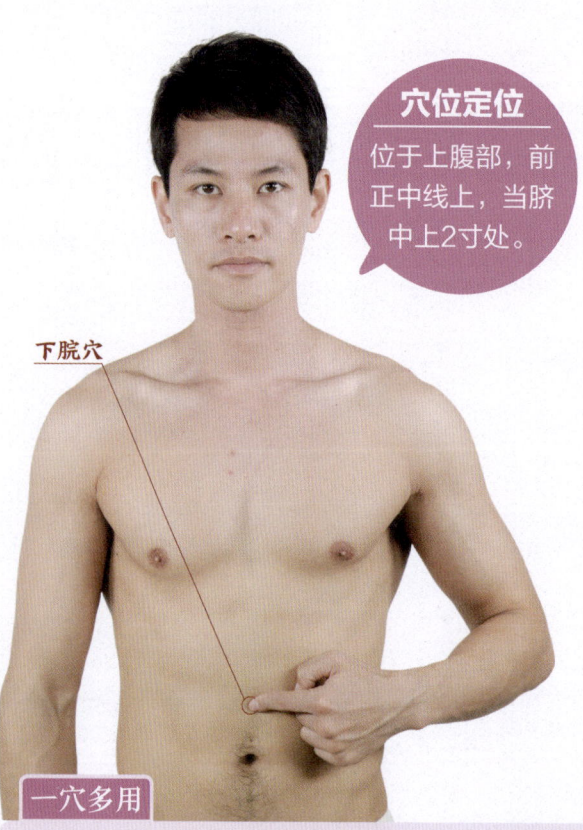

所属经络 任脉

穴位定位 位于上腹部，前正中线上，当脐中上2寸处。

脘同"管"，原指胃的内腔，穴在胃的下部，故名。下脘穴为任脉上的腧穴，是足太阴脾经、任脉之会穴。吃得过多、过饱，容易造成积食，出现恶心、呕吐、腹痛等症状。按揉下脘穴，能化食导滞，促进食欲。

【主治】 胃痛、呕吐、呃逆、腹胀、饮食不化、胃溃疡等病症。

【配伍】 配陷谷穴治肠鸣、食谷不化；配中脘穴治腹坚硬胀、痞块；配足三里穴治食饮不化、入腹还出。

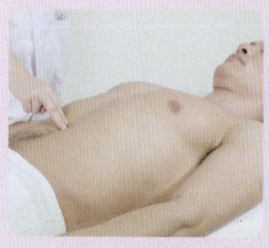

一穴多用

按摩 每天用食指、中指指尖分别顺时针、逆时针按揉下脘穴3~5分钟，可改善饮食不化、胃溃疡等。

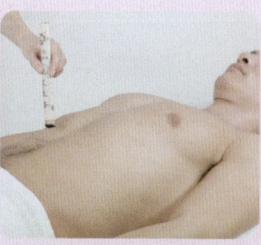

艾灸 用艾条温和灸熏灸下脘穴5~10分钟，每天1次，可治疗呃逆、腹胀等。

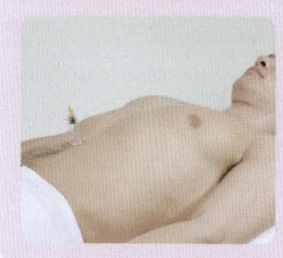

拔罐 用气罐吸拔下脘穴，留罐10~15分钟，隔天1次，可治疗腹胀、饮食不化、胃溃疡等。

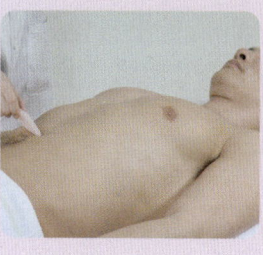

刮痧 用角刮法刮拭下脘穴2分钟，以出痧为度，隔天1次，可治疗胃痛、呕吐等。

030 身柱穴
增强身体抵抗力

所属经络：督脉

身，身体；柱，支柱。穴在两肺俞穴之间，似为肩胛荷重的撑柱，故名。身柱穴能补益肺气、健脑益智、防病强身。经常按揉身柱穴，对神经系统有较好的保健作用。

【主治】 头痛、感冒、咳嗽、气喘、支气管炎、肺炎、惊厥、疔疮、神经衰弱等。

【配伍】 配风池穴、合谷穴、大椎穴治肺热、咳嗽；配灵台穴、合谷穴、委中穴治疔毒；配本神穴治头痛、目眩。

穴位定位
位于背部，当后正中线上，第三胸椎棘突下凹陷中。

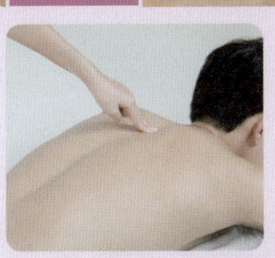

一穴多用

按摩：每天用食指和中指指腹揉按身柱穴2～3分钟，可改善呼吸，治疗咳嗽、哮喘、肺炎等病症。

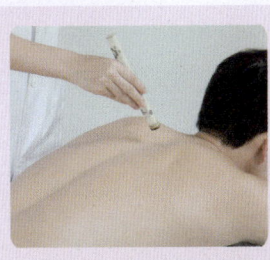

艾灸：用艾条温和灸熏灸身柱穴10分钟，每天1次，可治疗头痛、感冒、多梦等。

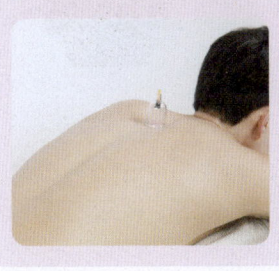

拔罐：用气罐吸拔身柱穴，留罐5～10分钟，隔天1次，可治疗支气管炎、肺炎、疔疮等。

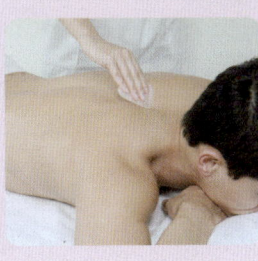

刮痧：用刮痧板角部刮拭身柱穴，以出痧为度，隔天1次，可治疗癫狂、小儿风病等。

031 涌泉穴
养生抗病"万金油"

所属经络：足少阴肾经

【主治】眩晕、喉痹、头痛、足心热、癫痫、神经衰弱、小便不利、耳鸣、中暑等。

涌，涌出；泉，泉水。此穴是肾经经气所出之处，故名。涌泉穴是人体重要穴位，刺激该穴，对各类亚健康状态的改善有很大帮助。

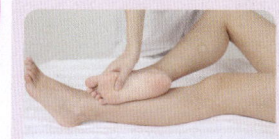

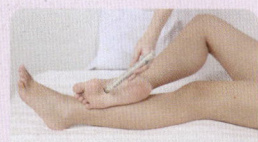

穴位定位：位于足底部，蜷足时约当足底第二、三趾趾缝纹头端与足跟连线的前1/3与后2/3交点处。

一穴多用

按摩：每天用拇指指尖用力按揉涌泉穴100~200次，可治疗头晕、小便不利等。

艾灸：每天用艾条温和灸熏灸涌泉穴5~20分钟，可改善头顶痛、喉痹等。

032 四神聪穴
增强记忆力

所属经络：经外奇穴

【主治】健忘、失眠、神经性头痛、高血压等。

脑为元神之府，穴在头顶百会穴四周，故名。刺激该穴，可促进头部血液循环，起到醒神益智、助眠安神、增强记忆力的作用。

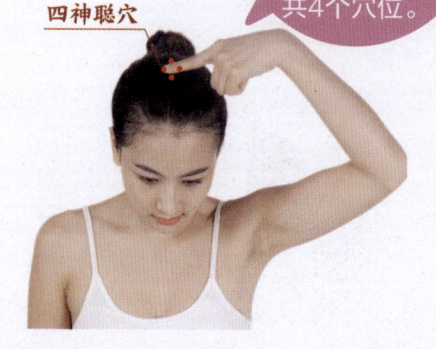

穴位定位：位于头顶部，当百会穴前、后、左、右各1寸处，共4个穴位。

一穴多用

按摩：每天用食指、中指指尖点按四神聪穴各100~200次，可治疗头痛、失眠、健忘等。

艾灸：每天用艾条回旋灸熏灸四神聪穴10~15分钟，可治疗高血压、神经衰弱等。

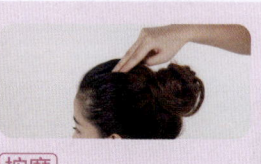

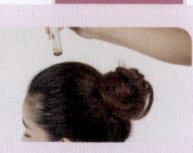

第4章

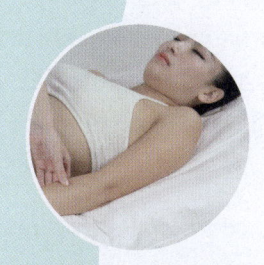

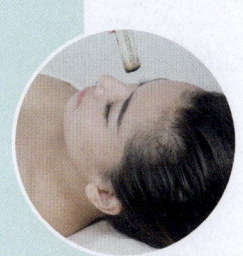

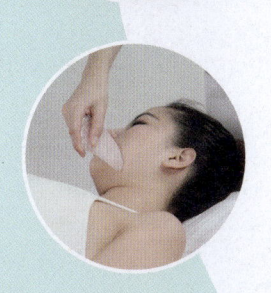

养颜美体常用穴位

爱美之心，人皆有之。由内养外是养颜美体行之有效的方法。气血是人体生命活动的两种重要物质。血生于脾，藏于肝，主于心，内营脏腑，外养肌肤；气则有化血、行血、统血、摄血、载血的功能。采用经穴理疗刺激身上的穴位，可以使气血更加通畅，帮助身体排出毒素，这样不仅能让人保持年轻、润泽的容颜，还能让人拥有健康身材。

033 三阴交穴
抗衰老葆青春

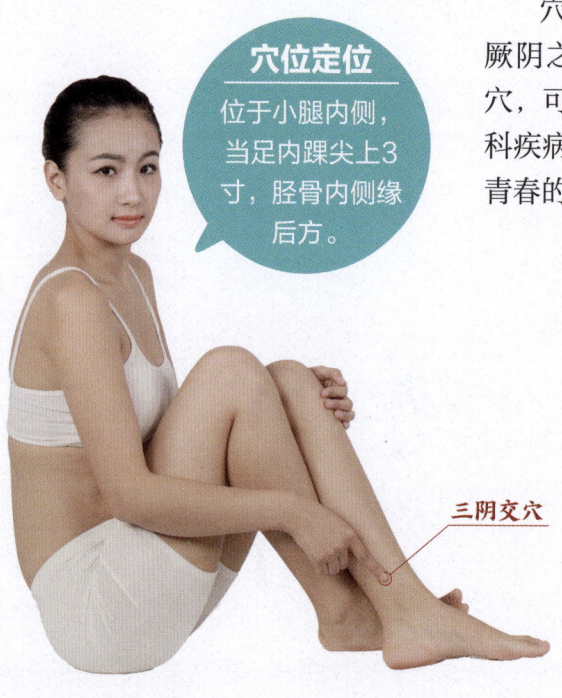

所属经络：足太阴脾经

穴在人体下肢部，为足太阴、少阴、厥阴之交会穴，故名。平时常按三阴交穴，可以治疗全身多种不适与病症，对妇科疾病有良好的治疗效果，是让女性保持青春的首选穴位。

穴位定位：位于小腿内侧，当足内踝尖上3寸，胫骨内侧缘后方。

【主治】腹胀、腹泻、消化不良、心悸、失眠、高血压、水肿、遗精、阳痿、遗尿、早泄以及月经失调、痛经、带下病等多种妇科疾病等。

【配伍】配足三里穴治肠鸣、泄泻；配中极穴治月经不调；配子宫穴治阴挺；配大敦穴治疝气；配内关穴、神门穴治失眠。

一穴多用

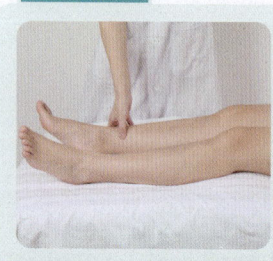

按摩：用拇指指尖按揉三阴交穴100~200次，每天坚持，能够治疗月经不调、腹痛、泄泻等。

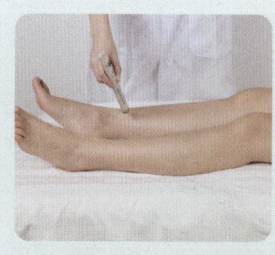

艾灸：用艾条温和灸熏灸三阴交穴5~20分钟，每日1次，可改善水肿、疝气、痛经等。

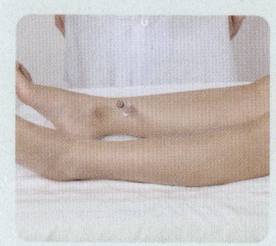

拔罐：用气罐吸拔三阴交穴，留罐5~10分钟，隔天1次，可改善下肢疼痛。

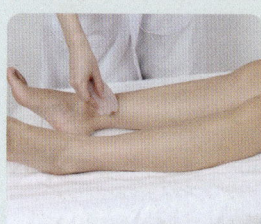

刮痧：用角刮法从上向下刮拭三阴交穴3~5分钟，隔天1次，可缓解湿疹、水肿等。

034 交信穴
益肾调经经验穴

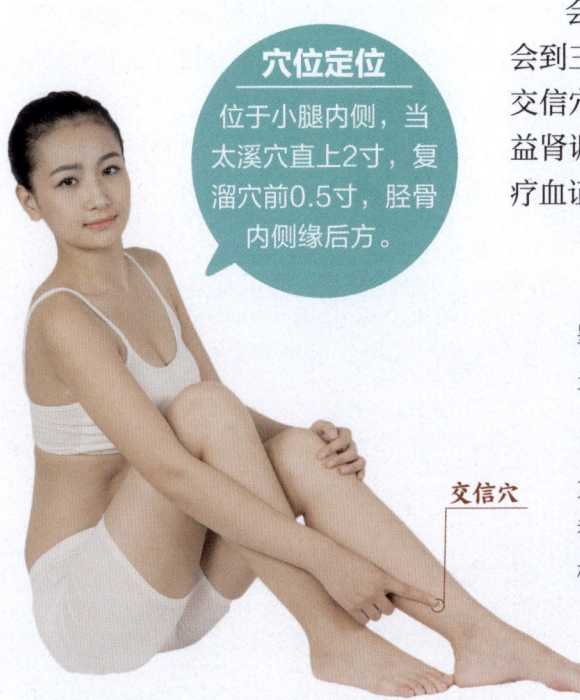

所属经络：足少阴肾经

会处为交，守时为信，该穴从此交会到三阴交穴，昔称月经为信，故名。交信穴为阴跷脉之郄穴，阴经郄穴具有益肾调经、通调二便的作用，多用于治疗血证，如咯血、崩漏、月经不调等。

穴位定位：位于小腿内侧，当太溪穴直上2寸，复溜穴前0.5寸，胫骨内侧缘后方。

【主治】月经不调、崩漏、泄泻、睾丸炎、便秘、小便疼痛、痢疾、肠炎、脊髓炎、下肢内侧痛等。

【配伍】配悬钟穴治头晕、耳鸣；配太冲穴、血海穴、地机穴治崩漏；配中都穴治疝气；配阴陵泉穴治五淋；配中极穴治癃闭；配关元穴治阴挺。

一穴多用

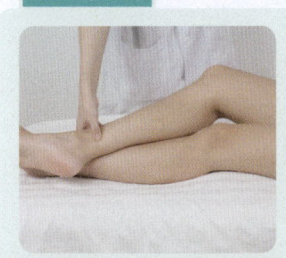

按摩：用拇指指尖按揉交信穴100~200次，每天坚持，能够治疗月经不调。

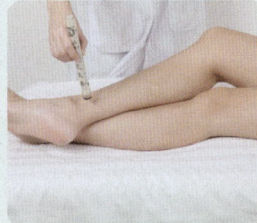

艾灸：用艾条温和灸熏灸交信穴5~20分钟，每日1次，可改善阴痒、阴挺、崩漏等病症。

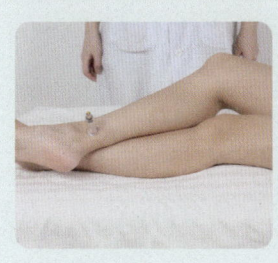

拔罐：用气罐吸拔交信穴，留罐5~10分钟，隔天1次，可改善小腿内侧痛、月经不调等。

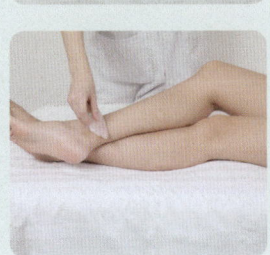

刮痧：用面刮法从上向下刮拭交信穴3~5分钟，隔天1次，可缓解淋证、赤白痢、泄泻等。

035 大钟穴
调理二便排毒素

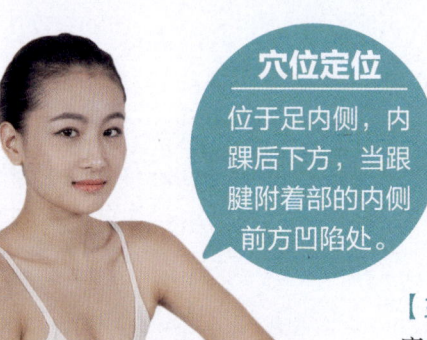

所属经络 足少阴肾经

穴位定位
位于足内侧，内踝后下方，当跟腱附着部的内侧前方凹陷处。

钟，音同踵，足跟称踵，肾主骨，该骨较大，穴在其处，故名。大钟穴为足少阴肾经之络穴，具有益肾平喘、调理二便的作用，对精神神经系统疾病和泌尿生殖系统疾病均有一定的治疗效果。

【主治】 神经衰弱、癔症、精神病、尿潴留、淋病、哮喘、咽痛、口腔炎、便秘、疟疾等。

【配伍】 配中极穴、三阴交穴，有清热益肾的作用，主治尿闭；配神门穴、太溪穴，有滋阴安神的作用，主治心悸、失眠。

大钟穴

小贴士
维生素C、蛋白质、矿物质和维生素A等都是美白肌肤的优质营养来源，食用含有这些成分的蔬果时，最好以生食为主，这样更有利于人体吸收。

一穴多用

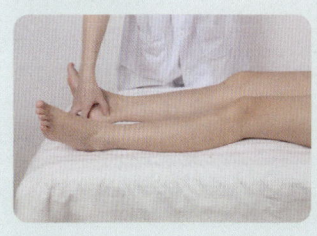

按摩
用拇指指尖用力按揉大钟穴100~200次，每天坚持，能够治疗足跟痛。

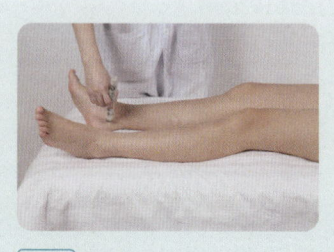

艾灸
用艾条温和灸熏灸大钟穴5~20分钟，每日1次，可缓解咯血、肾虚气喘等。

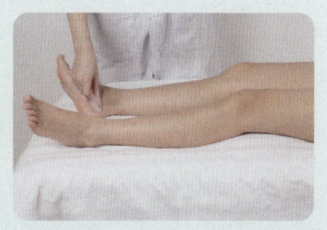

刮痧
用点按法呈90°垂直刮拭大钟穴15~30次，由轻至重，逐渐加力，每天1次，可改善便秘。

036 照海穴
阴虚病症莫来犯

所属经络 足少阴肾经

穴位定位 位于足内侧，内踝尖下方凹陷处。

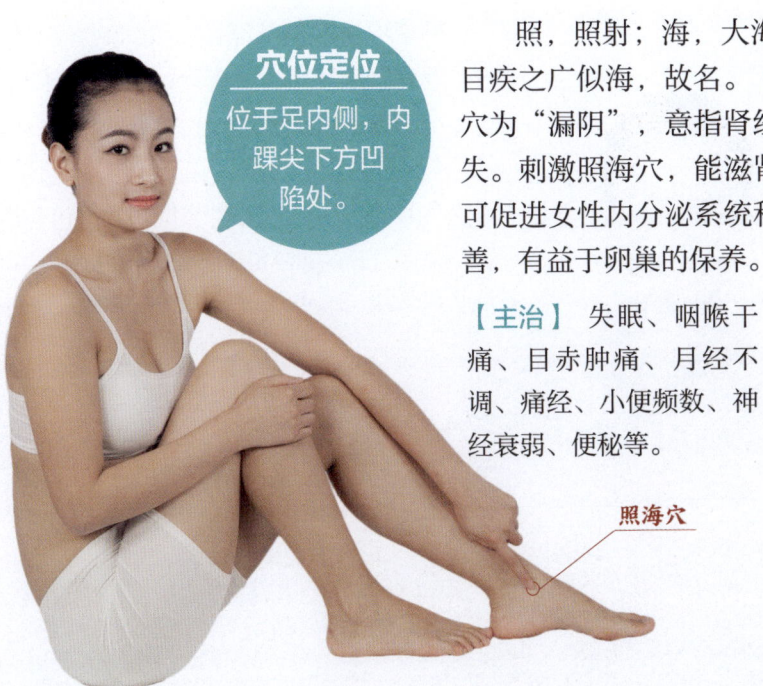

照，照射；海，大海，海量。此穴主治目疾之广似海，故名。《千金要方》里称此穴为"漏阴"，意指肾经经水在此蒸发、漏失。刺激照海穴，能滋肾清热、通调三焦，可促进女性内分泌系统和生殖系统功能的改善，有益于卵巢的保养。

【主治】失眠、咽喉干痛、目赤肿痛、月经不调、痛经、小便频数、神经衰弱、便秘等。

【配伍】配合谷穴、列缺穴治咽喉肿痛；配中极穴、三阴交穴治月经不调、痛经、带下病；配神门穴、风池穴、三阴交穴治阴虚火旺之失眠。

照海穴

小贴士 阴虚体质者应特别注意日常饮食，尽量少吃温燥、辛辣、香浓、油炸、煎炒的食物，可以吃些清甜的水果和新鲜的莲藕。此外，还要注意生活方式和心态的调整。

一穴多用

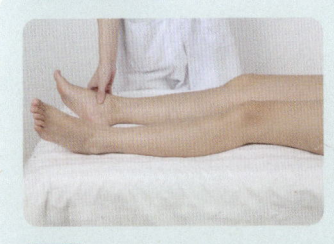

按摩 用拇指指尖用力按揉照海穴100~200次，每天坚持，能够治疗烦躁不宁、失眠等。

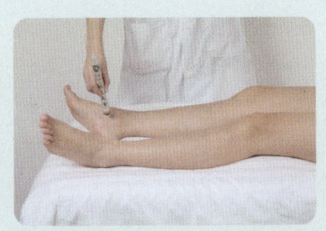

艾灸 每天用艾条温和灸熏灸照海穴5~20分钟，可改善小便频数、赤白带下、痛经、月经不调等。

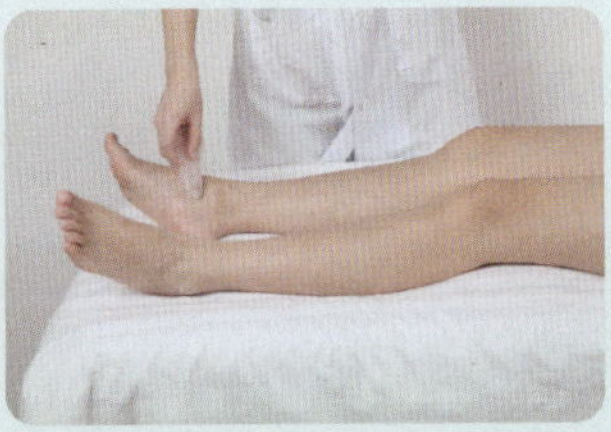

刮痧 用角刮法从上向下刮拭照海穴3~5分钟，隔天1次，可缓解目赤肿痛。

037 大横穴
清肠消脂按大横

所属经络 足太阴脾经

穴位定位 位于腹中部，距脐中4寸处。

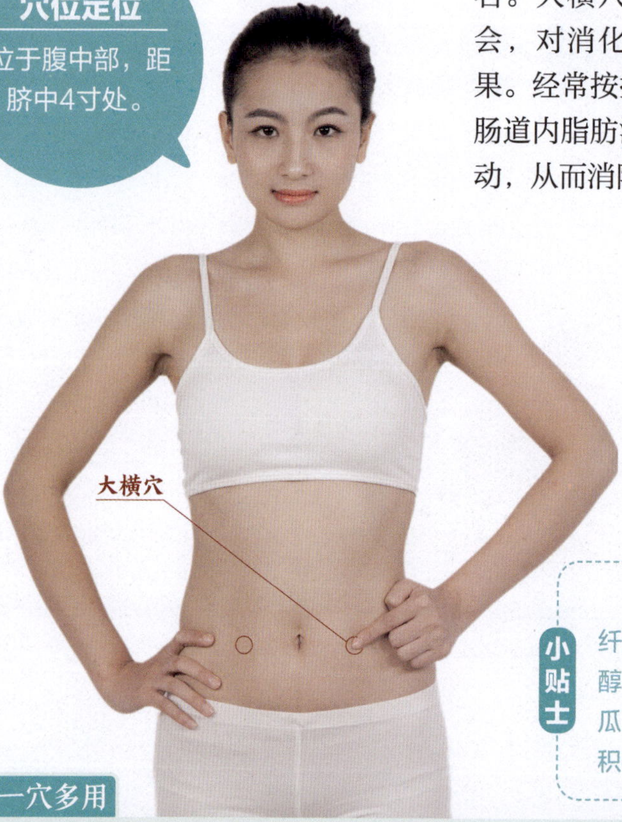

平者为横，内应横行之大肠，故名。大横穴为足太阴脾经、阴维脉之会，对消化系统疾病有良好的治疗效果。经常按揉大横穴，可以通便，清除肠道内脂肪油脂，还能够促进肠道的蠕动，从而消除腰腹赘肉，降低血脂。

【主治】 腹痛、便秘、泄泻、痢疾、四肢痉挛、流行性感冒等。

【配伍】 配天枢穴、足三里穴治腹痛。

大横穴

小贴士 冬瓜味甘，性微寒，膳食纤维含量很高，能降低体内胆固醇水平、降血脂。适量吃些冬瓜，能刺激肠道蠕动，使肠道里积存的废物尽快排泄出去。

一穴多用

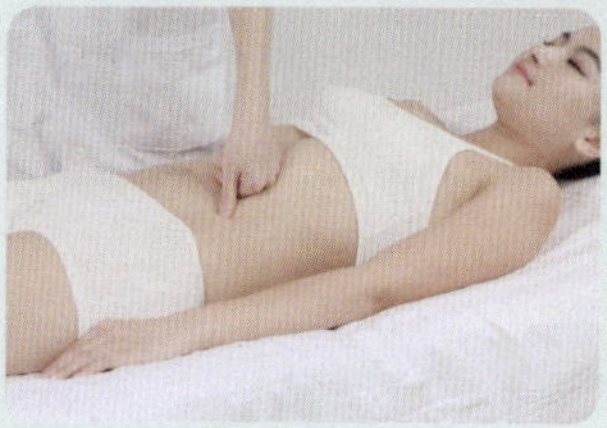

按摩 用拇指指尖按揉大横穴100~200次，每天坚持，能够治疗腹痛。

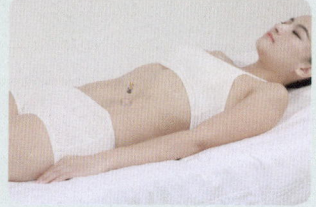

拔罐 用气罐吸拔大横穴，留罐5~10分钟，隔天1次，可改善便秘。

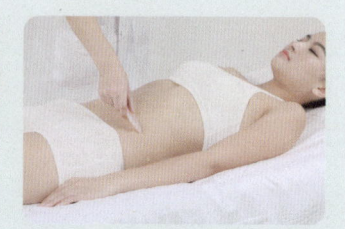

刮痧 用角刮法从上而下刮拭大横穴，力度微重，以出痧为度，隔天1次，可缓解泄泻。

038 下廉穴
肠胃的"清洁工"

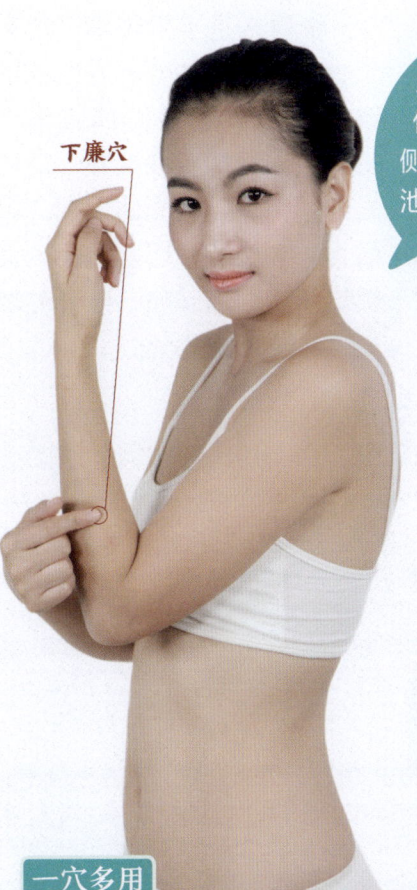

所属经络：手阳明大肠经

下廉穴

穴位定位
位于前臂背面桡侧，当阳溪穴与曲池穴连线上，肘横纹下4寸处。

下，指下部或下方；廉，廉洁，清明。下廉穴属手阳明大肠经，可疏通经络、利肠通腑、清散风热。刺激下廉穴，能清理肠胃，排出肠毒，防治便秘，对改善肠胃功能有一定的作用。

【主治】腹痛、肠鸣、消化不良、头痛、眩晕、目痛、肘臂痛、半身不遂等。

【配伍】配头维穴、神庭穴治头痛、眩晕、目痛；配丘墟穴治狂言；配上廉穴、足三里穴治腹胀、腹痛。

小贴士
肠胃不好者不要吃过冷、过热、过硬的和刺激性食物，进食要定时定量，切忌暴饮暴食。积极参加体育活动，能改善肠胃血液循环，增强肠胃蠕动，提高肠胃抵抗力。

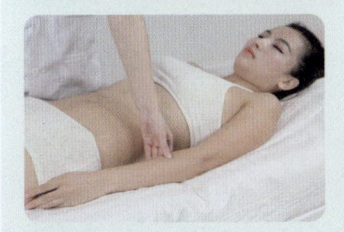

一穴多用

按摩
用拇指指尖按揉下廉穴100~200次，每天坚持，能够治疗腹痛、腹胀、前臂痛等。

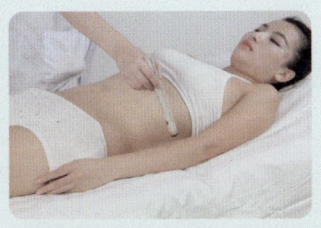

艾灸
用艾条温和灸熏灸下廉穴5~20分钟，每日1次，可改善腹痛、头痛、风湿痹痛等。

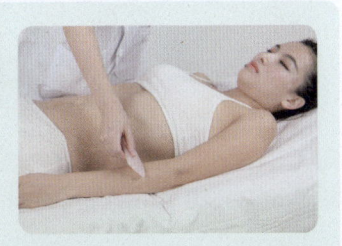

刮痧
用面刮法从上而下刮拭下廉穴，力度微重，以出痧为度，隔天1次，可改善消化不良、肠鸣等。

039 颧髎穴
让面部光洁舒适

所属经络：手太阳小肠经

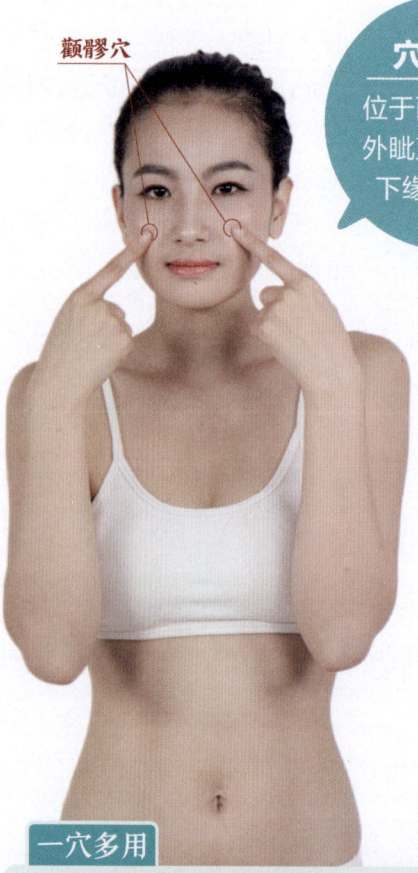

颧髎穴

穴位定位：位于面部，当目外眦直下，颧骨下缘凹陷处。

颧髎穴是手太阳小肠经和手少阳三焦经的交会穴，能够调和气血，增强面部肌肉力量，改善面部肌肤松弛，消除皱纹，保持肌肤光洁柔润、有活力，对由多种因素引起的面部疼痛、面部肿痛、面部过敏均有良好的治疗效果。

【主治】面神经麻痹、面肌痉挛、三叉神经痛、鼻炎、鼻窦炎、牙痛等。

【配伍】配地仓穴、颊车穴治口㖞；配合谷穴治牙痛；配肝俞穴、太冲穴治面肌痉挛、眼睑𥆧动。

小贴士：柠檬含有丰富的维生素C，坚持早上喝一杯柠檬水，既可以排出体内的有毒物质，还具有天然的美白肌肤功效，有助于消除脸部雀斑。

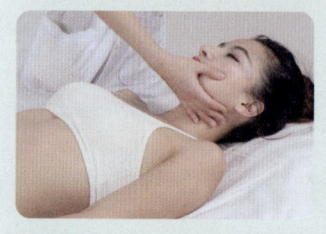

一穴多用

按摩：用拇指指尖按揉颧髎穴100~200次，每天坚持，能够治疗面肿。

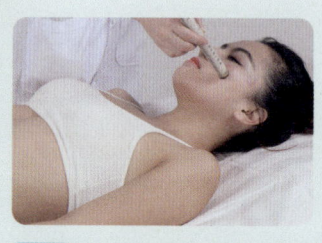

艾灸：用艾条雀啄灸熏灸颧髎穴5~20分钟，每日1次，可改善面肌痉挛。

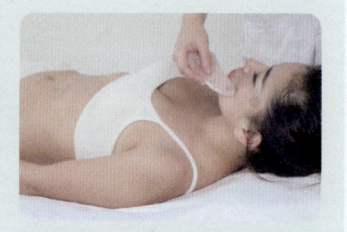

刮痧：用角刮法刮拭颧髎穴，施以旋转回环动作，每次3分钟，每日1次，可改善口㖞。

040 大迎穴
面部美容之要穴

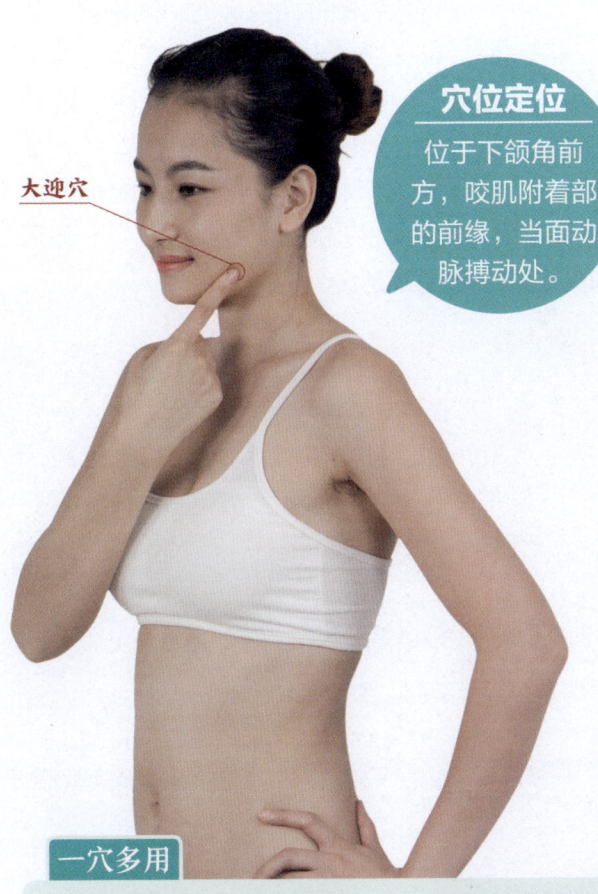

所属经络：足阳明胃经

大迎穴

穴位定位：位于下颌角前方，咬肌附着部的前缘，当面动脉搏动处。

迎，指气血旺盛。此处有动脉通过，故得名大迎。大迎穴处分布有丰富的面神经及颊神经，按压此穴不仅可以让脸部血液循环畅通，更兼具紧致肌肤的美容功效。

【主治】牙关紧闭、口眼㖞斜、牙痛、颊肿、面肿、面痛等。

【配伍】配颊车穴、合谷穴、内庭穴治面肿、牙痛；配颧髎穴、听会穴、曲池穴治牙痛、恶寒。

小贴士：爱美之人应习惯使用隔离霜。隔离霜能够把肌肤与有害物质有效隔离开，为娇嫩肌肤构筑一道屏障，并且能够打造自然肤色。

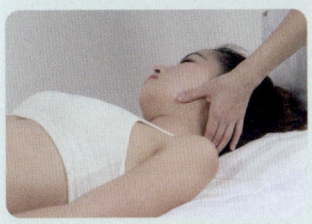

一穴多用

按摩
用拇指指腹揉按大迎穴3分钟，每天坚持按摩，可防治面瘫、牙痛等。

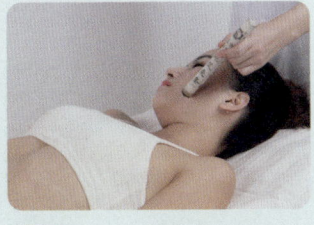

艾灸
用艾条温和灸熏灸大迎穴10～15分钟，每天1次，可治疗眼睑痉挛、面部蜂窝织炎等。

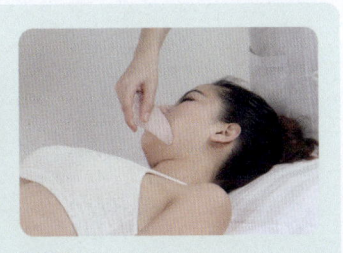

刮痧
用角刮法由上向下刮拭大迎穴2～3分钟，隔天1次，可治疗面肌痉挛、三叉神经痛等。

041 印堂穴
祛痘美颜抗衰老

所属经络：督脉

穴位定位
位于额部，当两眉头之中间。

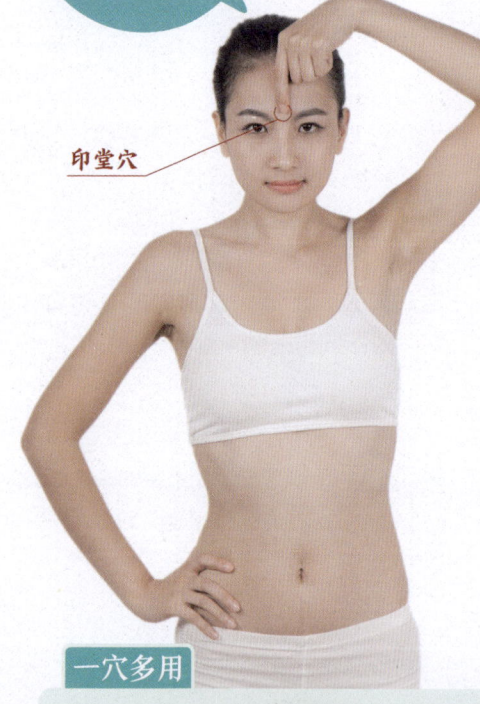

印堂穴

古代将额部两眉头的中间称为"印堂"。古人常于此处点染红点，显示貌美，穴位于其中，故名。印堂的位置是足太阳膀胱经、足阳明胃经和任脉汇集之处。刺激印堂穴，能疏通面部气血，祛除脸上的痘痘，改善肤质，起到延缓衰老的作用。

【主治】鼻塞、流鼻水、鼻炎等鼻部疾病，失眠、健忘等神志病，眼部疾病，头痛、眩晕、三叉神经痛等。

【配伍】配迎香穴、合谷穴治鼻渊、鼻塞；配太阳穴、百会穴、太冲穴治头痛、眩晕。

小贴士
不要用手去挤痘痘，否则容易产生痘印。床单、枕套要定期清洗，预防螨虫感染，以免背上和脸上产生痘痘。

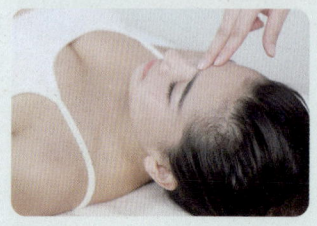

一穴多用

按摩：将食指、中指并拢，用两指指腹揉按印堂穴2~3分钟，可缓解头痛、头晕、三叉神经痛等。

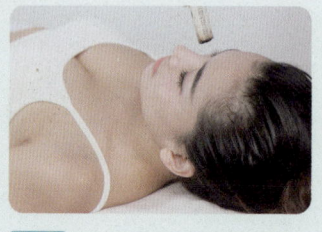

艾灸：用艾条温和灸熏灸印堂穴10分钟，每天1次，可治疗失眠、鼻炎、流鼻涕、高血压等。

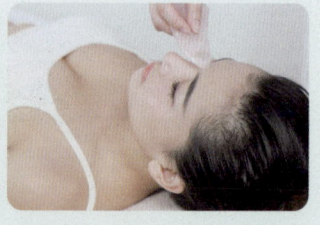

刮痧：用刮痧板角部刮拭印堂穴2分钟，由上至下，力度轻柔，可治疗鼻部疾病、眼部疾病等。

042 支沟穴
治疗便秘一身轻

所属经络：手少阳三焦经

穴位定位
位于前臂背侧，腕背横纹上3寸，尺骨与桡骨之间。

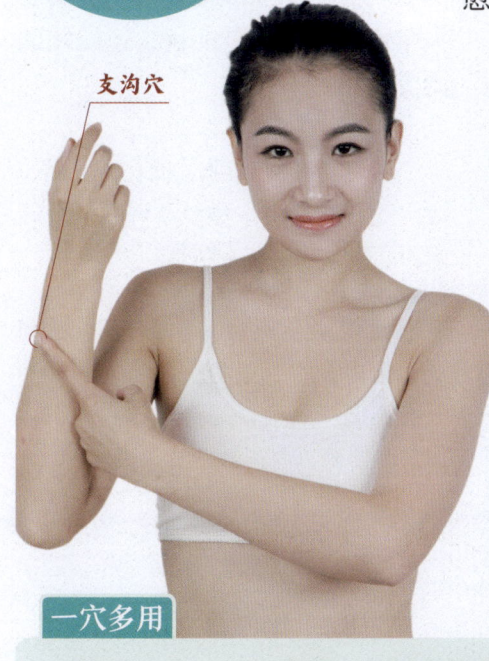

支，树枝的分叉；沟，沟渠。此穴正当上肢两筋两骨狭窄之处，故名。便秘多由大肠传导功能失常所致，并与脾胃及肾脏有关。刺激该穴，能宣通三焦气机，通调水道，使三焦腑气得通。当肠腑自调，便秘得愈，一身便轻松如燕。

【主治】 便秘、胁痛、咽肿、耳聋、耳鸣、上肢麻痹瘫痪、肩背部软组织损伤、急性腰扭伤等。

【配伍】 配阳池穴、八邪穴治手指震颤；配足三里穴治便秘；配章门穴治胁肋痛；配双侧支沟穴治急性腰扭伤、胁痛。

小贴士
养成每天早晨定时排便的习惯，纠正蹲厕时间过长，或蹲厕时看报纸等不良排便习惯。当有便意时，不要忍着不去大便，久忍大便可引起习惯性便秘。

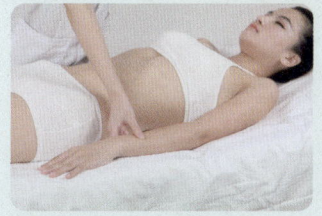

一穴多用

按摩
用拇指指尖按揉支沟穴100～200次，每天坚持，可防治偏头痛、便秘、胁痛等。

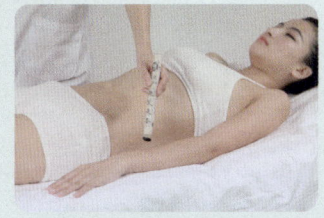

艾灸
用艾条温和灸熏灸支沟穴5～20分钟，每日1次，可治疗偏头痛、耳鸣、耳聋等。

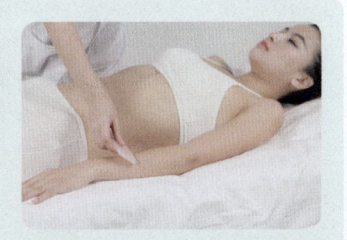

刮痧
用面刮法从上向下刮拭支沟穴3～5分钟，可治疗耳鸣、耳聋、热病、偏头痛、暴喑等。

043 天枢穴
调理肠腑除便秘

所属经络 足阳明胃经

穴位定位 位于腹中部，距脐中2寸处。

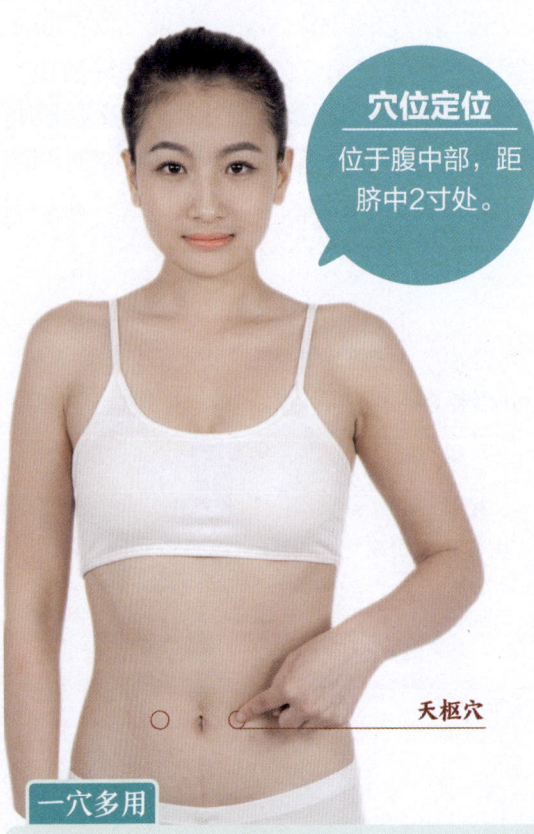

天，指上部；枢，枢纽。穴当脐旁，为胃肠气机升降之枢纽，故名。天枢穴是手阳明大肠经的募穴。如大肠功能出现问题，天枢穴处会有痛感。刺激天枢穴，可改善肠腑功能，消除或缓解由肠道功能失常而导致的各种症状，还能辅助治疗便秘。

【主治】 腹痛、腹胀、便秘、肠鸣、泄泻等胃肠疾病，月经不调、痛经等妇科病症，热病，水肿等。

【配伍】 配大肠俞穴、足三里穴治肠炎；配中极穴、三阴交穴、太冲穴治月经不调、痛经；配上巨虚穴、下巨虚穴治便秘、泄泻。

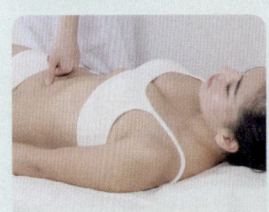

天枢穴

一穴多用

按摩 用拇指指腹按揉天枢穴1~3分钟，长期按摩，可改善便秘、消化不良等病症。

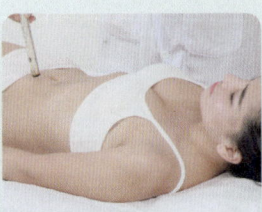

艾灸 用艾条回旋灸熏灸天枢穴10分钟，每天1次，可治疗腹痛、腹胀等病症。

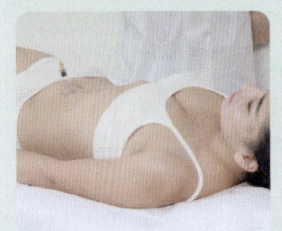

拔罐 用气罐吸拔天枢穴，留罐10分钟，隔天1次，可治疗腹泻、痢疾等病症。

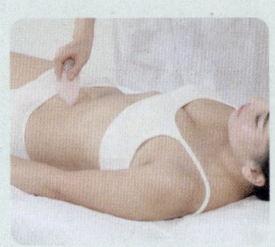

刮痧 用角刮法刮拭天枢穴，以出痧为度，隔天1次，可治疗肠鸣、腹泻等病症。

044 鱼腰穴
活络消肿治眼疾

所属经络 经外奇穴

【主治】眼睑下垂、目赤肿痛、目翳、三叉神经痛等。

穴位定位 位于额部，瞳孔直上，眉毛中。

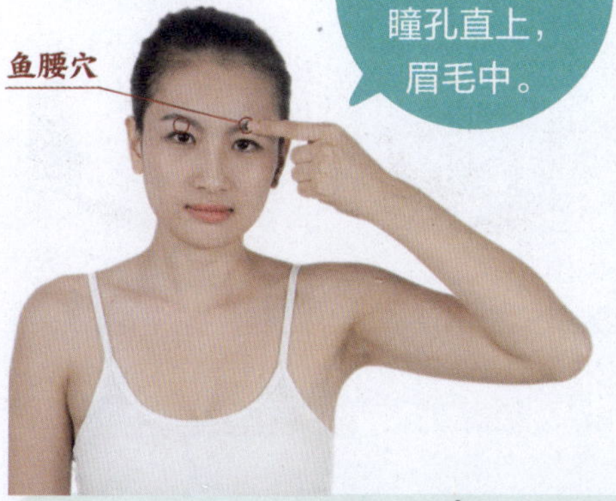

鱼指眉弓，中部为腰，人之眉毛状似鱼形，穴适当眉毛中部，故名。刺激鱼腰穴，可加速眼部排毒、排水，让眼部肌肤水肿尽快消除。

鱼腰穴

一穴多用

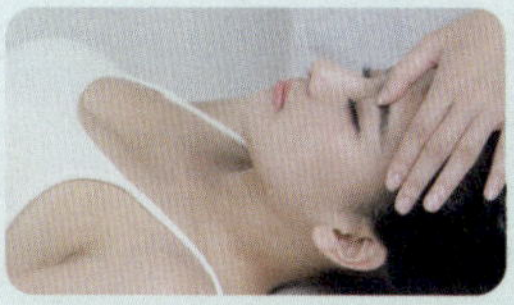

按摩 每天用拇指指腹揉按鱼腰穴2~3分钟，可治疗近视、青光眼、角膜炎等。

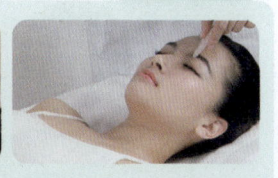

刮痧 每天用刮痧板角部刮拭鱼腰穴2~3分钟，可治疗目赤肿痛、眼睑下垂等。

045 地仓穴
紧致唇周肌肤

所属经络 足阳明胃经

【主治】唇缓不收、牙痛、口角炎、流涎等。

穴位定位 位于面部，口角外侧，上直瞳孔。

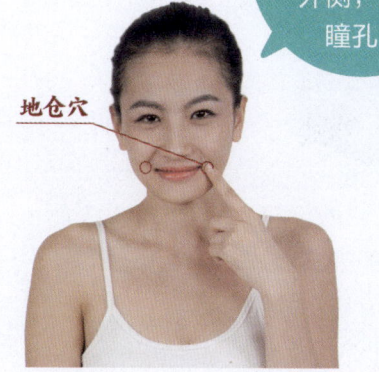

穴在口吻之旁，食用口，储入胃，犹如仓库，故名。常刺激该穴，能够刺激唇周松弛肌肤，使肌肤恢复弹性。

地仓穴

一穴多用

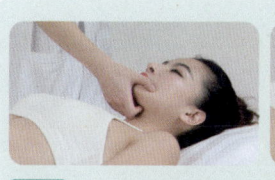

按摩 每天用拇指指腹揉按地仓穴100~200次，可治疗口角㖞斜、流涎等。

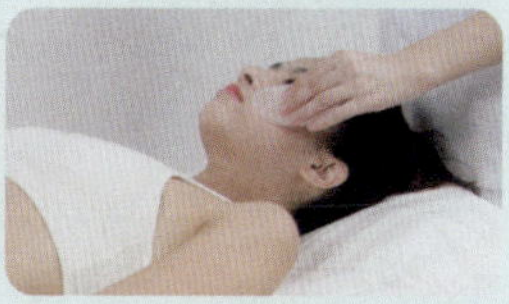

刮痧 每天取刮痧板刮拭地仓穴2~3分钟，可治疗面神经麻痹、三叉神经痛等。

046 睛明穴
缓解眼部不适

所属经络：足太阳膀胱经

【主治】眼睛疲劳、近视、视神经炎、夜盲等。

穴位定位：位于面部，目内眦角稍上方凹陷处。

睛，眼睛；明，光明。该穴在目内眦，有明目之功，故名。刺激该穴，能改善眼部血液循环，缓解眼睛干涩、视力模糊等眼睛疲劳不适。

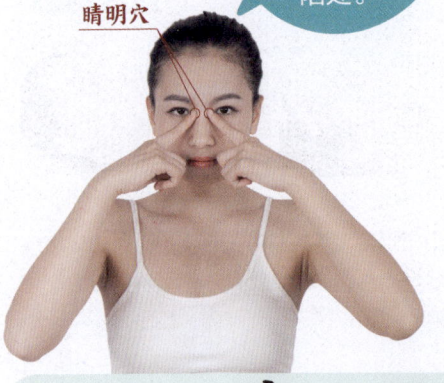

睛明穴

一穴多用

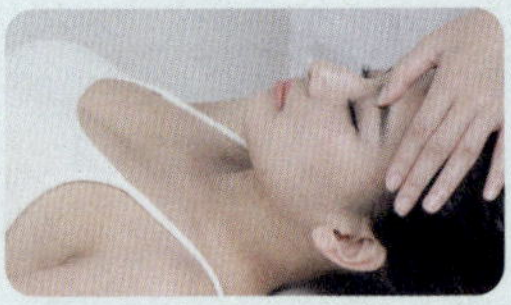

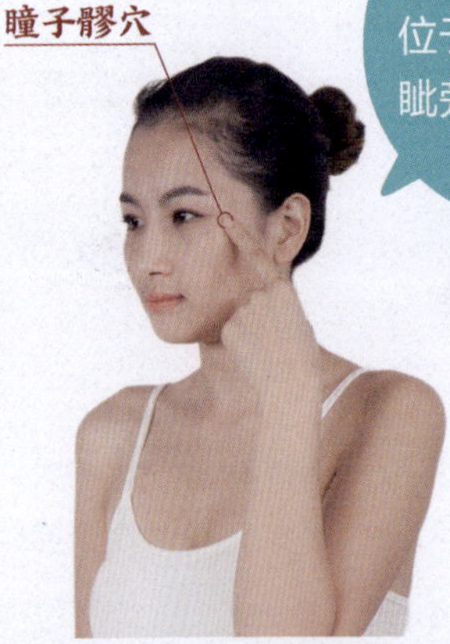

按摩：用拇指指尖按揉睛明穴100~200次，每天坚持，能够防治眼部病症。

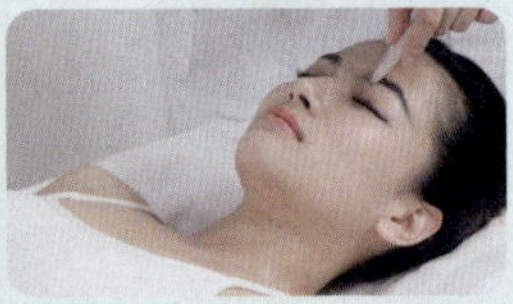

刮痧：每天取刮痧板刮拭睛明穴1~3分钟，可缓解近视、偏头痛等。

047 瞳子髎穴
消除眼角皱纹

所属经络：足少阳胆经

【主治】角膜炎、视网膜炎、近视、夜盲症等。

穴位定位：位于面部，目外眦旁，当眶外侧缘处。

穴当瞳子外方，瞳子属肾，肾主骨，故名。刺激该穴，可以促进眼部血液循环，治疗常见的眼部疾病，并可以消除眼角皱纹。

瞳子髎穴

一穴多用

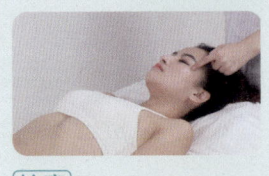

按摩：每天用食指指腹揉按瞳子髎穴3~5分钟，可改善目痛，消除眼角皱纹等。

【配伍】配合谷穴、头临泣穴、睛明穴治目生内障；配少泽穴治乳肿；配养老穴、肝俞穴、光明穴、太冲穴治视物昏花。

048 四白穴
明目护眼又养颜

所属经络：足阳明胃经

【主治】 面部痉挛、角膜炎、近视、青光眼等。

穴位定位
位于面部，瞳孔直下，当眶下孔凹陷处。

四白穴，就是四方明亮之意。刺激四白穴，能对眼部起到很好的保健作用，还能促进脸部血液循环，使皮肤红润有光泽。

一穴多用

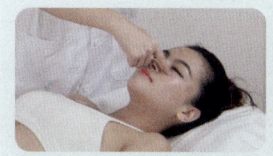

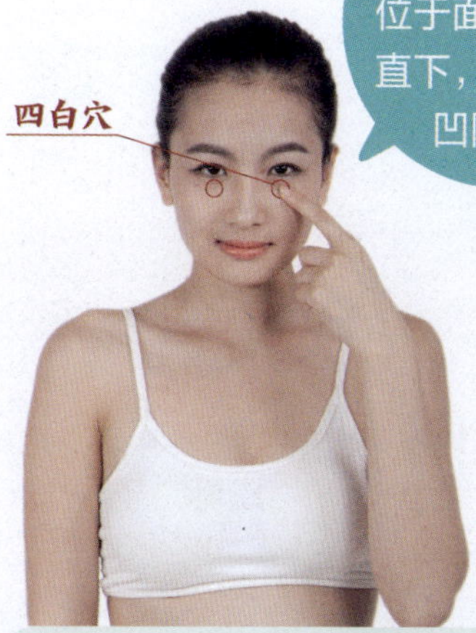

按摩：每天用食指指腹揉按四白穴60~100次，能改善视力，防治眼部病症。

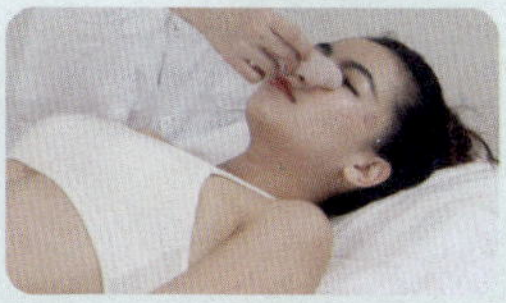

刮痧：每天用角刮法由内向外刮拭四白穴，有通络明目的功效。

---

049 液门穴
身体滋润不干燥

所属经络：手少阳三焦经

【主治】 头痛、目赤、喉痹、齿龈肿痛、颈椎病等。

穴位定位
位于手背部，当第四、五指间，指蹼缘后方，赤白肉际处。

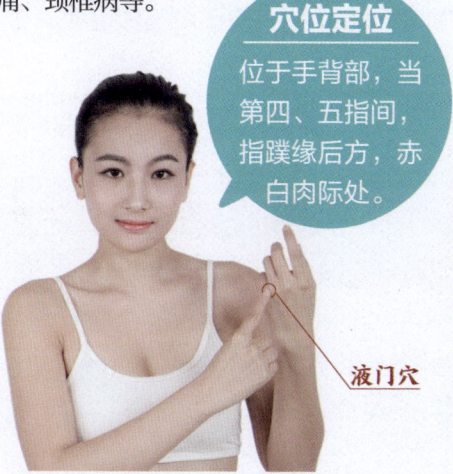

液门穴为手少阳三焦经之荥穴，能通调水道。在干燥时节，身体津液消耗较多，常刺激该穴，可以起到利咽润喉、滋润皮肤、防治燥邪的作用。

一穴多用

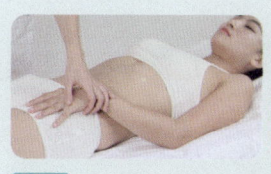

按摩：每天用拇指指尖掐按液门穴60~100次，可防治目赤、齿龈肿痛等。

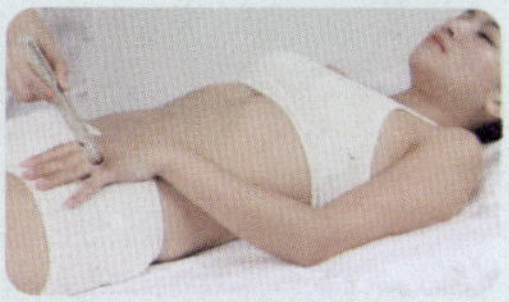

艾灸：用艾条温和灸熏灸液门穴5~20分钟，每日1次，可治疗头痛。

050 隐白穴
扫除烦忧气色佳

所属经络 足太阴脾经

【主治】月经过多、崩漏、多梦、昏厥、腹胀等。

穴位定位
位于足大趾末节内侧，距趾甲角0.1寸（指寸）处。

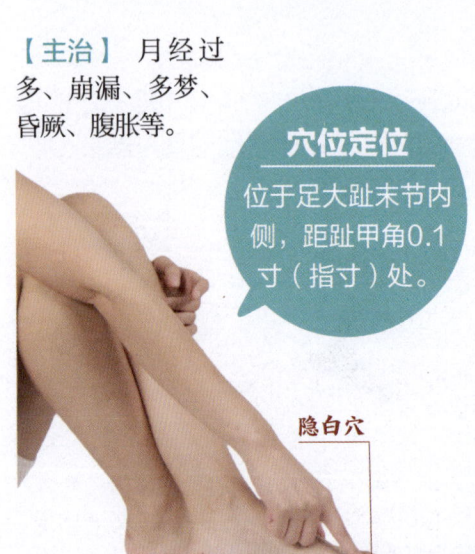

隐，隐藏，该处皮肤常隐，而肉色白，故名。该穴为足太阴脾经之井穴，常用于治疗便血、崩漏、惊风等病症，能让人恢复正常好气色。

隐白穴

一穴多用

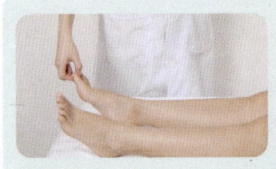

按摩 用拇指指尖用力掐揉隐白穴100~200次，可改善梦魇、癫狂等。

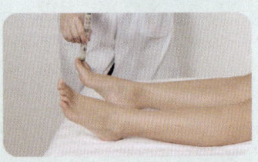

艾灸 用艾条温和灸熏灸隐白穴5~20分钟，可治疗呕吐、昏厥、下肢寒痹等。

051 中渚穴
手脚暖和精神佳

所属经络 手少阳三焦经

【主治】手肩病症、五官病症等。

穴位定位
位于手背部，当示指本节（掌指关节）的后方，第四、五掌骨之间凹陷处。

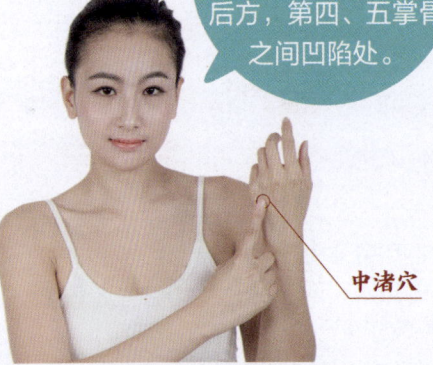

中，中间；渚，沙洲，穴在两骨之间，故名。气温较低时，末梢循环不畅，刺激中渚穴，则可通络止痛，使手脚暖和起来。

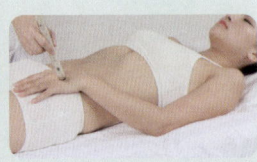

中渚穴

一穴多用

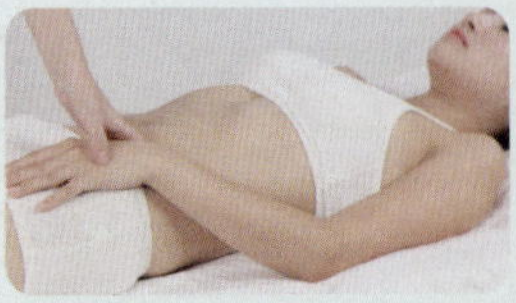

按摩 用拇指指尖掐按中渚穴，每天坚持，可防治五指屈伸不利、头痛等。

艾灸 用艾条温和灸熏灸中渚穴5~20分钟，每日1次，可治疗耳鸣、耳聋等。

第5章

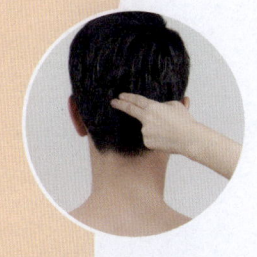

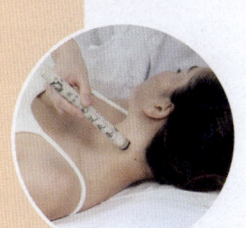

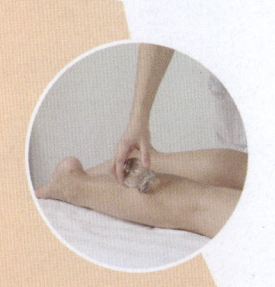

日常急救常用穴位

生活中难免会遇到急病发作的紧急情况，这时候，时间就是生命。但多数人面对此种状况却束手无策，所以，掌握一些急救知识非常有必要。而我们身体中就有救命应急的穴位，遇到突发病症，需要临时急救时，就可以刺激这些穴位，以在危急时刻解燃眉之急，挽救生命。

052 承筋穴
止小腿痉挛

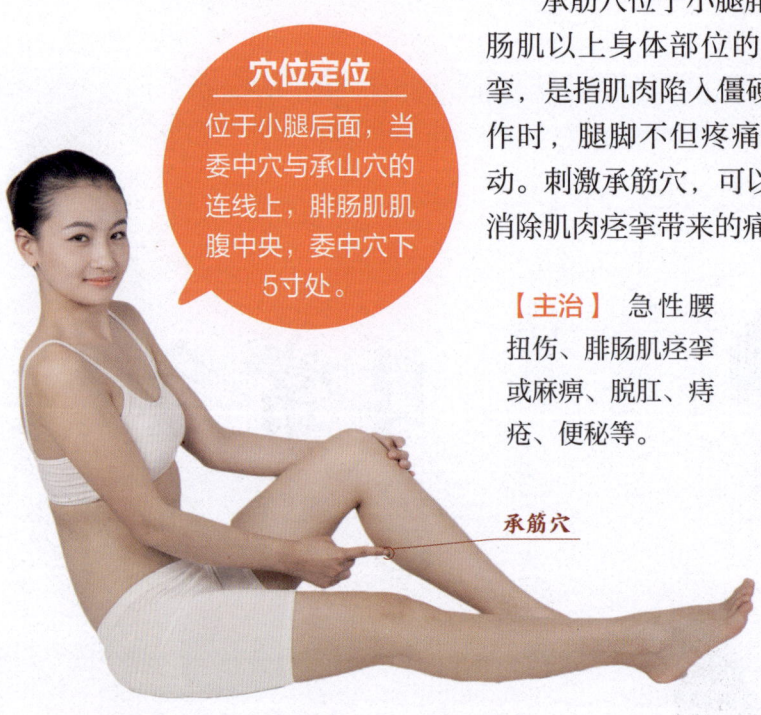

所属经络 足太阳膀胱经

穴位定位
位于小腿后面,当委中穴与承山穴的连线上,腓肠肌肌腹中央,委中穴下5寸处。

承筋穴位于小腿腓肠肌中,是承受腓肠肌以上身体部位的主要筋肉。小腿痉挛,是指肌肉陷入僵硬、痉挛的状态。发作时,腿脚不但疼痛难忍,而且不能活动。刺激承筋穴,可以松解紧缩的肌肉,消除肌肉痉挛带来的痛苦。

【主治】 急性腰扭伤、腓肠肌痉挛或麻痹、脱肛、痔疮、便秘等。

【配伍】 配阳陵泉穴、足三里穴,有健脾舒筋、活血通络的作用,主治下肢痿痹;配委中穴治下肢挛痛。

承筋穴

一穴多用

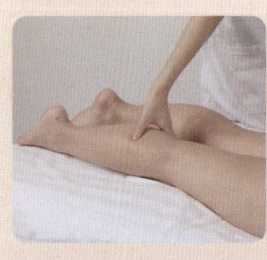

按摩 用拇指指尖按揉或弹拨承筋穴100~200次,每天坚持,能够治疗腰腿疼痛。

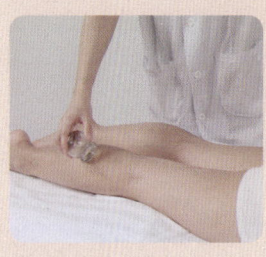

艾灸 用艾条温和灸熏灸承筋穴5~20分钟,每日1次,可改善下肢挛痛。

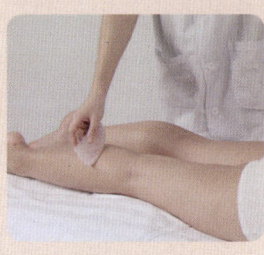

拔罐 用火罐吸拔承筋穴,留罐5~10分钟,隔天1次,可缓解腰腿疼痛。

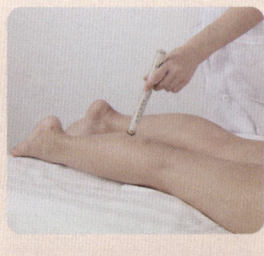

刮痧 用面刮法从上向下刮拭承筋穴3~5分钟,隔天1次,可治疗小腿痉挛。

053 郄门穴
止痛止血安心神

所属经络：手厥阴心包经

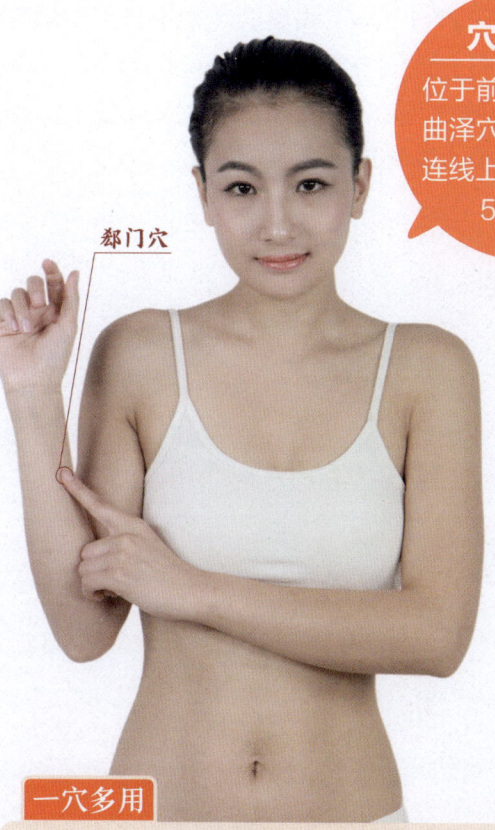

穴位定位
位于前臂掌侧，当曲泽穴与大陵穴的连线上，腕横纹上5寸处。

郄，指孔隙；门，指门户。郄门穴是手厥阴心包经之郄穴，用于治疗本经循行部位及所属脏腑的病症。郄门穴具有清心理气、宽胸止咳、凉血止血等功效，在日常保健中可用于辅助治疗心胸部的疼痛，缓解心动过速等。

【主治】 心痛、心悸、心烦、胸胁痛、腋肿、呕血、膈肌痉挛、癔症等。

【配伍】 配大陵穴，止咯血；配曲泽穴、大陵穴治心痛；配梁丘穴、足三里穴、太冲穴治神经性呕吐；配大陵穴、神门穴、太溪穴、太冲穴治虚烦失眠。

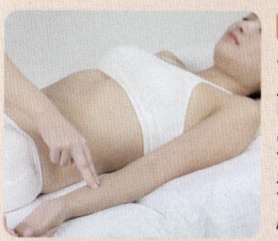

一穴多用

按摩：合并食指、中指，两指指腹揉按郄门穴100~200次，每天坚持，能够缓解心痛、心悸等。

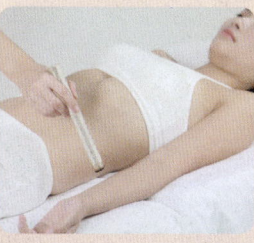

艾灸：用艾条温和灸熏灸郄门穴5~20分钟，每天1次，长期坚持，可治疗心痛。

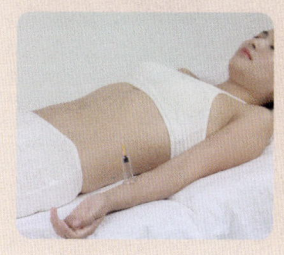

拔罐：用气罐吸拔郄门穴，留罐5~10分钟，隔天1次，可治疗前臂痛。

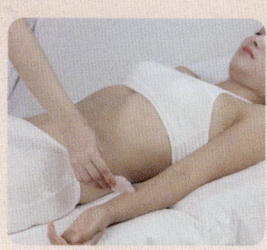

刮痧：用角刮法从上向下刮拭郄门穴3~5分钟，隔天1次，可缓解呕血、心痛、鼻出血、疔疮等。

054 百会穴
调节大脑功能

所属经络：督脉

穴位定位：位于头部，当前发际正中直上5寸，或两耳连线的中点处。

百，形容多；会，指聚会。指手足三阳经及督脉的阳气在此穴交会。百会穴位居颠顶部，其深处即为脑之所在。可见，百会穴与脑密切相关，是调节大脑功能的要穴。

【主治】 脑卒中、失语、头风、头痛、眩晕、高血压、低血压、失眠、健忘、耳鸣、脱肛、泄泻等。

【配伍】 配人中穴、足三里穴治低血压；配人中穴、京骨穴治癫痫；配脑空穴、天柱穴治头风、眼花。

小贴士：早上起床之后，要进行户外运动，因为早上空气新鲜，大脑可得到充足的氧气，唤醒尚处于抑制状态的神经系统，能使精神振奋，提高大脑活力。

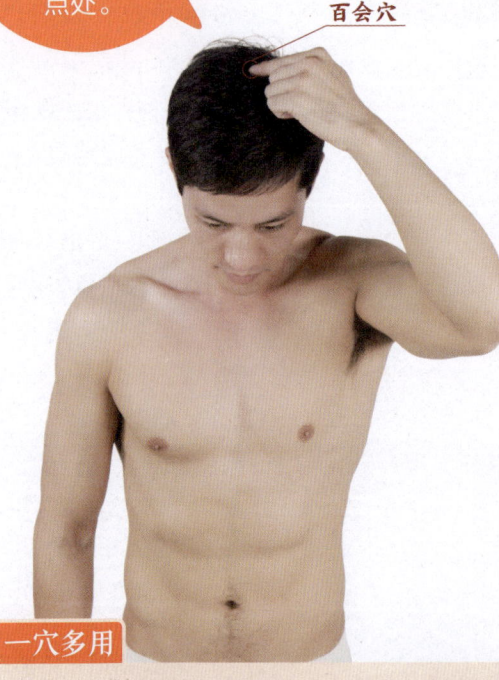

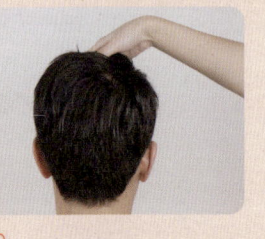

一穴多用

按摩：每天用拇指指腹揉按百会穴60~100次，长期按摩，可防治脱发、脑卒中失语等。

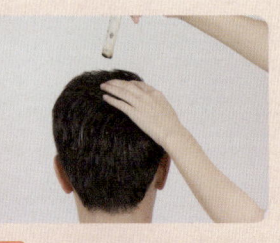

艾灸：用艾条回旋灸熏灸百会穴10~15分钟，每天1次，可治疗头痛、鼻塞、眩晕、梅尼埃病等。

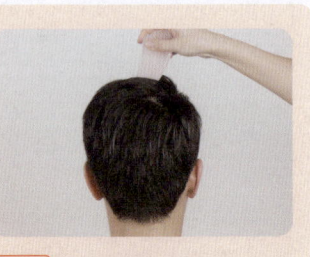

刮痧：用刮痧板角部刮拭百会穴1~2分钟，隔天1次，可治疗头痛、昏厥、耳鸣、脑卒中等。

055 脑户穴
头痛难忍求脑户

所属经络 督脉

穴近枕骨大孔，为脑的门户。脑户穴处分布有枕大神经的分支和枕动脉、静脉的分支或属支。脑户穴为督脉、足太阳之会，可用于日常养生保健，对常见的头痛、神经衰弱等病症有良好的疗效。

【主治】 头痛、头重、面赤目黄、声音嘶哑、眩晕、癫痫、视神经炎等。

【配伍】 配人中穴、太冲穴、丰隆穴治癫痫；配胆俞穴、意舍穴、阳纲穴治目黄、胁痛、食欲不佳；配通天穴、消泺穴、天突穴治瘿瘤。

脑户穴

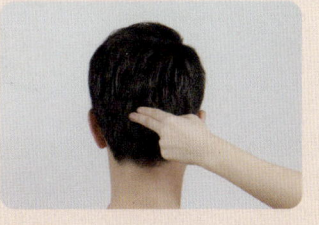

穴位定位
位于头部，后发际正中直上2.5寸，风府穴上1.5寸，枕外隆凸上缘凹陷处。

小贴士
用食指和（或）拇指在头痛区域轻轻地旋转按摩，可放松肌肉，改善血液循环。按压7~15秒后松开手，必要时，动作可反复进行。

一穴多用

按摩
将食指、中指并拢，用两指指尖揉按脑户穴2~3分钟，长期按摩，可防治头部疾病。

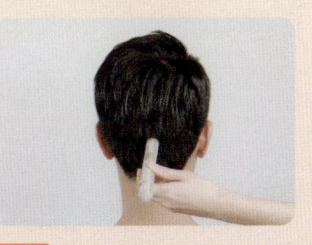

艾灸
用艾条温和灸熏灸脑户穴5~10分钟，可治疗头重、头痛、目赤肿痛、目黄、眩晕、面痛等。

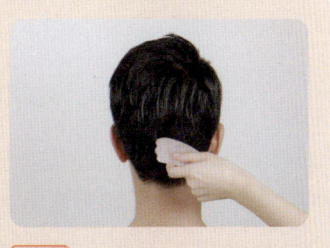

刮痧
用面刮法刮拭脑户穴，可不出痧，可治疗目外眦痛、牙痛、音哑、项强、癫痫、瘿瘤等病症。

056 少冲穴
开窍醒神急救穴

所属经络：手少阴心经

少，指小；冲，指冲动。少冲穴是手少阴心经之井穴，有泄热苏厥、化痰开窍的作用，常用于治疗脏腑病症，紧急情况下，可用于缓解热病癫狂、昏迷等心神混乱的急性病症。

穴位定位：位于手小指末节桡侧，距指甲角0.1寸（指寸）处。

【主治】 休克、小儿惊厥、癫痫、心悸、心痛、胸胁痛、癫狂、脑卒中、热病、昏迷、喉咙疼痛、胸部疼痛等。

【配伍】 配心俞穴、内关穴治心痛、心悸、癫狂；配百会穴、十宣穴，有醒脑开窍的作用，主治脑卒中、昏迷。

小贴士：炎炎夏日，容易出现心中烦热、口舌生疮、尿黄等症。按压少冲穴，持续1分钟，两手交替进行，每日2次，可行气活血、清热醒神。

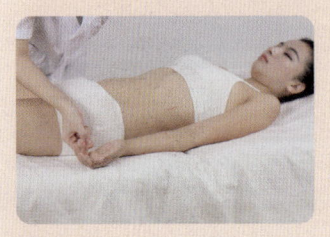

一穴多用

按摩：每天用拇指指尖用力掐揉少冲穴2～3分钟，可治疗热病昏厥。

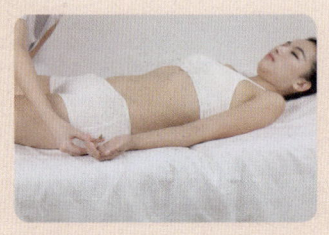

艾灸：用艾炷直接灸熏灸少冲穴5～10分钟，每天1次，可治疗昏厥。

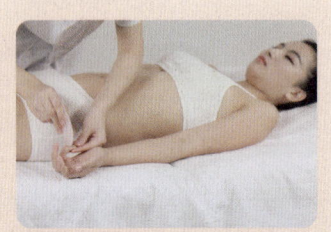

刮痧：用角刮法从手指近端向远端刮拭少冲穴3～5分钟，每天3～5次，可治疗心痛、疟疾、身热等。

057 阴郄穴
凉血止血安心神

所属经络：手少阴心经

穴位定位
位于前臂掌侧，当尺侧腕屈肌腱桡侧缘，腕横纹上0.5寸处。

郄有孔隙的含义；郄穴主要用于治疗本经循行部位及所属脏腑的急性病症。阳经郄穴多治急性疼痛，阴经郄穴则多治血证。阴郄穴是手少阴心经上的郄穴，具有清心安神的作用，可用于缓解突发情况下的出血病症。

【主治】 神经衰弱、癫痫、胃出血、心痛、肺结核、子宫内膜炎等。

【配伍】 配心俞穴、神道穴治心痛、心悸、神经衰弱；配尺泽穴、鱼际穴治鼻出血、吐血；配后溪穴、三阴交穴治阴虚盗汗、骨蒸劳热。

小贴士：流鼻血时要先坐下，低头，拿毛巾蘸凉水洗洗脸，可以收缩脸上、头部和鼻窦的血管，止住鼻出血。

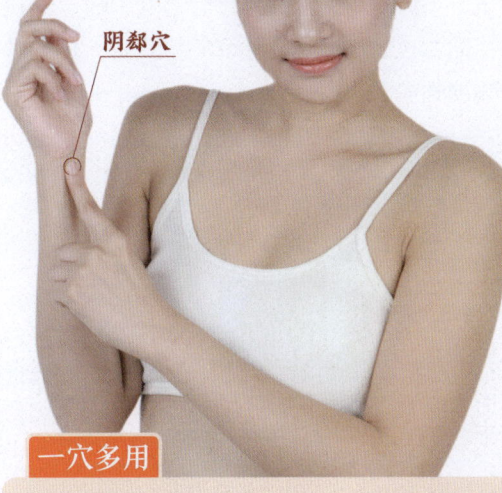

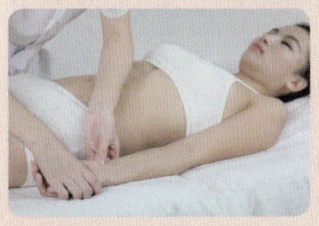

一穴多用

按摩
用拇指指尖弹拨阴郄穴100~200次，能防治前臂麻木、心悸等。

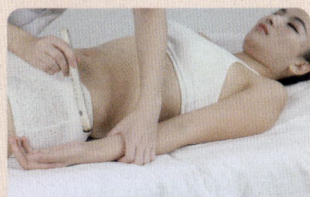

艾灸
用艾条雀啄灸熏灸阴郄穴5~20分钟，每天1次，可改善吐血、心痛等。

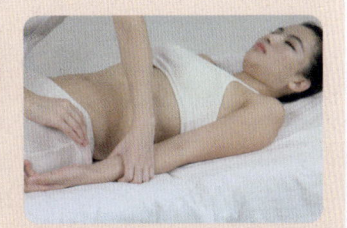

刮痧
用角刮法从上向下刮拭阴郄穴3~5分钟，隔天1次，可治疗骨蒸潮热、盗汗、惊悸等。

058 天窗穴
脸颊肿痛有天窗

所属经络：手太阳小肠经

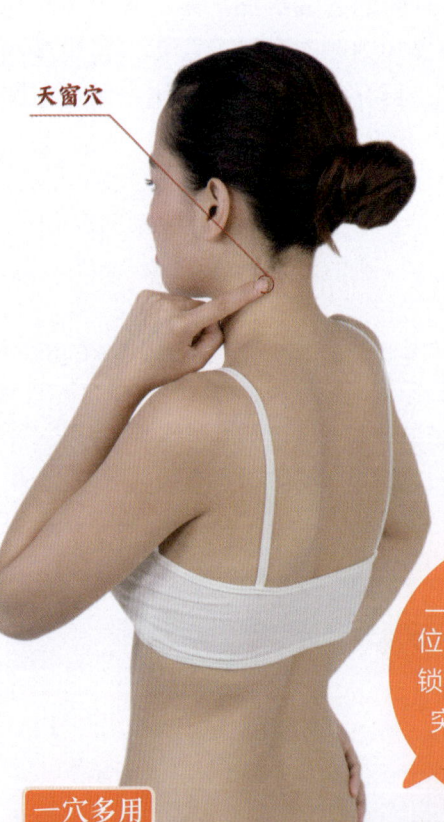

天，指上，穴在颈部，位于上；窗，指头的孔窍。天窗穴有助于排出身体里多余的水分和毒素，起到消肿的作用。脸部水肿、疼痛时，揉按两侧天窗穴，能有效缓解症状。经常点按此穴，还能预防颈椎病。

【主治】脸颊肿痛、面神经麻痹、耳鸣、耳聋、咽喉肿痛、暴喑、颈项强痛等。

【配伍】配天容穴、少商穴治咽喉肿痛、扁桃体炎；配翳风穴、中渚穴治耳鸣、耳聋；配列缺穴治颈项强痛。

穴位定位
位于颈外侧部，胸锁乳突肌后缘，扶突穴后，与喉结相平。

小贴士
睡前用无名指按摩眼窝位置，有助于淋巴循环。早上起来按摩攒竹穴、睛明穴、瞳子髎穴和承泣穴，也有助于缓解脸颊肿痛。

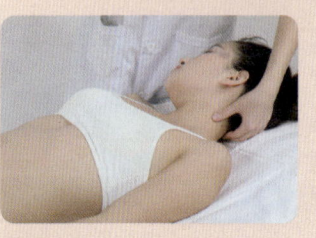

一穴多用

按摩：用拇指指尖按揉天窗穴100～200次，每天坚持，能够治疗颈项强痛。

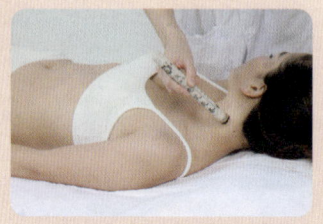

艾灸：用艾条雀啄灸熏灸天窗穴5～20分钟，每日1次，可改善咽喉肿痛。

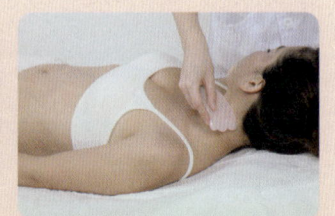

刮痧：用面刮法刮拭天窗穴，力度稍轻，可不出痧，每日1次，可改善咽喉肿痛。

059 哑门穴
舌强失语缓解快

所属经络：督脉

哑门穴

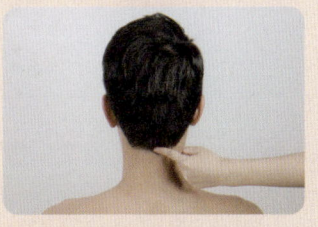

哑，发不出声；门，出入的门户。本穴主治音哑不能言，是治哑的关键门，故名。刺激哑门穴，可以治疗颞下颌关节功能紊乱、舌强失语等病症，还可以改善头部的血液循环，缓解各种不适症状。

【主治】 暴喑、舌强失语、癫狂痫、癔症、头痛、头重、颈项强痛等。

【配伍】 配人中穴、廉泉穴治舌强不语、暴喑、咽喉炎；配百会穴、人中穴、丰隆穴、后溪穴治癫痫；配风池穴、风府穴治脑卒中失语、不省人事。

穴位定位
位于项部，当后发际正中直上0.5寸，第一颈椎下，后发际凹陷处。

小贴士
用梳子较有力地梳理头皮，或者用手搔抓头皮，有助于促进头皮血液循环、疏通经络，调节中枢神经，疏通大脑深层血脉。

一穴多用

按摩
用食指指腹揉按哑门穴2～3分钟，每天按摩，可治疗脑卒中尸厥、癫痫等病症。

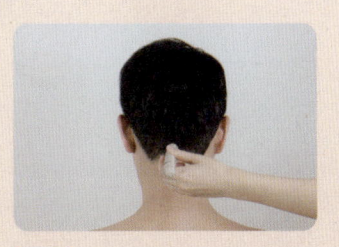

艾灸
用艾条温和灸熏灸哑门穴10～15分钟，每天1次，可治疗头痛、头晕、癔症、呕吐等病症。

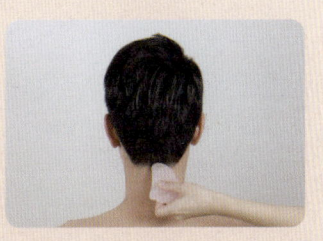

刮痧
用刮拭板角部刮拭哑门穴30次，每天1次，可治疗颈项强急、脊强反折、音哑等病症。

060 少商穴
泻肺止咳特效穴

所属经络：手太阴肺经

穴位定位
位于手拇指末节桡侧，距指甲角0.1寸（指寸）处。

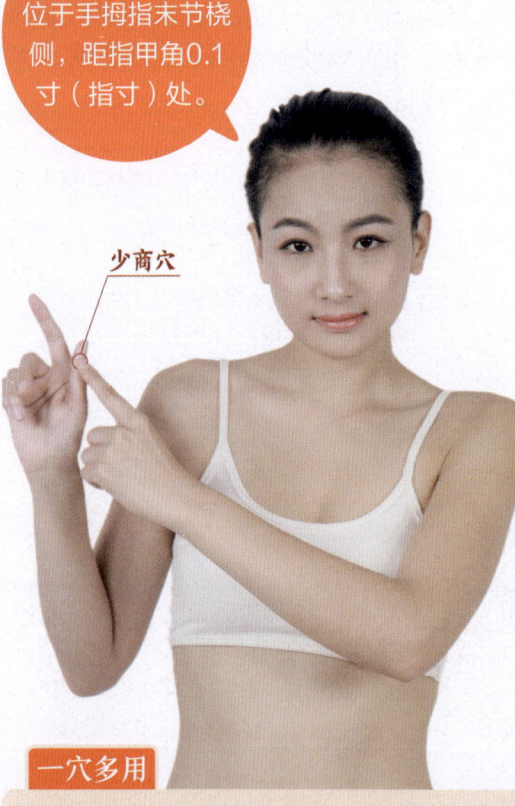

少，小；商，金声，应肺。少商穴是手太阴肺经上的最后一个穴位，是此经脉上的井穴。井穴常被用来治疗来势迅猛的疾病。咳嗽不止、咳出血、咳得头痛时，拇指上的少商穴就是止咳嗽的特效穴。

【主治】 急性咽喉肿痛、咳嗽、重舌、鼻出血、高热、癫狂、昏迷、发热、脑卒中、中暑、瘾症、指腕挛急等。

【配伍】 配商阳穴、中府穴治发热；配中冲穴治昏迷、发热。

小贴士：将白萝卜切成片，用清水煮，熟后用茶杯或小碗将水滤出，稍冷后喝下。睡前喝一碗水煮白萝卜水能治疗咳嗽不止，连续喝几天，咳嗽就可痊愈。

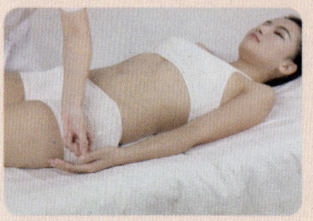

一穴多用

按摩：每天用拇指指尖用力掐揉少商穴2~3分钟，可治疗中暑、脑卒中昏迷等。

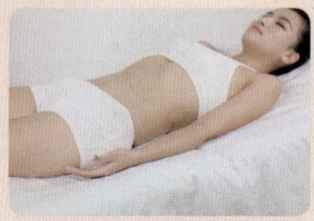

艾灸：用艾炷直接灸熏灸少商穴5~10分钟，每天1次，可改善神志恍惚、言语错乱等。

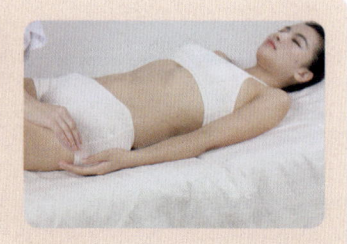

刮痧：用角刮法从上向下刮拭少商穴3~5分钟，隔天1次，可治疗咳嗽、咯血、咽痛、身热等。

061 曲池穴
平缓降压效果好

所属经络：手阳明大肠经

曲，隐秘之意；池，水的围合之处、汇合之所。该穴屈肘取穴，穴处有凹，形似浅池，故名。刺激曲池穴，可起到降温、退热、提神的作用。曲池穴是手阳明大肠经上的穴位，用来"扑灭"火气，是平缓降压的好穴位。

【主治】 急性脑血管病后遗症、肩周炎、肘关节炎、流行性感冒、扁桃体炎、咽喉炎、牙痛、麦粒肿、高血压等。

【配伍】 配合谷穴、外关穴治感冒发热、咽喉炎、扁桃体炎、目赤；配合谷穴、血海穴、委中穴、膈俞穴治丹毒、荨麻疹。

曲池穴

穴位定位
位于肘横纹外侧端，屈肘，当尺泽穴与肱骨外上髁连线中点。

小贴士
粗粮、水果和蔬菜中的膳食纤维都有清除血管壁上沉积物的作用。多吃粗粮、水果和蔬菜，可降低患高血压的风险。

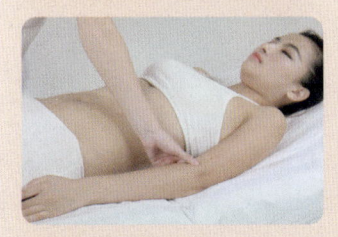

一穴多用

按摩
用拇指指尖弹拨曲池穴2~3分钟，可防治肩臂肘疼痛。

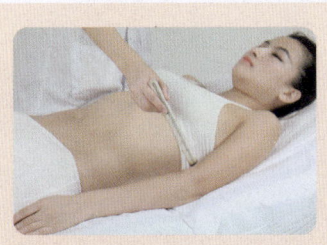

艾灸
用艾条温和灸熏灸曲池穴5~20分钟，每天1次，可改善肘痛、上肢痹痛等。

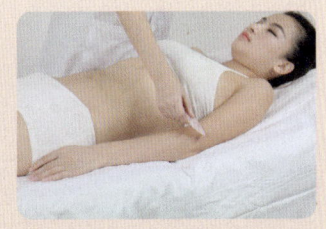

刮痧
用面刮法从上向下刮拭曲池穴3~5分钟，隔天1次，可治疗咽喉肿痛、便秘、头痛、发热等。

062 极泉穴
缓解心跳过速

所属经络：手少阴心经

极，指高大；泉为水泉。穴在腋下，心经经穴中，本穴最高，又为首穴。心主血似水流，故名。人遇突发事件或劳累时会出现心跳加速、胸闷等不适，弹拨腋下的极泉穴，能宽胸理气、畅通气血，使不适很快缓解并消失。

【主治】 心痛、心悸、腋臭、肩周炎、胁肋疼痛、肩臂疼痛、乳汁分泌不足等。

【配伍】 配肩髃穴、曲池穴治肩臂痛；配少海穴治腋痛；配侠白穴治肘臂冷痛。

穴位定位：位于腋窝顶点，腋动脉搏动处。

小贴士：出现心动过速时应及时就医，同时可用深吸一口气，然后最大限度地憋气，再用力呼气，或深呼一口气，然后最大限度地憋气，再用力吸气的方法缓解。

一穴多用

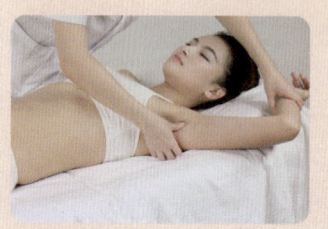

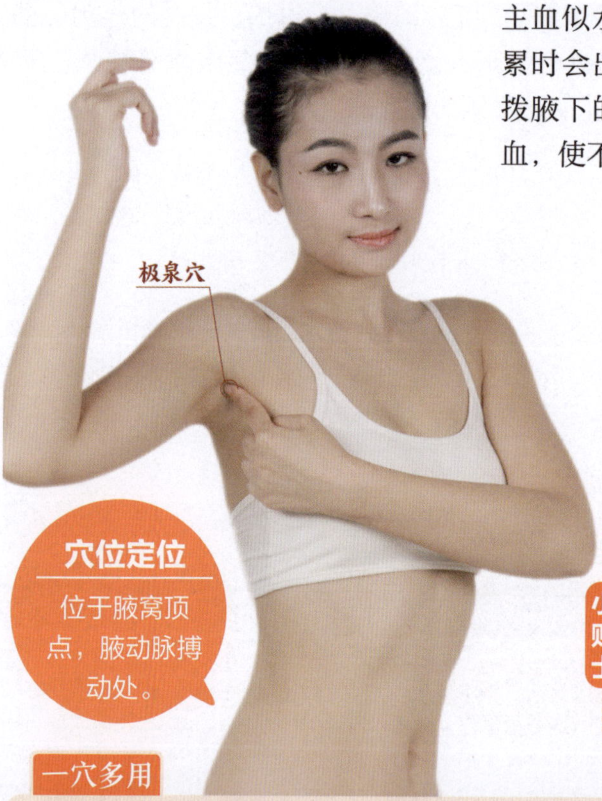

按摩：每天用拇指指尖按压极泉穴片刻，然后松开，反复5~10次，可改善上肢冷痛、麻木。

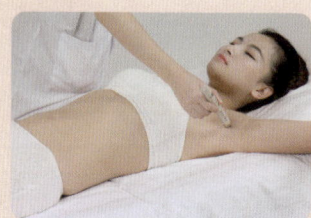

艾灸：用艾条温和灸熏灸极泉穴5~20分钟，每天1次，可缓解上肢冷痛、心悸、气短等。

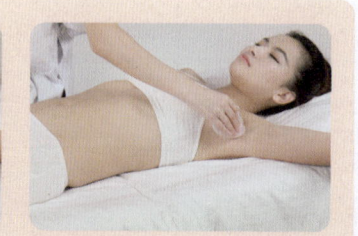

刮痧：用角刮法从上向下刮拭极泉穴3~5分钟，隔天1次，可治疗心烦、干呕等。

063 尺泽穴
止吐泻和脾胃

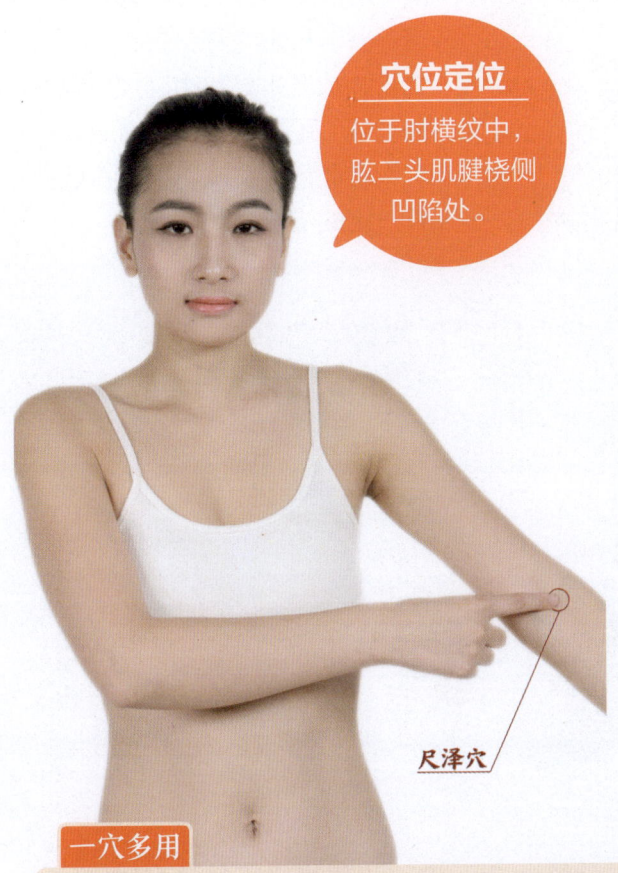

所属经络：手太阴肺经

穴位定位：位于肘横纹中，肱二头肌腱桡侧凹陷处。

尺泽穴

尺泽穴是手太阴肺经之合穴，水当润泽，故名。尺泽穴是手太阴肺经上的合穴，主治肺经热引起的各种疼痛性病症。"合穴属水，内应于肾"。刺激尺泽穴，也具有补肾的作用，这就是所谓的"泻肺补肾法"。

【主治】 肺结核、支气管炎、肺炎、支气管哮喘、咽喉肿痛、胸膜炎、肘关节病、脑血管病后遗症、前臂痉挛、急性吐泻、中暑等。

【配伍】 配委中穴治哮喘、吐泻；配合谷穴治肘关节屈伸不利；配肺俞穴治咳嗽、气喘；配中府穴、肺俞穴治咳嗽。

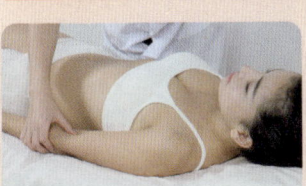

一穴多用

按摩：用拇指指尖弹拨尺泽穴100～200次，能防治气管炎、咳嗽、咯血、过敏、膝关节疼痛等。

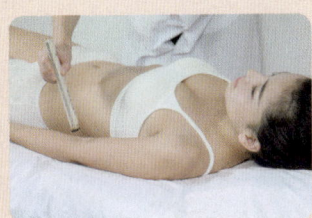

艾灸：用艾条温和灸熏灸尺泽穴5～20分钟，每天1次，可缓解肘痛、上肢痹痛等。

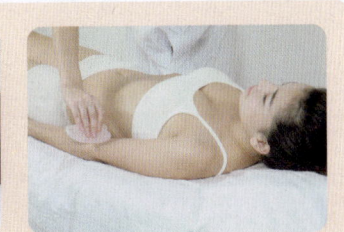

刮痧：用面刮法从上向下刮拭尺泽穴3～5分钟，隔天1次，可治疗咳喘、心烦、呕吐等。

064 中庭穴
腹胀呕吐找中庭

所属经络 任脉

穴位定位 位于胸部，当前正中线上，平第五肋间，即胸骨剑突结合部。

宫前场地为庭，心为君主之官，昔有庭殿之称，穴在膻中穴之下，故名中庭。中庭穴可以宽胸理气、疏膈理气、和胃降逆，对胸腹胀满、噎膈、呕吐等病症有一定的治疗效果。

【主治】胸腹胀满、噎膈、呕吐、心痛、小儿吐乳等。

【配伍】配中府穴治噎膈、厌食、胸闷；配俞府穴、意舍穴治呕吐、消化不良。

小贴士 吃得过饱，或者食用过多油腻食物时，都容易引起腹胀。这时候，多吃些香蕉可以缓解腹胀，多吃些苹果和番石榴等水果，则能有效缓解腹泻。

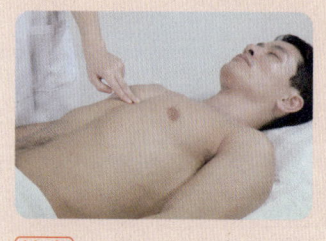

一穴多用

按摩 每天用食指、中指指尖推揉中庭穴3～5分钟，长期按摩，可改善哮喘、心痛等。

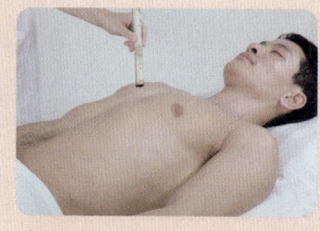

艾灸 用艾条温和灸熏灸中庭穴5～10分钟，每天1次，可治疗食管炎、小儿吐乳等病症。

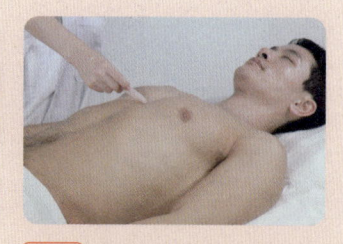

刮痧 用角刮法刮拭中庭穴，可不出痧，隔天1次，可治疗咳嗽、哮喘等病症。

065 气舍穴
呃逆不止压气舍

所属经络 足阳明胃经

穴位定位
位于颈部，当锁骨内侧端上缘，胸锁乳突肌胸骨头与锁骨头中间的凹陷中。

气，指空中大气；舍，居所。穴近气道，如气之外舍，故名。呃逆多由暴饮暴食后马上饮用冷饮、热饮，或吃刺激性食物所引起。一些身体疾病如胃癌、胃溃疡等患者也会出现呃逆的症状。按压气舍穴，既能抑制呃逆，还能缓解恶心、呕吐。

【主治】 咽炎、扁桃体炎、咽喉肿痛、气喘、呃逆、消化不良、颈项强直、落枕等。

【配伍】 配扶突穴、人迎穴、合谷穴治瘿瘤。

小贴士：取一根细棒或竹筷，一端裹上棉花，放入口中，用其软端按硬颚、软颚交界处稍后方，一般按摩1分钟就能有效止呃。

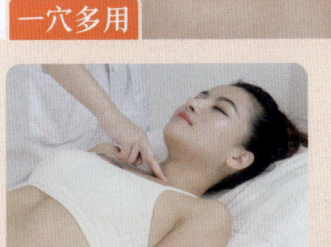

一穴多用

按摩 每天用食指、中指指腹揉按气舍穴100~200次，对颈项强直、落枕等有良好的疗效。

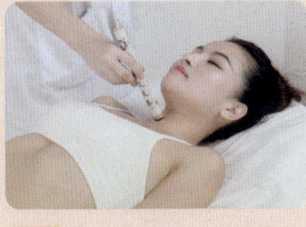

艾灸 用艾条温和灸熏灸气舍穴10分钟，每天1次，可治疗呃逆、瘿瘤、瘰疬等。

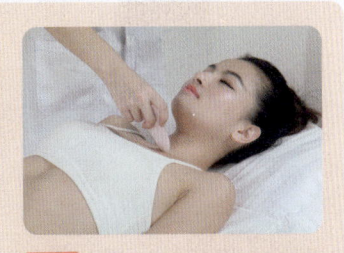

刮痧 用角刮法由上向下轻柔刮拭气舍穴30次，每天1次，可治疗咽喉肿痛。

066 人中穴
小小人中救命穴

所属经络：督脉

【主治】 中暑、虚脱、昏迷、晕厥、休克等。

穴位定位：位于面部，当人中沟的上1/3与中1/3交点处。

鼻下凹陷似水沟，穴在其中，故名水沟。穴似人形，穴居其中，故又称人中。刺激人中穴，可治疗昏迷、晕厥等急性病症。

【配伍】 配百会穴、十宣穴、涌泉穴用于昏迷急救；配委中穴治闪挫腰痛；配三阴交穴、血海穴治月经不调。

一穴多用

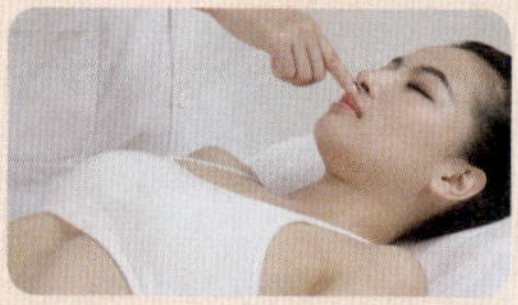

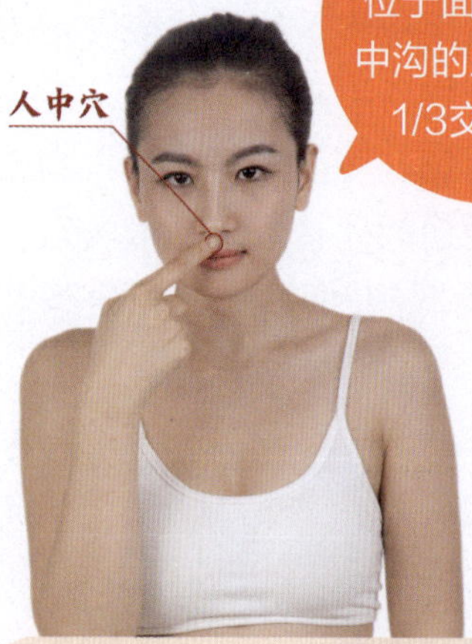

按摩：用食指指腹揉按人中穴30~50次，可治疗癫痫、昏迷、小儿惊风等。

---

067 神阙穴
脐中生命之根

所属经络：任脉

【主治】 虚脱、腹胀、脐周痛、四肢冰冷、便秘等。

穴位定位：位于腹中部，脐中央。

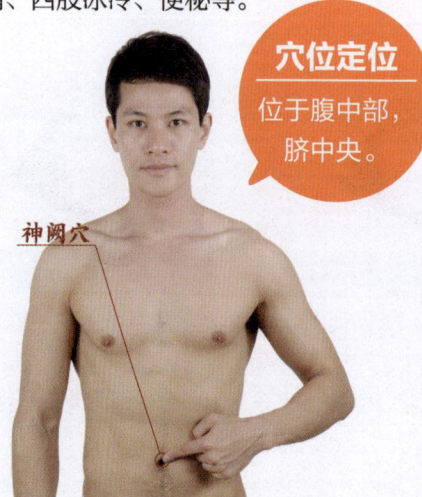

神阙即神气通行之门户，胎儿通过脐带得到营养。刺激神阙穴，能提高人体免疫力，紧急情况下还可起到回阳固脱、开窍复苏的作用。

一穴多用

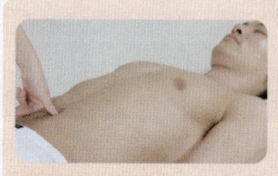

按摩：每天用拇指指尖点按神阙穴2~3分钟，可改善四肢冰冷、脱肛等。

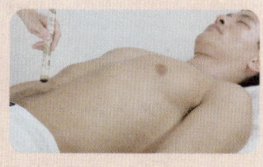

艾灸：每天用艾条温和灸熏灸神阙穴5~10分钟，可治疗便秘、小便不利等。

068 十宣穴
开窍苏厥的奇穴

所属经络 经外奇穴

【主治】昏迷、休克、中暑、高血压、癔症等。

十，指手十指端；宣，宣散之意，能宣散风热之邪，故名。刺激十宣穴，可提神醒脑，常用于急救和治疗各种热病。

穴位定位
位于手十个手指尖端，距指甲游离缘0.1寸（指寸）处，左右两手共10个穴位。

十宣穴

一穴多用

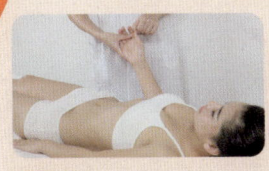

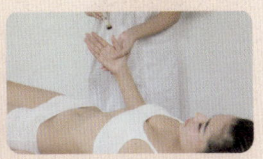

按摩 用拇指指尖对患者指尖，掐揉十宣穴100次，可治高血压、手指麻木等。

艾灸 每天用艾条温和灸熏灸十宣穴10~15分钟，可治疗癔症、惊厥等。

069 上廉穴
利关节治疼痛

所属经络 手阳明大肠经

【主治】半身不遂、头痛、肘臂痛、腹泻等。

屈肘握拳时，穴处肌肉隆起，形如菱状，该穴在下廉穴上1寸，故名。该穴可疏通经络、利肠通腑，治疗头痛、上肢疼痛、腹痛等。

穴位定位
位于前臂背面桡侧，当阳溪穴与曲池穴连线上，肘横纹下3寸处。

上廉穴

一穴多用

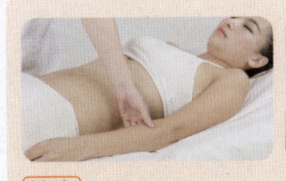

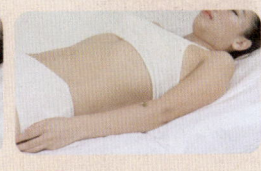

按摩 每天用拇指指尖按揉上廉穴100~200次，可治疗腹痛、上肢痹痛等。

艾灸 用艾炷灸治上廉穴，常规灸3~5壮，每日1次，可改善肠鸣、泄泻等。

070 关冲穴
热病中暑掐关冲

所属经络：手少阳三焦经

【主治】热病、中暑、昏厥、头痛、舌强、心烦等。

穴位定位：位于手无名指末节尺侧，距指甲角0.1寸（指寸）处。

穴处于少冲穴和中冲穴之间，出入之处为关，故名。关冲穴是手少阳三焦经上的井穴，急掐该穴，可以使中暑者快速苏醒和恢复。

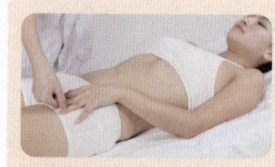

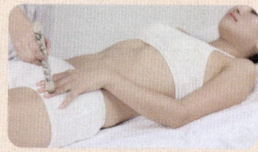

关冲穴

一穴多用

按摩：用拇指指尖掐按关冲穴3~5分钟，每天坚持，可改善头痛、目赤等。

艾灸：用艾条温和灸熏灸关冲穴5~20分钟，每日1次，可治疗耳鸣、头痛等。

071 翳风穴
头面健康不生病

所属经络：手少阳三焦经

【主治】头痛、牙痛、面神经麻痹、腮腺炎等。

穴位定位：位于耳垂后方，当乳突与下颌角之间的凹陷处。

翳，遮蔽；风，风邪。穴在耳垂后方，为遮蔽风邪之所，故名。刺激翳风穴，可活络解痉，治疗常见的头面部病症，使人神清气爽。

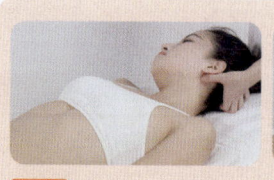

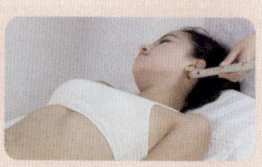

翳风穴

一穴多用

按摩：用拇指指尖按揉翳风穴100~200次，每天坚持，可治疗口噤不开。

艾灸：用艾条温和灸熏灸翳风穴5~20分钟，每日1次，可治疗面瘫。

第6章

延年益寿常用穴位

人们常常通过改善生活习惯、调整日常饮食、保持平和的心态、积极参加锻炼等方式,来维持健康的体魄,以期延年益寿。实现长寿的方法有很多,而中医经穴理疗就是一种很好的长寿秘诀。经络能够调控血和气的运行与流动,具有决生死、除百病、调虚实的作用。因此,疏通经络是重要的养生方法。经常刺激经络上与长寿相关的穴位,则可以起到延年益寿的作用。

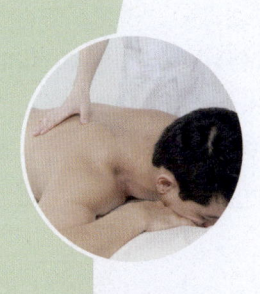

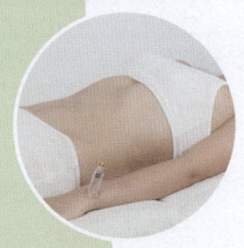

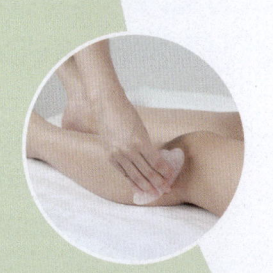

072 足三里穴
自古贵为长寿穴

所属经络：足阳明胃经

足三里穴为足阳明胃经之合穴，"合治内腑"，凡六腑之病皆可用之。经常按摩足三里穴，对于抗衰老、延年益寿大有裨益。

穴位定位：位于小腿前外侧，当犊鼻穴下3寸，胫骨前嵴外一横指（中指）处。

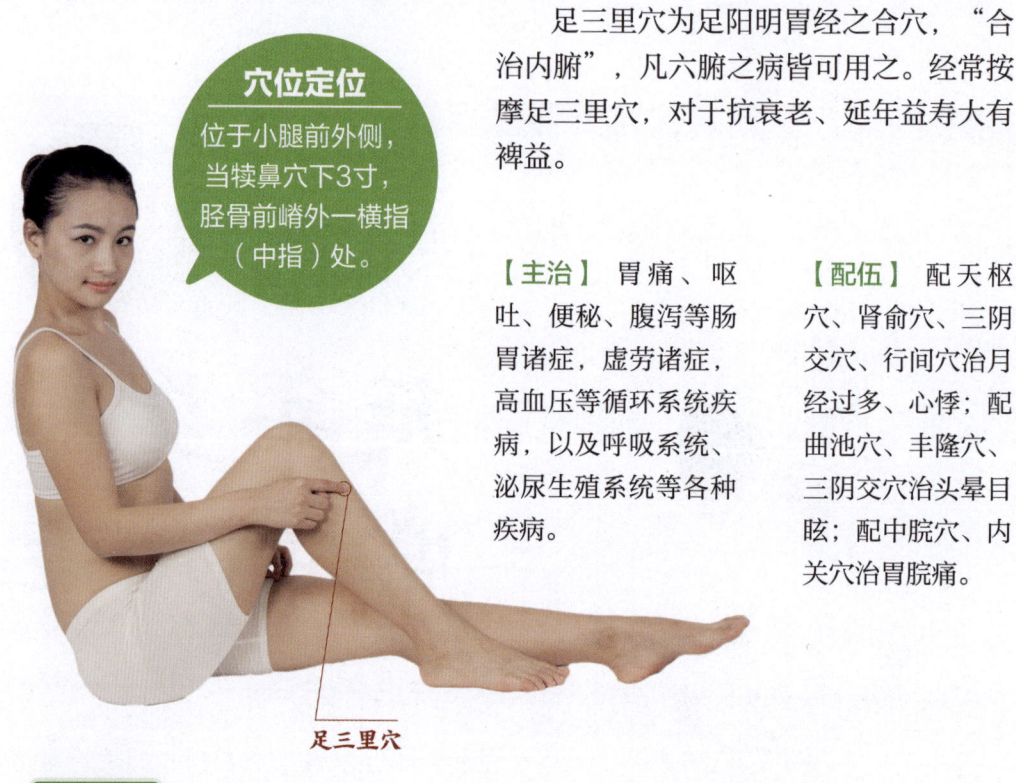

【主治】胃痛、呕吐、便秘、腹泻等肠胃诸症，虚劳诸症，高血压等循环系统疾病，以及呼吸系统、泌尿生殖系统等各种疾病。

【配伍】配天枢穴、肾俞穴、三阴交穴、行间穴治月经过多、心悸；配曲池穴、丰隆穴、三阴交穴治头晕目眩；配中脘穴、内关穴治胃脘痛。

足三里穴

一穴多用

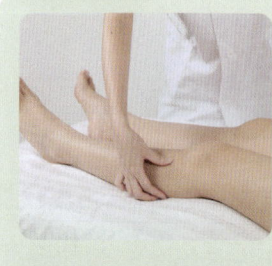

按摩：每天用拇指指腹推按足三里穴1~3分钟，长期按摩，可改善消化不良、下肢痿痹、下肢不遂等。

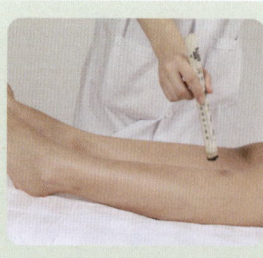

艾灸：用艾条温和灸熏灸足三里穴5~10分钟，每天1次，可治疗腹胀、腹痛、脚气、下肢不遂等。

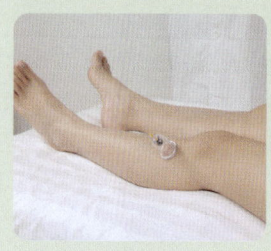

拔罐：用气罐吸拔足三里穴，留罐10~15分钟，隔天1次，可治疗脑卒中、脚气、水肿、消化不良等。

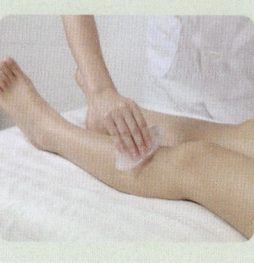

刮痧：用面刮法刮拭足三里穴，以皮肤潮红发热为度，隔天1次，可治疗呕吐、腹胀、肠鸣、消化不良等。

073 膝阳关穴

呵护好膝关节

所属经络 足少阳胆经

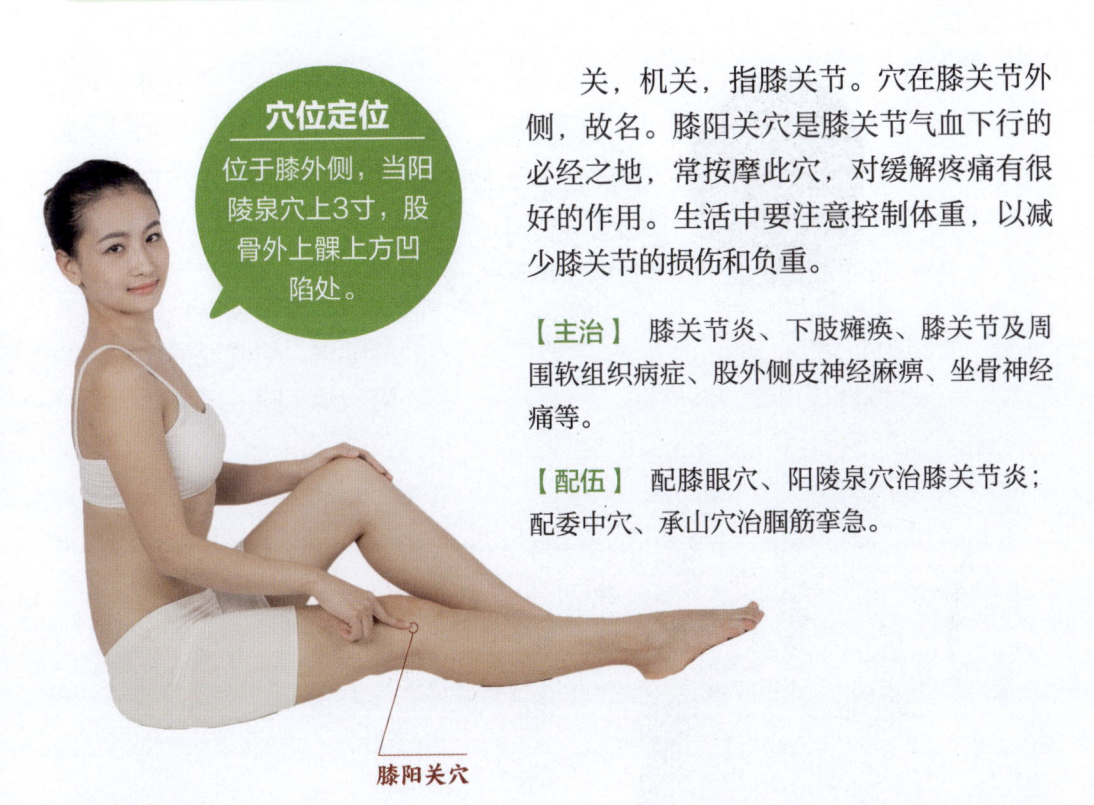

穴位定位 位于膝外侧，当阳陵泉穴上3寸，股骨外上髁上方凹陷处。

关，机关，指膝关节。穴在膝关节外侧，故名。膝阳关穴是膝关节气血下行的必经之地，常按摩此穴，对缓解疼痛有很好的作用。生活中要注意控制体重，以减少膝关节的损伤和负重。

【主治】 膝关节炎、下肢瘫痪、膝关节及周围软组织病症、股外侧皮神经麻痹、坐骨神经痛等。

【配伍】 配膝眼穴、阳陵泉穴治膝关节炎；配委中穴、承山穴治腘筋挛急。

膝阳关穴

一穴多用

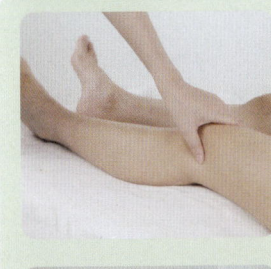

按摩 每天用拇指指尖揉按膝阳关穴3~5分钟，长期按摩，可改善膝关节炎、下肢瘫痪等。

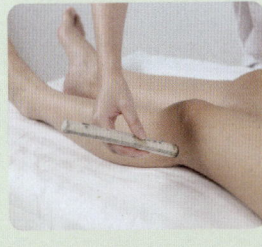

艾灸 用艾条温和灸熏灸膝阳关穴5~10分钟，每天1次，可治疗脚气、呕吐等病症。

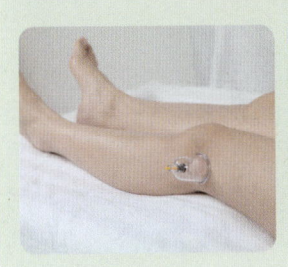

拔罐 用气罐吸拔膝阳关穴，留罐10~15分钟，可治疗膝关节炎、下肢瘫痪、小腿麻木等。

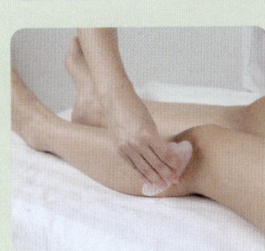

刮痧 用面刮法刮拭膝阳关穴，以出痧为度，隔天1次，可治疗小腿麻木、坐骨神经痛等病症。

074 膏肓俞穴
补虚益损治重症

所属经络：足太阳膀胱经

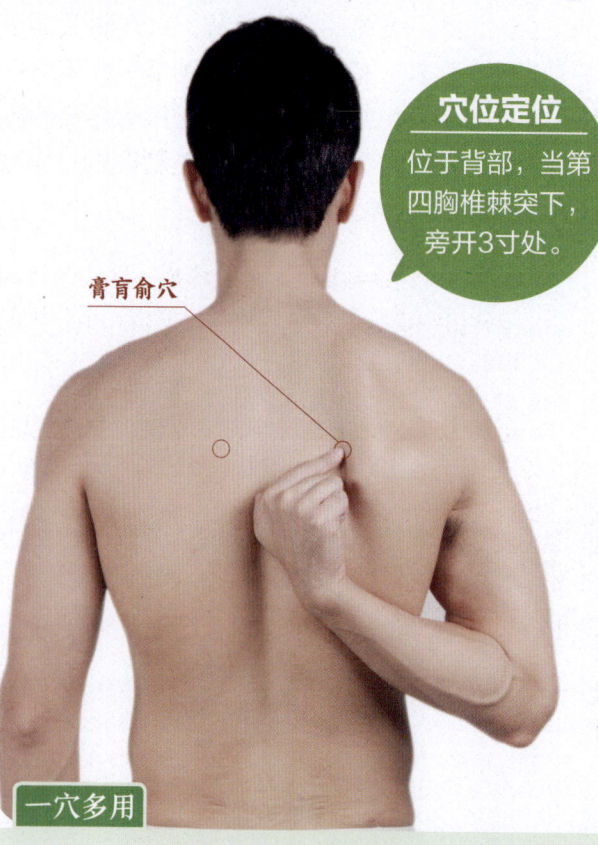

穴位定位：位于背部，当第四胸椎棘突下，旁开3寸处。

膏肓俞，意指膜中的脂类物质由此外输膀胱经。重症难治，称病入膏肓，而此穴能疗虚损重症。《千金要方》中有"膏肓无所不治"之说。经常按摩该穴位具有健脾胃、培肾元的作用，是防病延年的常用穴之一。

【主治】 咳嗽、气喘、肺痨等肺之虚损证，健忘、遗精、盗汗等虚劳诸疾，各种慢性虚损性疾病等。

【配伍】 配足三里穴、膈俞穴治骨蒸劳热、盗汗；配天突穴、大椎穴治咳嗽、支气管哮喘；配肺俞穴治久咳。

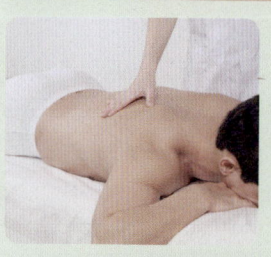

一穴多用

按摩：用拇指指尖按揉膏肓俞穴100~200次，每天坚持，能够治疗咳嗽、气喘等。

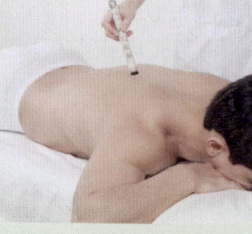

艾灸：用艾条温和灸熏灸膏肓俞穴5~20分钟，每日1次，可改善咳嗽。

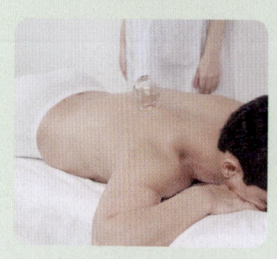

拔罐：用火罐吸拔膏肓俞穴，留罐5~10分钟，隔天1次，可缓解四肢疲倦。

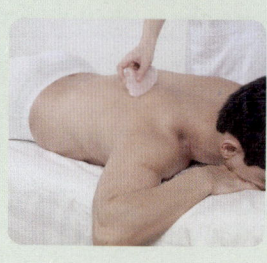

刮痧：用面刮法从上向下刮拭膏肓俞穴3~5分钟，隔天1次，可治疗气喘、咳嗽等。

075 养老穴
晚年安康享清福

所属经络：手太阳小肠经

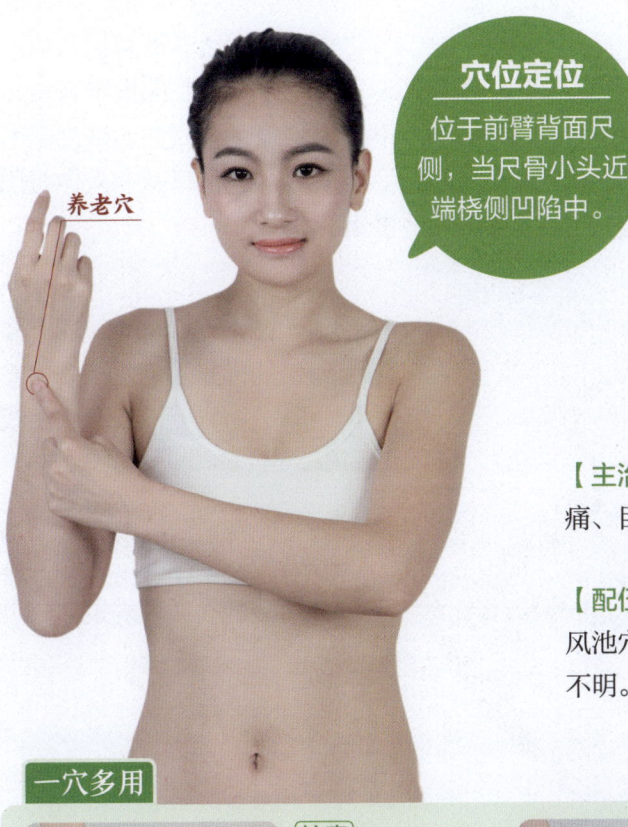

穴位定位：位于前臂背面尺侧，当尺骨小头近端桡侧凹陷中。

养老穴

养老穴有助老人健康，对目视不明、手脚不能自如等老年病有良好的治疗效果，故名。养老穴是手太阳小肠经上的郄穴，长期按揉该穴，能够舒筋通络、聪耳明目，减缓老年人身体器官退化。

【主治】 脑血管病后遗症、肩臂神经痛、目视不明、急性腰扭伤、落枕等。

【配伍】 配肩髃穴治肩背肘疼痛；配风池穴治头痛、面痛；配太冲穴治目视不明。

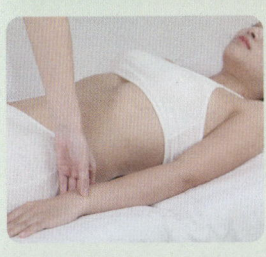

一穴多用

按摩：用拇指指尖掐按养老穴100~200次，每天坚持，能够治疗急性腰扭伤。

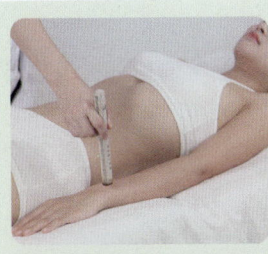

艾灸：用艾条温和灸熏灸养老穴5~20分钟，每日1次，可改善视物模糊、耳聋、耳鸣等病症。

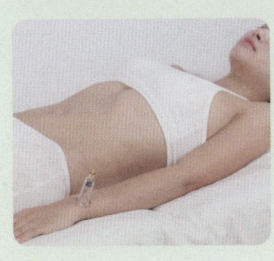

拔罐：用气罐吸拔养老穴，留罐5~10分钟，隔天1次，可改善前臂痛。

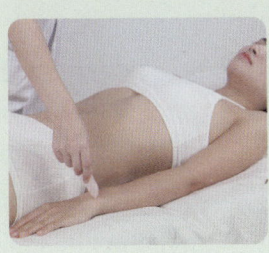

刮痧：用角刮法从上向下刮拭养老穴3~5分钟，隔天1次，可缓解耳鸣、耳聋等。

076 志室穴
保养肾脏抗衰老

所属经络 足太阳膀胱经

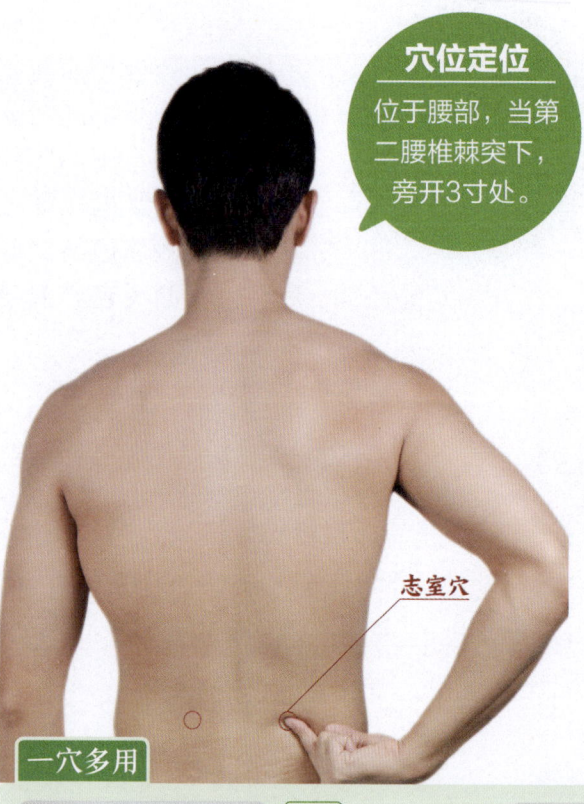

穴位定位 位于腰部,当第二腰椎棘突下,旁开3寸处。

肾藏志,穴在肾俞穴旁,故名志室,意指肾气潜藏的穴位。志室穴是保养肾脏的重要穴位,不仅能治疗多种慢性疾病而助人延年益寿,还可以减少人体腹部赘肉。

【主治】遗精、阳痿、前列腺炎、肾炎、膀胱炎、尿道炎、下肢瘫痪、腰肌劳损、阴囊湿疹、肾绞痛、消化不良等。

【配伍】配肾俞穴、关元穴治阳痿、遗精;配命门穴、委中穴治腰膝疼痛;配命门穴治遗精。

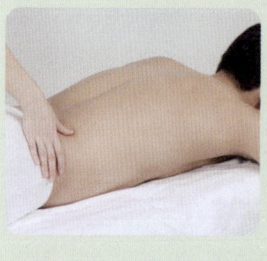

一穴多用

按摩 用拇指指尖按揉志室穴100~200次,每天坚持,能够治疗阳痿、遗精、腹痛等。

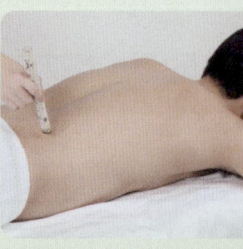

艾灸 用艾条温和灸熏灸志室穴5~20分钟,每日1次,可改善上腹痛。

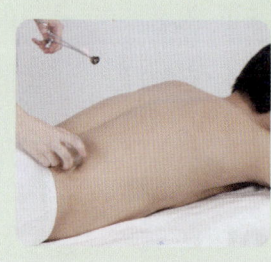

拔罐 用火罐吸拔志室穴,留罐5~10分钟,隔天1次,可缓解上腹痛。

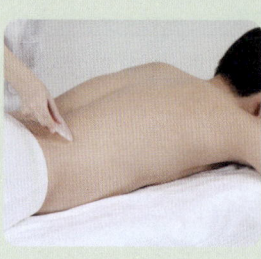

刮痧 用面刮法从上向下刮拭志室穴3~5分钟,隔天1次,可治疗小便不利、水肿等。

077 腰阳关穴
温经通脉护腰脊

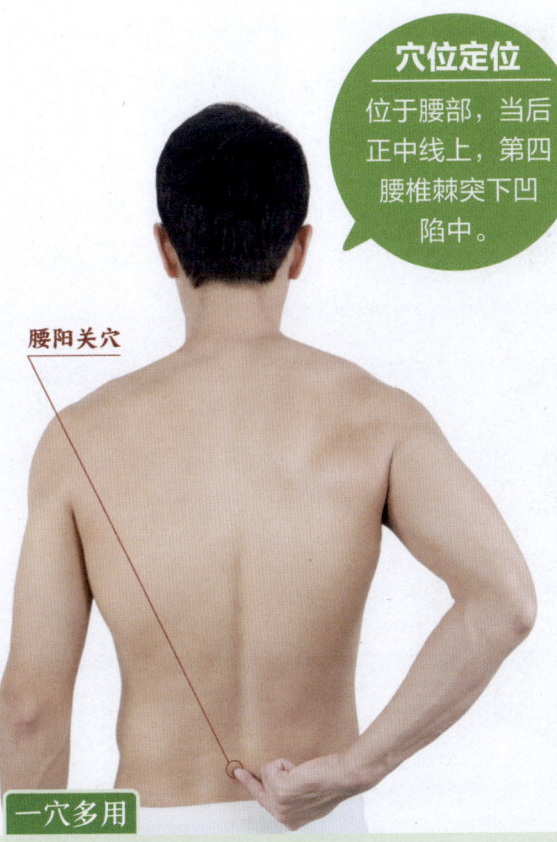

所属经络 督脉

穴位定位 位于腰部，当后正中线上，第四腰椎棘突下凹陷中。

腰是指位置在腰上；阳是指在督脉上，督脉为阳脉之海。腰阳关是督脉上的重要穴位，是督脉上元阴与元阳的相交点，是阳气通行的关隘。刺激腰阳关穴，能很好地改善腰部病症。

【主治】 腰骶疼痛、下肢痿痹、月经不调、遗精、阳痿、便血、盆腔炎、坐骨神经痛、类风湿病症、小儿麻痹等。

【配伍】 配肾俞穴、次髎穴、委中穴治腰腿疼痛；配腰夹脊穴、秩边穴、承山穴、飞扬穴治坐骨神经痛；配膀胱俞穴、三阴交穴治遗尿、尿频。

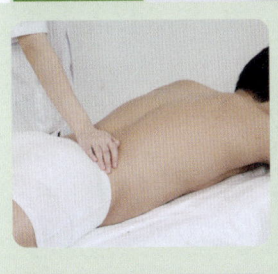

一穴多用

按摩 用手掌大鱼际着力，揉按腰阳关穴2～3分钟，可治疗坐骨神经痛、腰腿痛等病症。

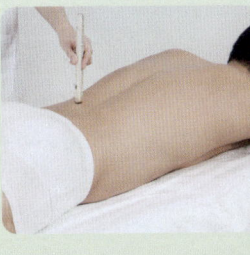

艾灸 每天用艾条温和灸熏灸腰阳关穴10～15分钟，可治疗膀胱炎、盆腔炎、遗精、阳痿、月经不调等。

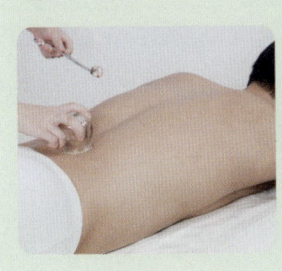

拔罐 用闪罐法吸拔腰阳关穴，留罐10分钟，每天1次，可治疗腰痛、四肢厥冷等病症。

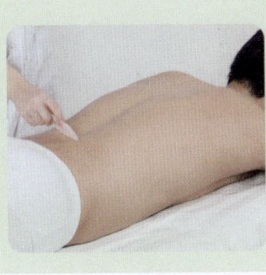

刮痧 每天用角刮法刮拭腰阳关穴1～2分钟，稍出痧即可，可治疗腰骶疼痛、下肢痿痹等病症。

078 命门穴
强肾固本缓衰老

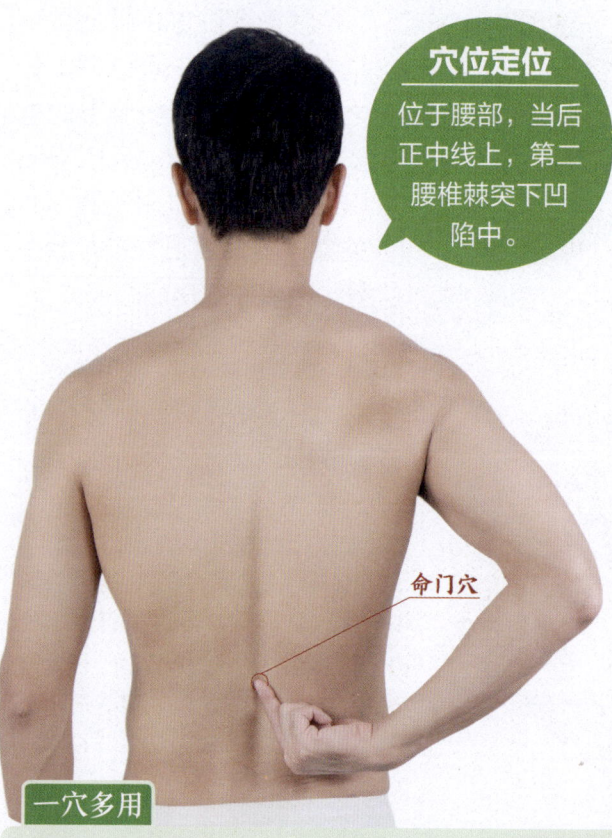

所属经络 督脉

穴位定位 位于腰部，当后正中线上，第二腰椎棘突下凹陷中。

肾气为一身之本，穴当两肾俞穴之间，为生命的重要门户，故名。经常按摩命门穴，可疏通督脉上的气滞，加强其与任脉的联系，起到强肾固本、温肾壮阳、强壮腰膝、延缓衰老的作用。

【主治】 虚损腰痛、遗尿、泄泻、遗精、阳痿、早泄、赤白带下、月经不调、前列腺炎、肾功能低下、精力减退、有疲劳感、老人斑等。

【配伍】 配肾俞穴、太溪穴治遗精、早泄等肾阳亏虚症；配百会穴、筋缩穴、腰阳关穴治破伤风抽搐；配大肠俞穴、膀胱俞穴、阿是穴治寒湿痹痛。

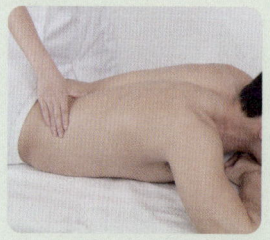

一穴多用

按摩 每天用拇指指尖揉按命门穴100~200次，长期坚持，可治疗遗尿、尿频、赤白带下、胎屡坠等。

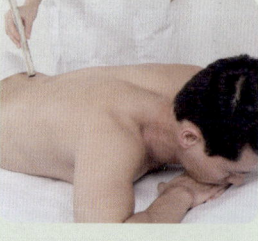

艾灸 用艾条温和灸熏灸命门穴5~10分钟，每天1次，可治疗头晕耳鸣、泄泻等病症。

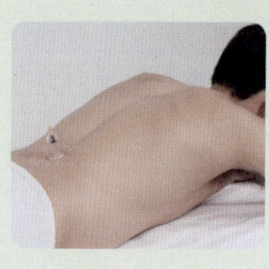

拔罐 每天用气罐吸拔命门穴，留罐10~15分钟，可治疗虚损腰痛、脊强反折、手足逆冷等。

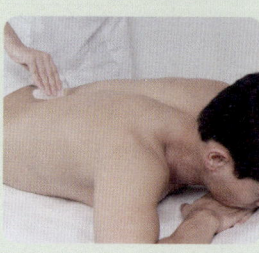

刮痧 用刮痧板角部刮拭命门穴1~2分钟，每天1次，可治疗遗精、阳痿、早泄等病症。

079 手三里穴
润化脾燥理肠胃

所属经络：手阳明大肠经

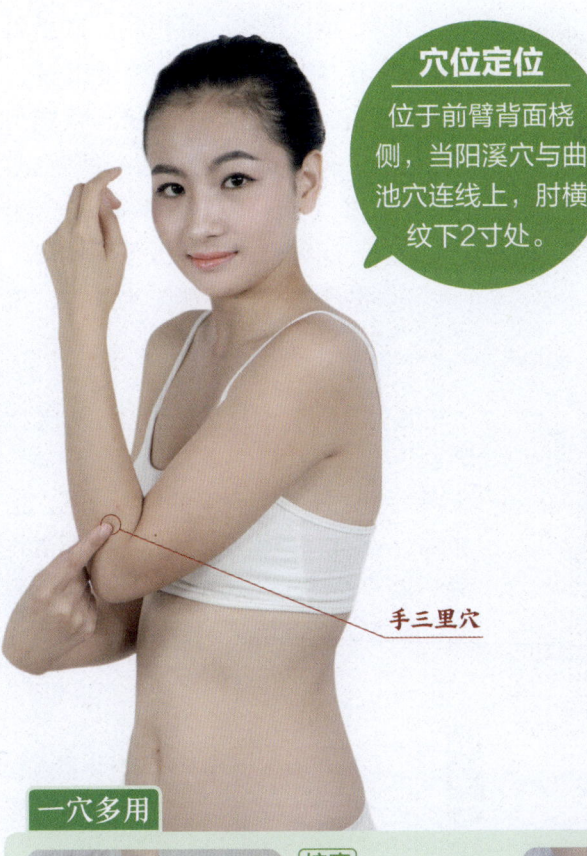

穴位定位：位于前臂背面桡侧，当阳溪穴与曲池穴连线上，肘横纹下2寸处。

该穴距离肘髎3寸，正居大脉之处，故名手三里。经常揉按手三里穴，可润化脾燥、清热明目，治疗运动系统、消化系统、五官科等疾病，对改善腹痛、腹泻的效果尤为明显。

【主治】 腰痛、肩臂痛、上肢麻痹、半身不遂、腹痛、腹泻、腹胀、吐泻、肠炎、消化不良、牙痛、面神经麻痹、感冒等。

【配伍】 配温溜穴、曲池穴、中渚穴、丰隆穴治喉痹不能言；配肩髃穴、合谷穴治腹胀、吐泻；配三阴交穴治腹泻。

一穴多用

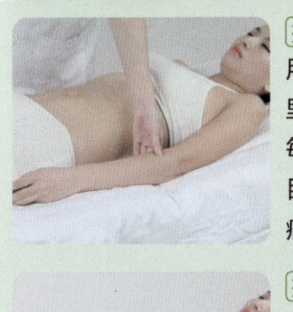

按摩：用拇指指尖按揉手三里穴100~200次，每天坚持，能够治疗目痛、上肢痹痛、腹痛泄泻等。

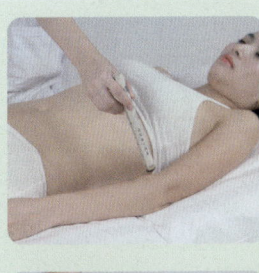

艾灸：用艾条温和灸熏灸手三里穴5~20分钟，每日1次，可缓解头痛、目痛、牙痛、肠鸣、泄泻等病症。

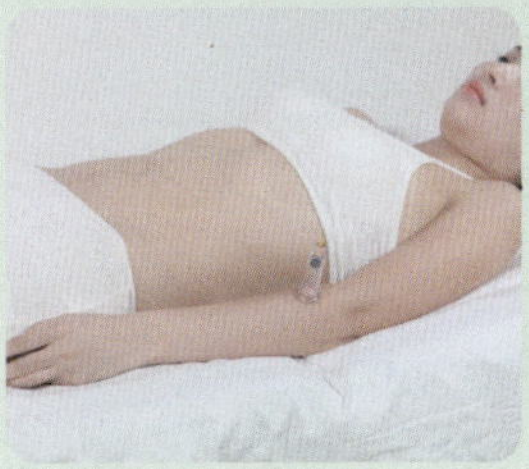

拔罐：用气罐吸拔手三里穴，留罐5~10分钟，隔天1次，可改善肩臂酸痛。

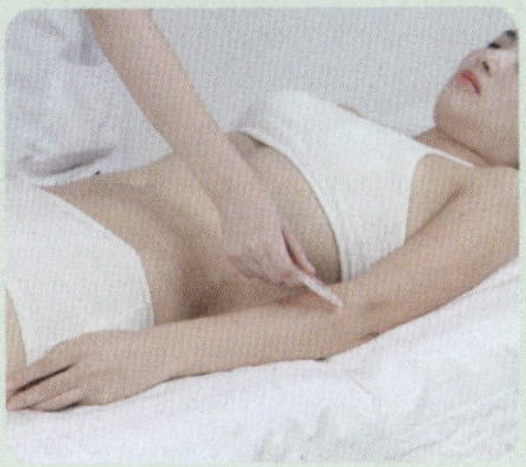

刮痧：用面刮法从上而下刮拭手三里穴，力度微重，以出痧为度，隔天1次，可缓解上肢麻痹。

080 承浆穴
生津敛液防秋燥

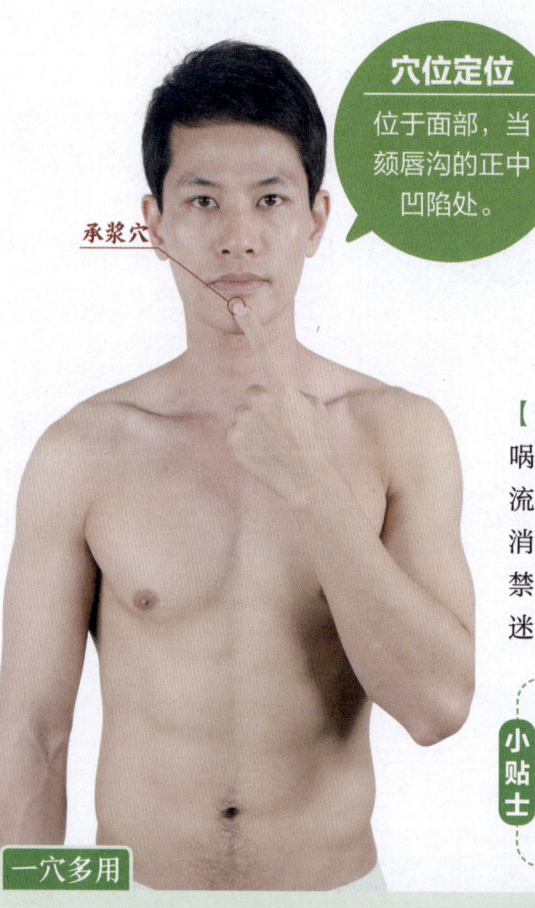

所属经络：任脉

穴位定位：位于面部，当颏唇沟的正中凹陷处。

承浆穴

承，承接；浆指涎。穴当唇下正中凹陷处，可承接口涎，故名。秋冬和初春时节，气候干燥，身体津液消耗大，经常刺激承浆穴，口腔内会有较多分泌液，这种分泌液可以预防秋燥。刺激承浆穴，还能防治牙痛、流涎、口舌生疮等病症。

【主治】口眼㖞斜、口疮、流涎、牙痛、消渴、小便不禁、脑卒中昏迷、面瘫等。

【配伍】配风府穴治头项强痛、牙痛；配下关穴、合谷穴治三叉神经痛；配攒竹穴、四白穴治面部肌肉痉挛。

小贴士：秋燥可令肺火上炎，让咽喉、鼻腔变得干燥，小痘痘也会随之而来。建议多食梨、苹果、百合、银耳等润肺食物，这样可使肌肤保持水润。

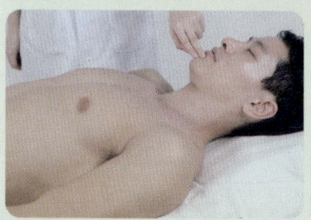

一穴多用

按摩：用食指与中指指腹揉按承浆穴3~5分钟，每天1次，可治疗口眼㖞斜、牙痛、口舌生疮等病症。

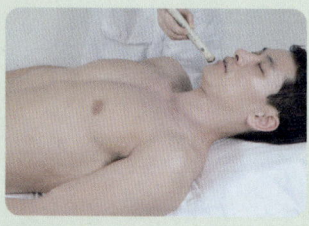

艾灸：每天用艾条温和灸熏灸承浆穴10~15分钟，可治疗脑卒中昏迷、面瘫、消渴等病症。

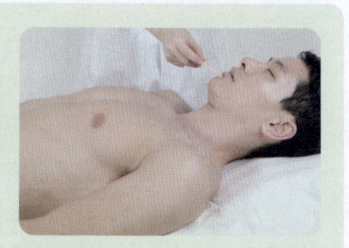

刮痧：每天用刮痧板角部刮拭承浆穴，力度轻柔，刮拭3~5分钟，可治疗面肿、小便不禁、癫痫等病症。

081 合谷穴
理气通络助长寿

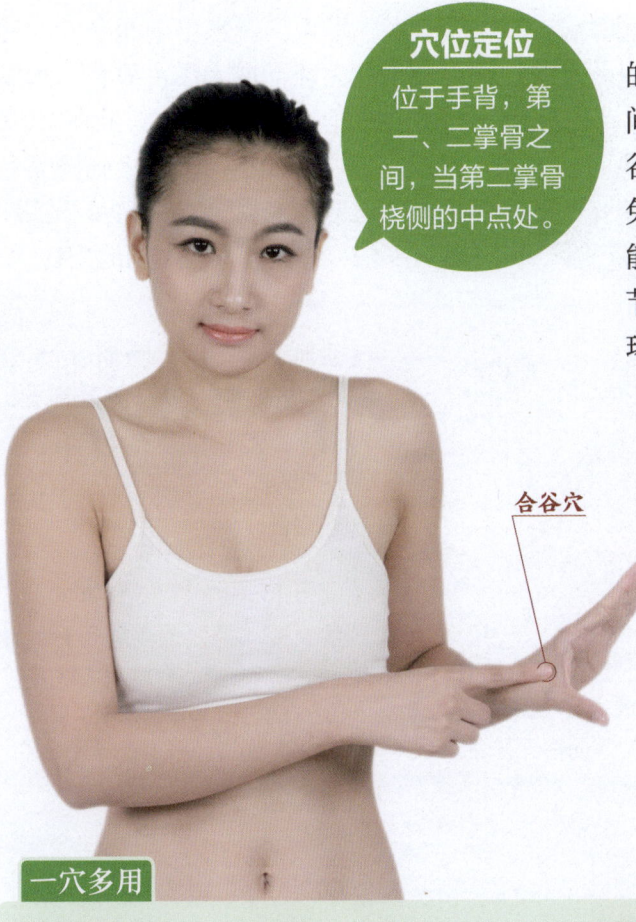

所属经络：手阳明大肠经

穴位定位：位于手背，第一、二掌骨之间，当第二掌骨桡侧的中点处。

合，汇聚；谷，两山之间的空隙。穴当拇指与食指歧骨间，穴处形似深谷，故名。合谷穴可调节内分泌功能，平衡免疫系统，还能改善脾胃功能。刺激合谷穴，通过经络调节作用，还能改善脑部血液循环，延缓大脑衰老。

【主治】 感冒、头痛、咽炎、鼻炎、牙痛、三叉神经痛、精神病、小儿惊厥、腹痛、便秘、腰扭伤、落枕、腕关节痛、痛经、闭经等。

【配伍】 配颊车穴、迎香穴治牙痛、感冒、发热；配太冲穴治眩晕、高血压；配风池穴、大椎穴治皮肤瘙痒；配三阴交穴治月经不调、痛经。

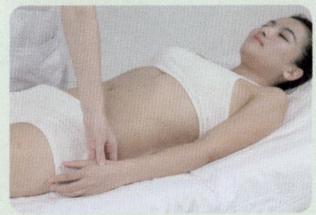

一穴多用

按摩：用拇指指尖用力掐揉合谷穴100~200次，每天坚持，可治疗急性腹痛、头痛等。

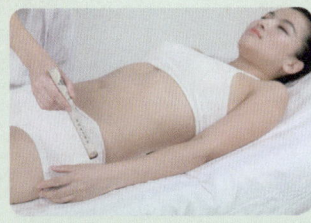

艾灸：每天用艾条温和灸熏灸合谷穴5~20分钟，可治疗头痛、头晕、目赤肿痛、牙痛、面肿等。

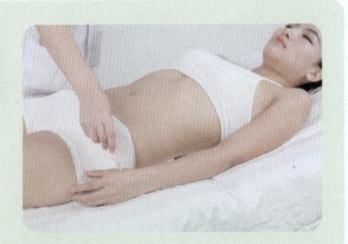

刮痧：用角刮法从上而下刮拭合谷穴，力度微重，以出痧为度，每日1次，可改善头晕、头痛等。

082 太溪穴
久虚劳损的救星

所属经络：足少阴肾经

穴位定位
位于足内侧，内踝后方，当内踝尖与跟腱之间的凹陷处。

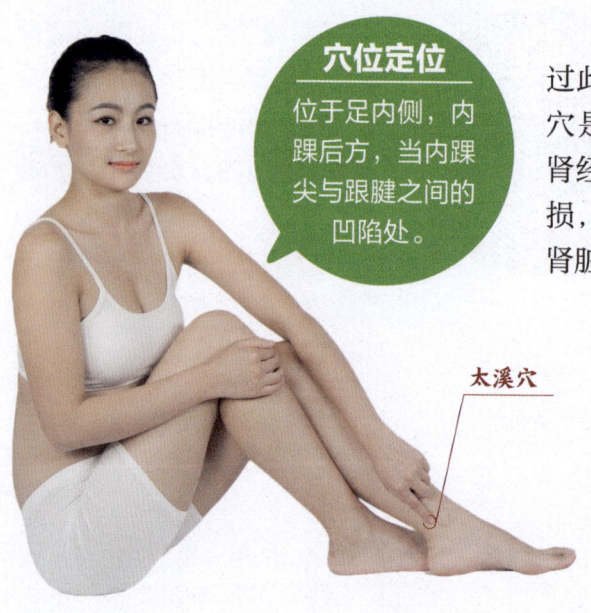

太，指大，肾水出于涌泉穴，通过此穴，聚流而成大溪，故名。太溪穴是足少阴肾经之原穴，犹如汇聚肾经原气的"长江"，补之则济其亏损，泄之则祛其有余。此穴善于治疗肾脏疾病，以及五官等方面的病症。

【主治】 肾炎、膀胱炎、遗精、遗尿、肺气肿、支气管炎、哮喘、阳痿、月经不调、耳鸣、下肢瘫痪、足跟痛、腰肌劳损、神经衰弱、失眠、健忘等。

【配伍】 配少泽穴治咽喉炎、牙痛；配飞扬穴治头痛目眩；配肾俞穴、志室穴治遗精、阳痿、肾虚腰痛；配支沟穴、然谷穴治心痛。

小贴士：养成多喝水的习惯可以稀释尿液，让尿液快速排出。这样不仅能预防尿道结石，摄食太多盐时多喝水也有利于尿液稀释，从而保护肾脏。

一穴多用

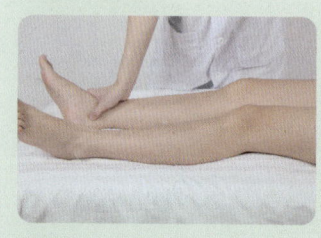

按摩：用拇指指尖用力按揉太溪穴100～200次，每天坚持，能够治疗耳鸣、头痛、眩晕等。

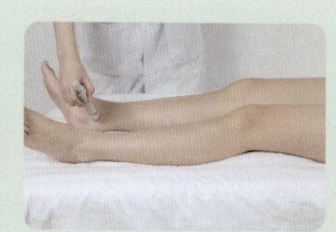

艾灸：用艾条温和灸熏灸太溪穴5～20分钟，每日1次，可改善各种肾虚引起的症状。

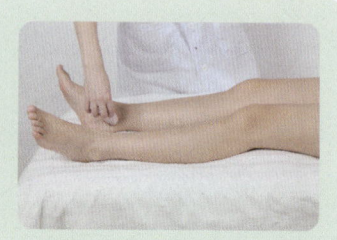

刮痧：用点按法垂直刮拭太溪穴15～30次，由轻至重，逐渐加力，每天1次，可改善咽喉肿痛。

083 束骨穴
强壮腰膝利腿脚

所属经络：足太阳膀胱经

穴位定位
位于足外侧，足小趾本节（第五跖趾关节）的后方，赤白肉际处。

古称足小趾本节后为束骨，穴在其处，故名束骨。束骨穴是足太阳膀胱经上的腧穴，主要用于调理和改善本经脉的外周病症，如腰腿痛、头痛、目眩、项强、癫狂等。

【主治】神经性头痛、头晕、精神病、耳聋、结膜炎、高血压、腓肠肌痉挛、腰背及下肢痛等。

【配伍】配殷门穴、昆仑穴治腰背痛、坐骨神经痛；配百会穴、肝俞穴治头痛、目眩；配太冲穴、肾俞穴治眩晕。

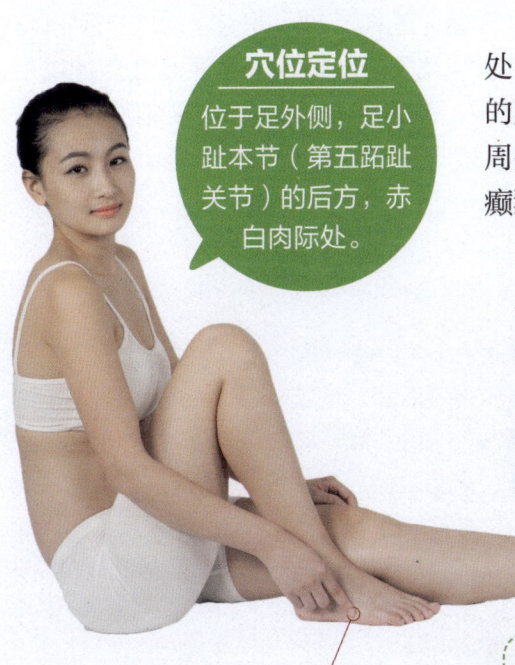

束骨穴

小贴士：人体缺乏钾元素时会出现肌肉无力、抽搐，甚至麻痹等症，老年人多吃些土豆、香蕉、小白菜等，可保证钾元素的摄入，保持肌肉运动功能的正常进行。

一穴多用

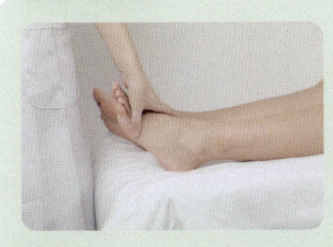

按摩：用拇指指尖掐揉束骨穴100~200次，每天坚持，能够治疗头痛、目眩、耳鸣等病症。

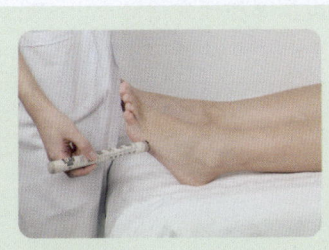

艾灸：用艾条温和灸熏灸束骨穴5~20分钟，每日1次，可改善目眩、耳鸣、痔疮等病症。

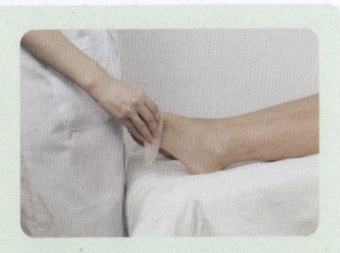

刮痧：用面刮法将刮痧板倾斜45°，从上向下刮拭束骨穴3~5分钟，隔天1次，可治疗耳鸣、目眩等。

084 悬钟穴
平肝息风通经络

所属经络 足少阳胆经

穴位定位
位于小腿外侧，外踝尖上3寸，腓骨前缘。

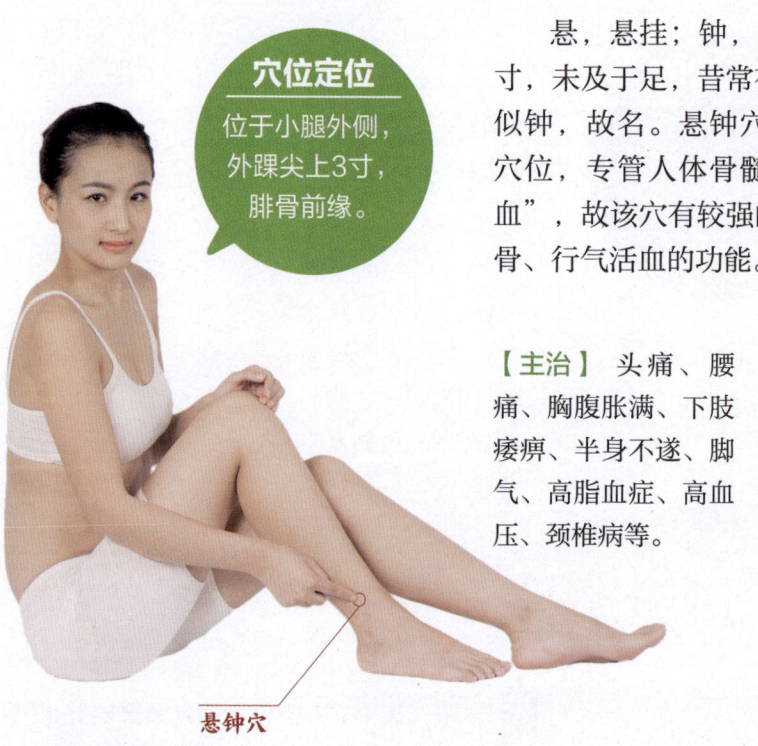

悬，悬挂；钟，聚注。穴在外踝上3寸，未及于足，昔常有小儿此处悬挂响铃似钟，故名。悬钟穴是足少阳胆经上的穴位，专管人体骨髓的汇聚，而"髓生血"，故该穴有较强的疏通经络、益肾壮骨、行气活血的功能。

【主治】头痛、腰痛、胸腹胀满、下肢痿痹、半身不遂、脚气、高脂血症、高血压、颈椎病等。

【配伍】配肾俞穴、膝关穴、阳陵泉穴治腰腿痛；配风池穴、后溪穴治颈项强痛；配环跳穴、风市穴、阳陵泉穴治坐骨神经痛。

悬钟穴

一穴多用

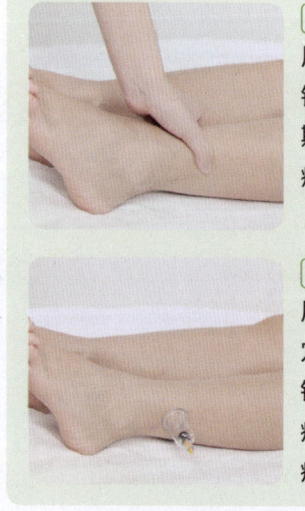

按摩 用拇指指腹按揉悬钟穴3~5分钟，长期按摩，可改善头痛、腰痛等。

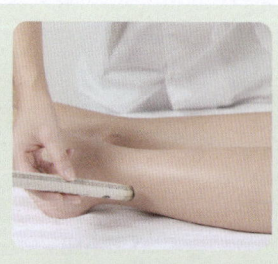

艾灸 用艾条温和灸熏灸悬钟穴5~10分钟，每天1次，可治疗高脂血症、高血压等病症。

拔罐 用气罐吸拔悬钟穴，留罐10~15分钟，隔天1次，可治疗颈椎病、脚气等病症。

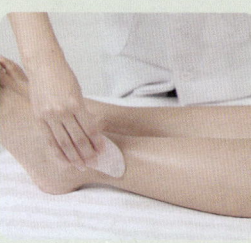

刮痧 用角刮法刮拭悬钟穴3分钟，稍出痧即可，隔天1次，可治疗胸腹胀满、半身不遂等病症。

第7章

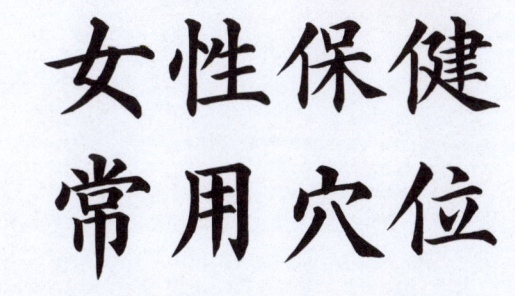

女性保健常用穴位

中医理疗对女性身体健康有着重要的意义，虽说治疗时间稍长些，却是对身体伤害最小的疗法。病症的痊愈，既要靠治，也要靠养。中医讲求自然平衡，平时要注重保养，生病时要合理调养。作为女性，可根据自身特殊的生理特征，选用适合自己的保健穴位，从而摆脱病症的烦扰，让身体更健康、生活更轻松。

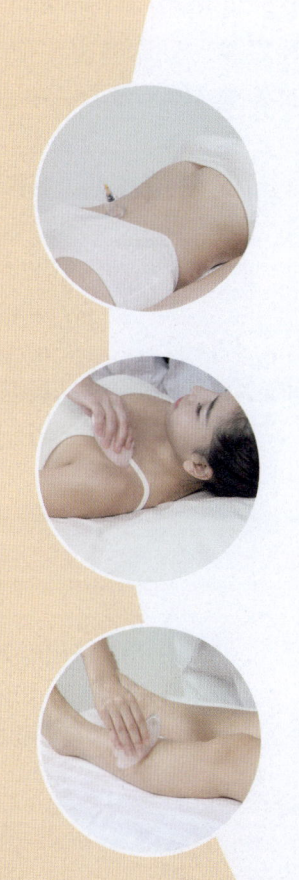

085 石门穴
天然的避孕玄关

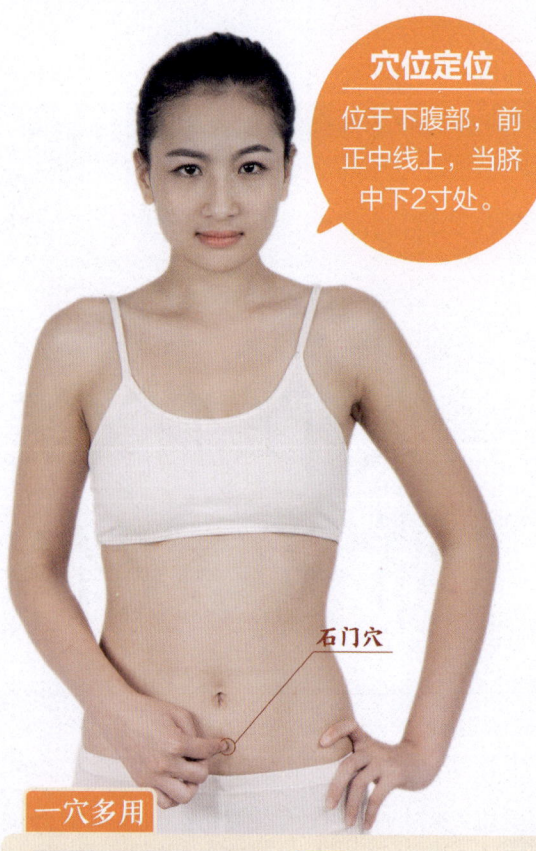

所属经络：任脉

穴位定位
位于下腹部，前正中线上，当脐中下2寸处。

不通为"石"。古代文献记载针刺此穴能导致不孕，犹如"石门"不开，闭门不受，故名。石门穴对月经不调和带下病都有一定的治疗效果，适用于有避孕要求的育龄妇女。使用石门穴避孕的女性要求月经规律、身体健康，但无避孕要求的女性当慎用此穴。

【主治】 带下病、崩漏、肠炎、子宫内膜炎、腹胀、腹泻、痢疾、水肿、小便不利、闭经、产后恶露不尽等。

【配伍】 配阴陵泉穴、关元穴、阴交穴治四肢水肿；配关元穴、天枢穴、气海穴、足三里穴治腹胀、腹泻；配大敦穴、归来穴治疝气。

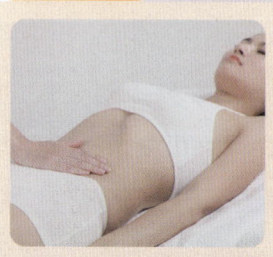

一穴多用

按摩：用手掌根部按揉石门穴3~5分钟，长期按摩，可改善疝气、水肿等。

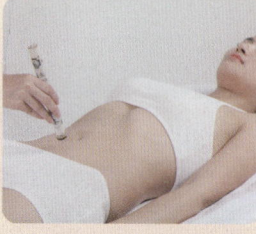

艾灸：用艾条回旋灸熏灸石门穴5~10分钟，每天1次，可治疗带下、崩漏等。

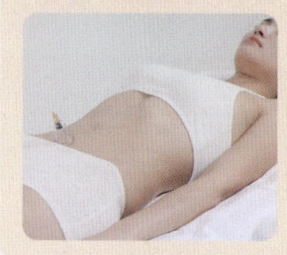

拔罐：用气罐吸拔石门穴，留罐10~15分钟，隔天1次，可治疗腹胀、水肿等。

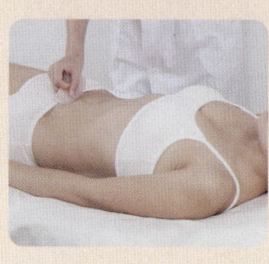

刮痧：用面刮法刮拭石门穴2分钟，可不出痧，隔天1次，可治疗小便不利。

086 云门穴
宣通肺气找云门

所属经络：手太阴肺经

穴位定位
位于胸前壁外上方，肩胛骨喙突上方，锁骨下窝凹陷中，距前正中线6寸处。

云，气血物质犹如云；门，出入的门户。此穴为手太阴肺经经气出入的门户，故名云门。云门穴是宣通肺气的要穴，有开肺、宽胸、理气之功，主要用于治疗肺气郁滞、邪气阻塞、肺气不宣等病症。

【主治】 哮喘、气管炎、胸痛、咳嗽、胸中烦满、热痛等肺部病症，肩背痛、肩臂不举等肩部疾病。

【配伍】 配肺俞穴、中府穴、天府穴、华盖穴治外感咳嗽、哮喘；配尺泽穴、肺俞穴治支气管炎；配太渊穴治支气管哮喘。

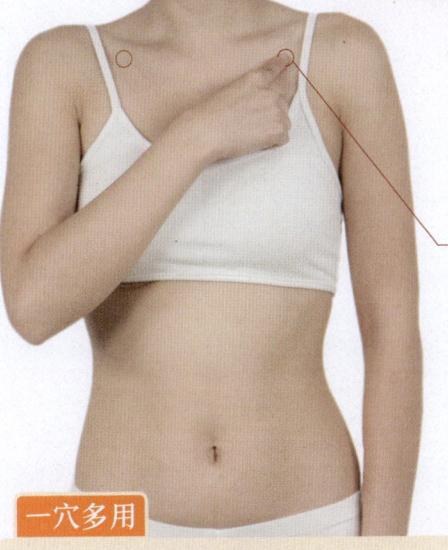

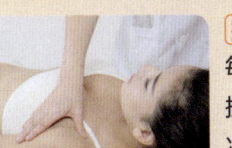

一穴多用

按摩：每天用拇指指尖按揉云门穴100~200次，能防治肺部病症。

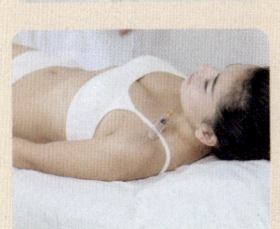

艾灸：每天用艾条温和灸熏灸云门穴5~20分钟，长期坚持，可改善肺气不足或寒饮伏肺等。

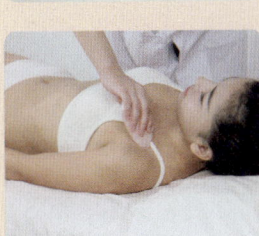

拔罐：用气罐吸拔云门穴，留罐5~10分钟，隔天1次，可缓解胸闷、胸痛等。

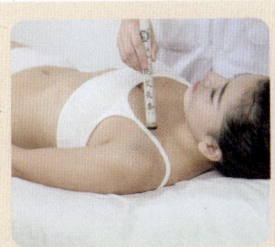

刮痧：每天用角刮法从上向下刮拭云门穴3~5分钟，以出痧为度，可改善热病、呃逆等。

087 上巨虚穴
肠胃健康不生病

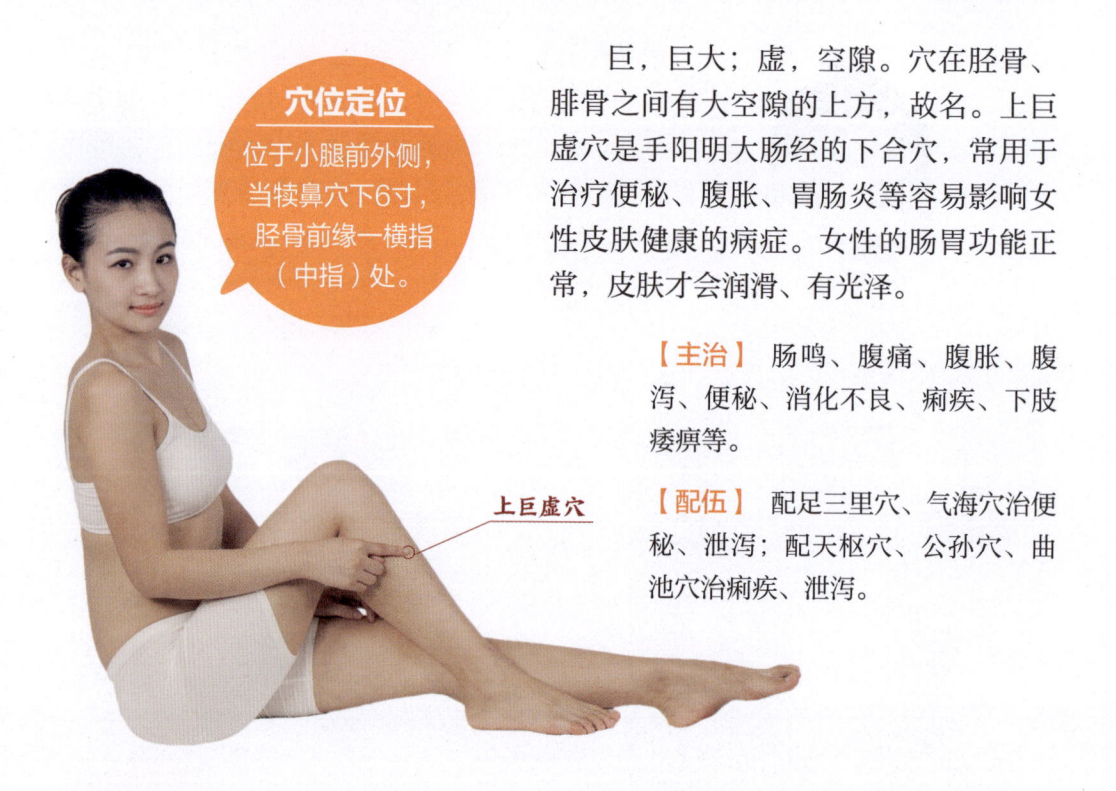

所属经络：足阳明胃经

穴位定位
位于小腿前外侧，当犊鼻穴下6寸，胫骨前缘一横指（中指）处。

巨，巨大；虚，空隙。穴在胫骨、腓骨之间有大空隙的上方，故名。上巨虚穴是手阳明大肠经的下合穴，常用于治疗便秘、腹胀、胃肠炎等容易影响女性皮肤健康的病症。女性的肠胃功能正常，皮肤才会润滑、有光泽。

【主治】 肠鸣、腹痛、腹胀、腹泻、便秘、消化不良、痢疾、下肢痿痹等。

【配伍】 配足三里穴、气海穴治便秘、泄泻；配天枢穴、公孙穴、曲池穴治痢疾、泄泻。

一穴多用

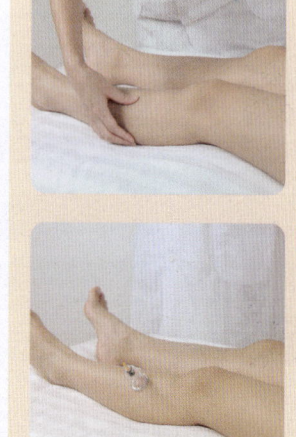

按摩：用拇指指腹推按上巨虚穴1~3分钟，长期按摩，可改善便秘、膝胫酸痛等。

艾灸：用艾条雀啄灸熏灸上巨虚穴5~10分钟，可治疗阑尾炎、胃肠炎、下肢痿痹等病症。

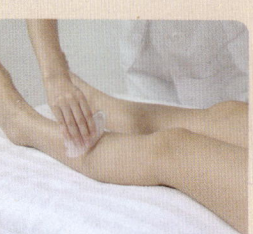

拔罐：每天用气罐吸拔上巨虚穴，留罐5~10分钟，可治疗腹泻、便秘、肠痈、阑尾炎等病症。

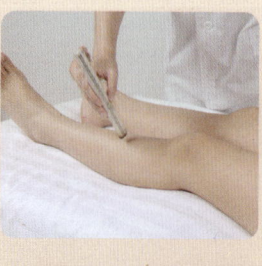

刮痧：用面刮法从上往下刮拭上巨虚穴，至皮肤潮红发热，隔天1次，可治疗腹痛、腹泻、便秘、肠痈等。

088 蠡沟穴
瘙痒难忍寻蠡沟

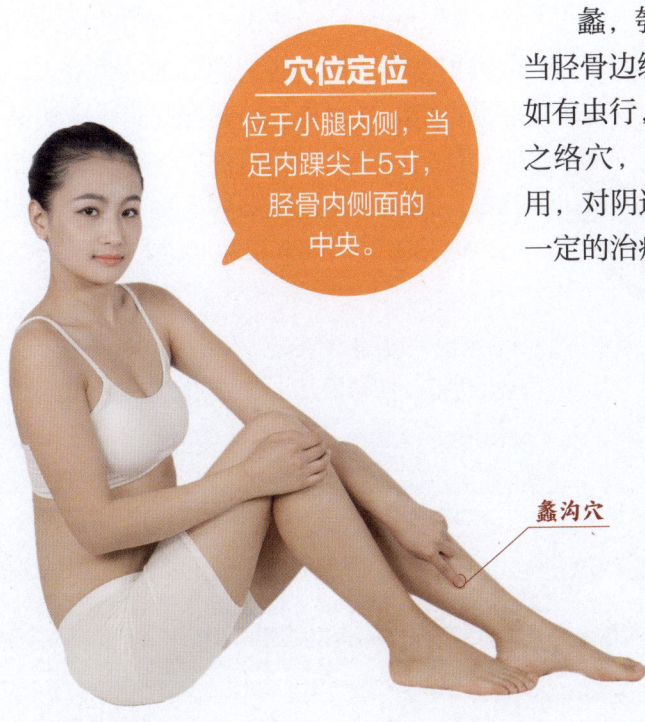

所属经络 足厥阴肝经

穴位定位：位于小腿内侧，当足内踝尖上5寸，胫骨内侧面的中央。

蠡，瓠瓢；沟，沟渠，凹陷。此穴当胫骨边缘凹陷处，又主治阴门瘙痒，如有虫行，故名。蠡沟穴为足厥阴肝经之络穴，有疏肝理气、调经止带的作用，对阴道瘙痒、带下病等妇科病症有一定的治疗效果。

【主治】月经不调、小腹痛、赤白带下、阴挺、阴痒、腰背部及膝关节急慢性损伤、下肢痿痹等。

【配伍】配百虫窝、阴陵泉穴、三阴交穴治滴虫性阴道炎；配中都、地机、中极穴、三阴交穴治月经不调、带下病；配大敦穴、气冲穴治赤白带下。

一穴多用

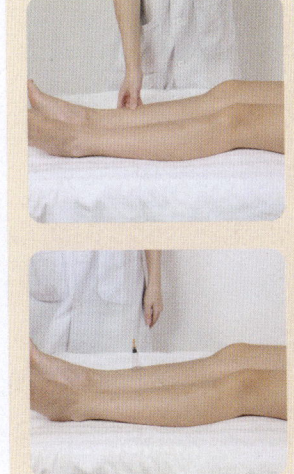

按摩：用拇指指尖用力掐揉蠡沟穴3~5下，每天坚持，能够治疗月经不调。

艾灸：用艾条温和灸熏灸蠡沟穴5~20分钟，每日1次，可改善月经不调、崩漏等。

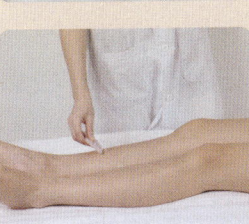

拔罐：用火罐吸拔蠡沟穴，留罐5~10分钟，隔天1次，可改善下肢痹痛。

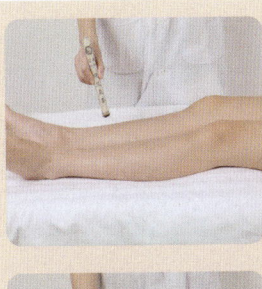

刮痧：用面刮法从上向下刮拭蠡沟穴，力度微重，以出痧为度，隔天1次，可缓解小便不利、小腹痛等。

089 承山穴
小腿痉挛常用穴

所属经络 足太阳膀胱经

穴位定位 位于小腿后面，当委中穴与承山穴的连线上，腓肠肌肌腹中央，委中穴下5寸处。

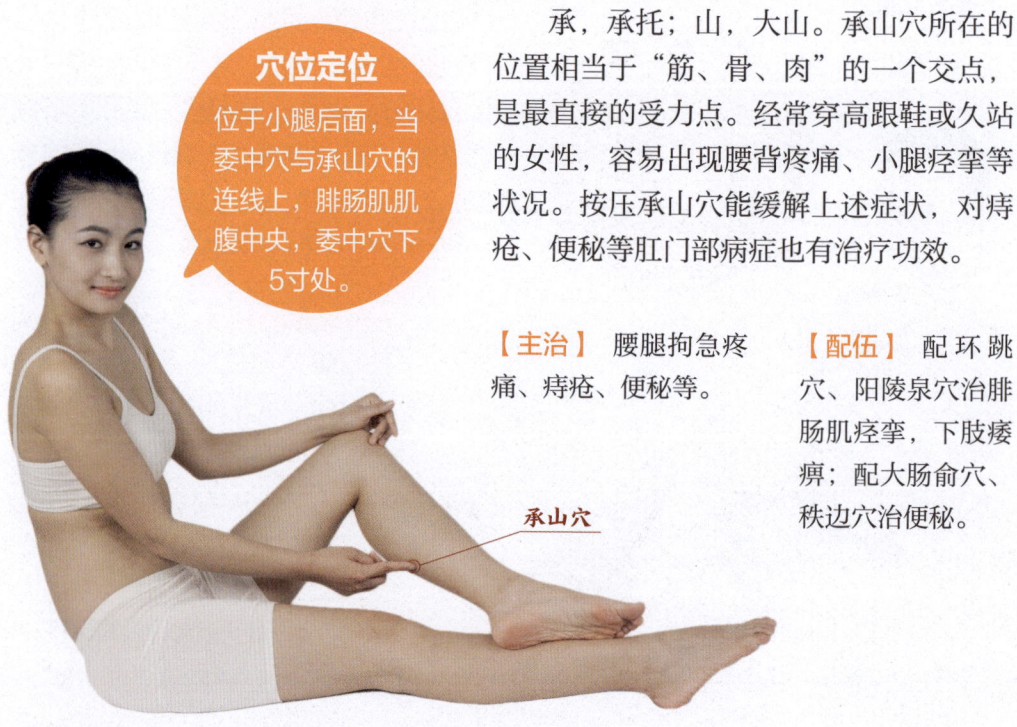

承，承托；山，大山。承山穴所在的位置相当于"筋、骨、肉"的一个交点，是最直接的受力点。经常穿高跟鞋或久站的女性，容易出现腰背疼痛、小腿痉挛等状况。按压承山穴能缓解上述症状，对痔疮、便秘等肛门部病症也有治疗功效。

【主治】腰腿拘急疼痛、痔疮、便秘等。

【配伍】配环跳穴、阳陵泉穴治腓肠肌痉挛，下肢痿痹；配大肠俞穴、秩边穴治便秘。

承山穴

一穴多用

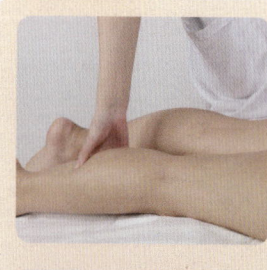

按摩 用拇指指尖按揉或弹拨承山100~200次，每天坚持，能够治疗腹痛、便秘、小腿疼痛等病症。

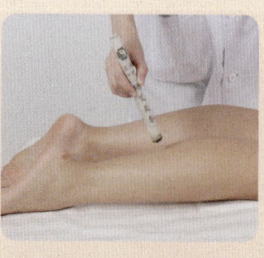

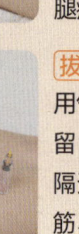

艾灸 用艾条温和灸熏灸承山穴5~20分钟，每日1次，可改善疝气、小腿疼痛、腰背痛等。

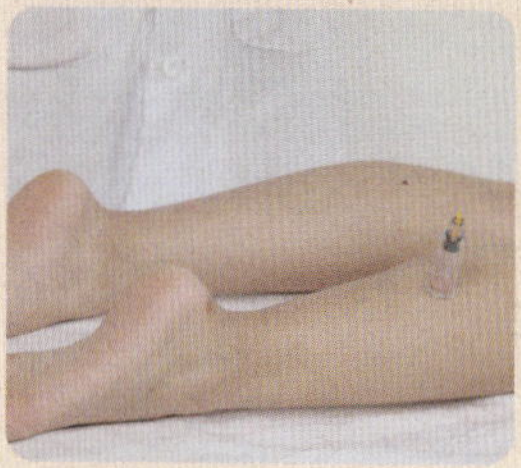

拔罐 用气罐吸拔承山穴，留罐5~10分钟，隔天1次，可缓解转筋、下肢疼痛等。

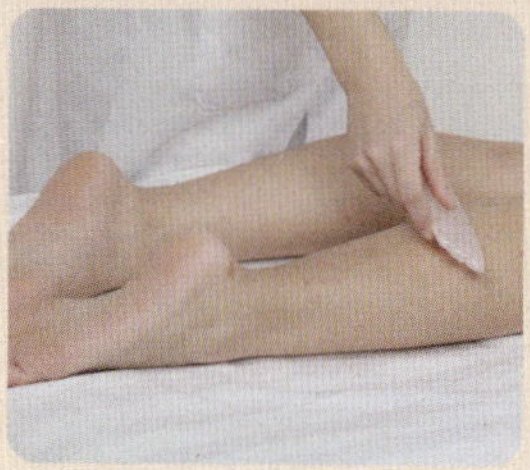

刮痧 用面刮法从上向下刮拭承山穴3~5分钟，隔天1次，可治疗鼻出血、痔疮、下肢疼痛、脚气等。

090 合阳穴
散寒导气保健康

所属经络：足太阳膀胱经

足太阳膀胱经于大腿后侧和外侧分两支，至委中穴会合，此穴在其下方，故名。合阳穴是手阳明经与足阳明经的交会之处，具有散寒导气、调经止痛的作用，可用于治疗多种妇科疾病。

穴位定位：位于小腿后面，当委中穴与承山穴的连线上，委中穴下2寸处。

【主治】 功能性子宫出血、月经不调、子宫内膜炎、崩漏、腰脊强痛、下肢痿痹、疝气等。

【配伍】 配环跳穴、阳陵泉穴，可舒筋通络，活血止痛，主治下肢疼痛、麻痹；配腰阳关穴治腰痛。

合阳穴

小贴士：益气、保暖和补肾是女性延缓衰老的三大法宝。寒从脚起，脚底聚集了非常多的穴位，女性常用温热水泡脚，可以促进血液循环，使全身暖和。

一穴多用

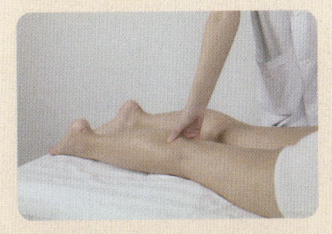

按摩：用拇指指尖按揉合阳穴100～200次，每天坚持，能够治疗腹痛、小腿疼痛等。

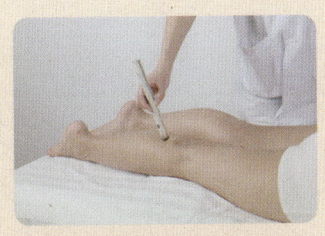

艾灸：用艾条温和灸熏灸合阳穴5～20分钟，每日1次，可改善小腿疼痛、腰背痛等。

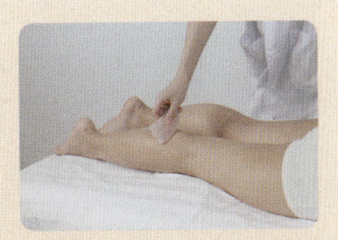

刮痧：每天在合阳穴上抹经络油，用面刮法从上向下刮拭合阳穴3～5分钟，可治疗痔疮、下肢疼痛、脚气等。

091 曲泉穴
通经止带止痒

所属经络：足厥阴肝经

穴位定位
位于膝内侧，屈膝，当膝关节内侧面横纹内侧端，股骨内侧髁后缘，半腱肌、半膜肌止端的前缘凹陷处。

曲，隐秘；泉，泉水。穴在大筋之上，小筋之下，屈膝时呈现凹陷处，故名。肝脏是人体养分之源，只有保证肝的疏泄功能正常和肝血充足，身体才能得到源源不断的养分供应。刺激曲泉穴，可使气血充足，起到通经、止带、止痒的作用。

【主治】月经不调、痛经、白带异常、阴挺、阴痒、产后腹痛、小便不利、头痛目眩、膝髌肿痛、下肢痿痹等。

【配伍】配归来穴、三阴交穴治肝郁气滞之痛经、月经不调；配膝眼穴、梁丘穴、血海穴治膝髌肿痛；配丘墟穴、阳陵泉穴治胆道病症。

小贴士：红枣含有丰富的维生素、果糖和各种氨基酸。红枣性温，可养血保血，改善血液循环。红枣和桂圆搭配，不仅补血养气，还可以养颜美容。

一穴多用

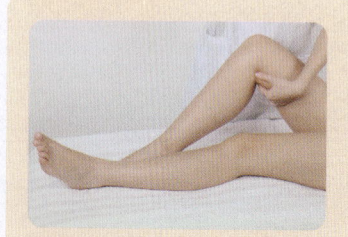

按摩：用拇指指尖按揉曲泉穴100~200次，每天坚持，能够治疗膝痛。

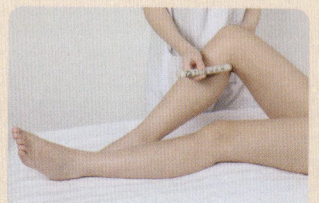

艾灸：用艾条温和灸熏灸曲泉穴5~20分钟，每日1次，可改善月经不调、痛经等。

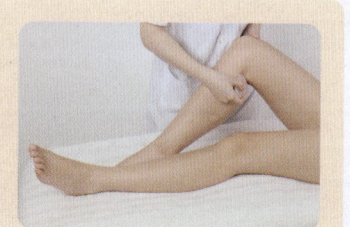

刮痧：每天用角刮法从上而下刮拭曲泉穴，每次3分钟，每天1次，可以缓解月经不调。

092 血海穴
月经量少按血海

所属经络：足太阴脾经

穴位定位
屈膝，在大腿内侧，髌底内侧端上2寸，当股四头肌内侧头的隆起处。

血，血液；海，指大海。此穴治疗各种血证，可引血归脾，犹如百川归海，故名。脾经负责身体血液的正常运行，月经过少多由血液生成不足而无血可下所致，也就是脾虚。月经量过少对身体不利，还可能是女性不孕的征兆，所以应及时治疗。

【主治】 月经不调、功能性子宫出血、子宫内膜炎、股内侧疼痛、皮肤瘙痒、小便淋漓等。

【配伍】 配带脉穴治月经不调；配犊鼻穴、阴陵泉穴、阳陵泉穴治膝关节疼痛；配合谷穴、曲池穴、三阴交穴治荨麻疹。

血海穴

小贴士：女性经期应注意保暖，忌寒、凉、生、冷刺激，防止寒邪侵袭。注意休息，减轻疲劳，加强营养，增强体质。生活要有规律，避免引起月经不调。

一穴多用

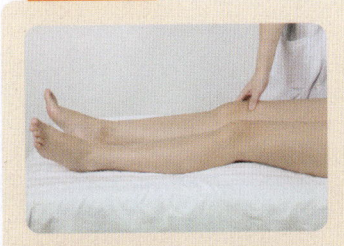

按摩：用拇指指尖按揉血海穴100~200次，每天坚持，能够治疗崩漏、痛经等。

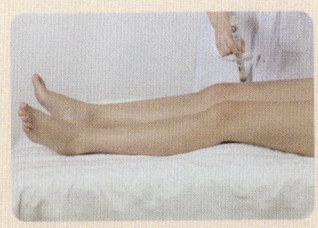

艾灸：用艾条温和灸熏灸血海穴5~20分钟，每日1次，可改善湿疹、膝痛等。

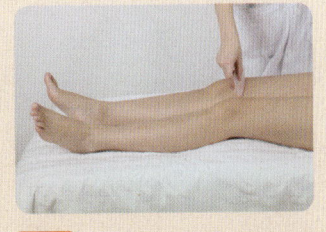

刮痧：用面刮法从上而下刮拭血海穴，力度微重，以出痧为度，每天1次，可治疗月经不调、痛经等。

093 陷谷穴
消除妊娠水肿

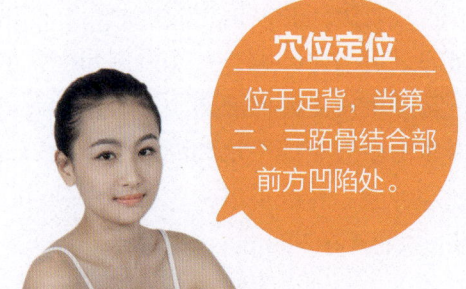

所属经络 足阳明胃经

穴位定位 位于足背，当第二、三跖骨结合部前方凹陷处。

陷谷穴位于跖骨间隙中，凹陷如谷，经气自上而下，故名。陷谷穴是足阳明胃经上的腧穴，为经气渐盛，由此注彼的部位。孕妇在妊娠后期会出现下肢水肿，而且下午较为明显。刺激陷谷穴，对颜面水肿、下肢水肿、足背肿痛都有一定的疗效。

【主治】面目水肿、足背肿痛、腹痛胀满、肠鸣泄痢、目赤肿痛、疝气等。

【配伍】配列缺穴治面目痈肿；配内庭穴、太冲穴，有清热消肿、活血止痛的作用，主治足跗肿痛。

陷谷穴

小贴士 女性怀孕期间，为了消除水肿，必须保证血液循环畅通、气息顺畅。为了做到这两点，除了安心静养外，还要注意保暖。

一穴多用

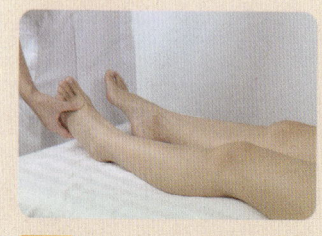

按摩 用拇指指腹揉按陷谷穴2~3分钟，长期按摩，可改善面目水肿、目赤肿痛等。

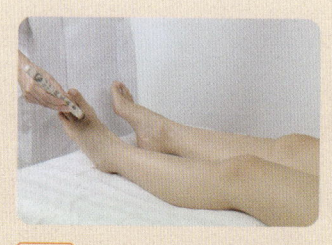

艾灸 用艾条回旋灸熏灸陷谷穴5~10分钟，每天1次，可治疗疝气、足背肿痛等病症。

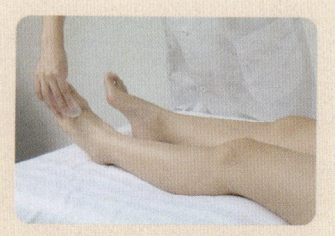

刮痧 用角刮法从上到下循经刮拭陷谷穴，潮红发热即可，可治疗腹痛胀满、肠鸣、泄痢等病症。

094 足临泣穴
挥别经期疼痛

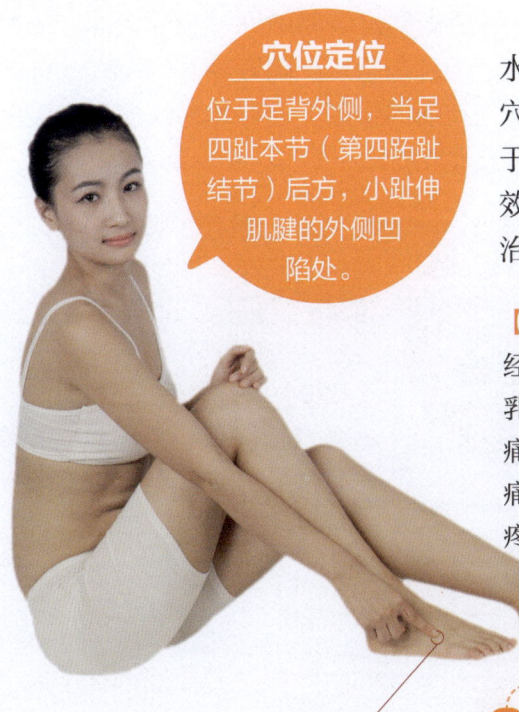

所属经络：足少阳胆经

足，足部；临，治理之意；泣，泪水。足临泣穴为八脉交会穴，也称女福穴，是清理人体淤积的重要机关，且通于带脉，有着很强的疏通能力，故止痛效果明显，对各种妇科疾病都有一定的治疗作用。

穴位定位
位于足背外侧，当足四趾本节（第四跖趾结节）后方，小趾伸肌腱的外侧凹陷处。

【主治】痛经、月经不调、胎位不正、乳腺炎、退乳、偏头痛、眩晕、目赤肿痛、胁肋疼痛、足跗疼痛等。

【配伍】配丘墟穴、解溪穴、昆仑穴治足跗肿痛；配风池穴、太阳穴、外关穴治偏头痛；配乳根穴、肩井穴治乳痈。

小贴士：痛经急性发作时应卧床休息，注意保暖，使用暖水袋敷下腹部，冲服红糖水，或者口服益母草颗粒、散结镇痛胶囊等。

一穴多用

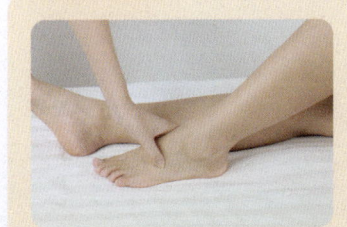

按摩：用拇指指尖掐按足临泣穴2~3分钟，长期按摩，可改善头痛、心悸、目眩等。

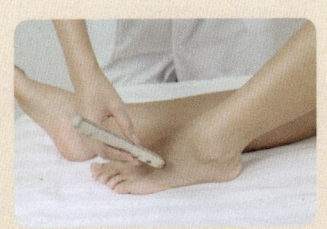

艾灸：用艾条温和灸熏灸足临泣穴5~10分钟，每天1次，可治疗疟疾、脑卒中偏瘫等。

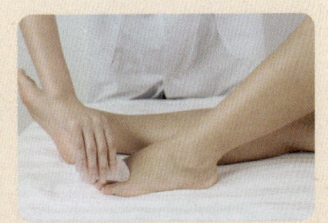

刮痧：用角刮法刮拭足临泣穴，以出痧为度，隔天1次，可治疗目赤肿痛、目外眦痛等病症。

095 阴谷穴
益肾调经强身体

所属经络：足少阴肾经

穴居下肢后侧腘窝内凹陷处，深处为谷，肾为阴脏，故名。阴谷穴是足少阴肾经上的合穴，有益肾调经、理气止痛的作用，治疗妇科疾病和泌尿生殖系统疾病的效果良好。

穴位定位：位于腘窝内侧，屈膝时，当半腱肌肌腱与半膜肌肌腱之间。

【主治】 月经不调、崩漏、阴道炎、外阴炎、功能性子宫出血、泌尿系统感染、小便不利等。

【配伍】 配曲池穴、血海穴、曲骨穴治阴痛、阴痒；配大赫穴、曲骨穴、命门穴治月经不调、崩漏。

阴谷穴

小贴士：血液循环不佳的女性应避免长时间坐着，要多活动身体。小心别受寒，不要吃冰冷食物，多吃温性食物，多吃黑色、红色、紫色的食物。

一穴多用

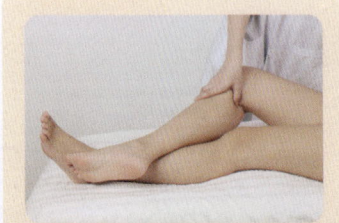

按摩：用拇指指尖按揉阴谷穴100~200次，每天坚持，能够治疗月经不调。

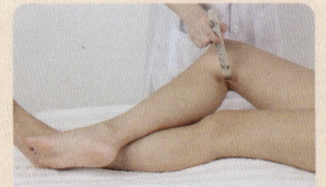

艾灸：用艾条温和灸熏灸阴谷穴5~20分钟，每日1次，可治月经不调、疝气等。

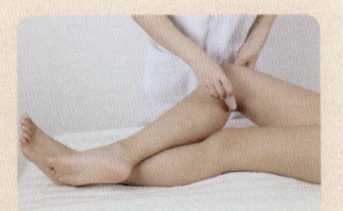

刮痧：用角刮法从上而下刮拭阴谷穴，每次3分钟，每天1次，可以缓解小便不利。

096 昆仑穴
缓解足跟疼痛

所属经络：足太阳膀胱经

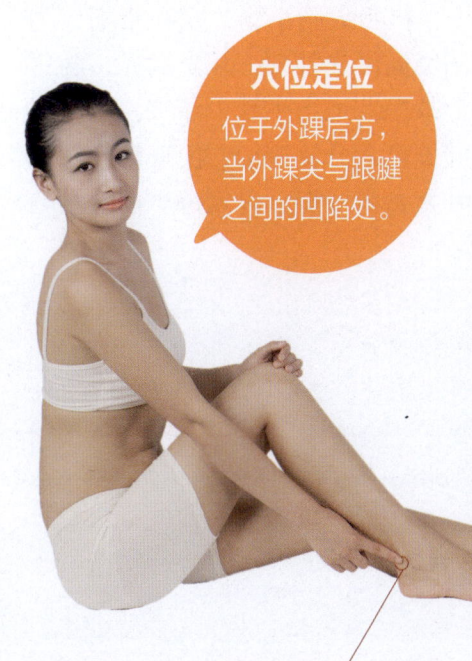

昆仑，形容广袤无垠，而外踝高突如山，因穴在其后，故名。足跟是人体负重的主要部分，足跟痛最常见于久站。女性经常穿高跟鞋，应注意锻炼小腿的屈伸动作，增强下肢肌肉力量，以缓解足跟痛的症状。

穴位定位：位于外踝后方，当外踝尖与跟腱之间的凹陷处。

【主治】足踝肿痛、后头痛、项强、腰骶疼痛、下肢瘫痪、膝关节炎、踝关节扭伤、足跟痛、坐骨神经痛、神经性头痛、眩晕等。

【配伍】配风池穴、后溪穴治头痛、惊痫；配风市穴、阳陵泉穴治下肢痿痹。

小贴士：采用醋水浸泡方法（即热水中加入适量醋，或直接用米醋1000毫升，加热至脚可伸入浸泡的温度），每天泡足30分钟至1小时，能缓解足跟痛症状。

一穴多用

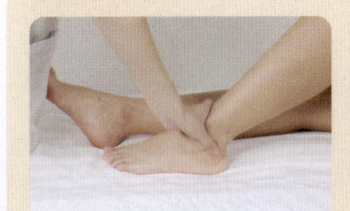

按摩：每天用拇指指尖按揉昆仑穴100~200次，可治疗各种目眩、头痛、颈项强痛、腰痛、足跟痛等。

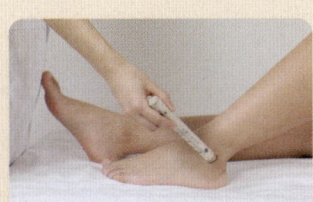

艾灸：用艾条温和灸熏灸昆仑穴5~20分钟，每日1次，可改善目眩、头痛、心痛等。

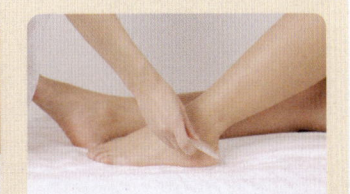

刮痧：每天用角刮法从上向下刮拭昆仑穴3~5分钟，可治疗颈项强痛、腰背疼痛、疟疾等。

097 少泽穴
益气通乳清热邪

所属经络：手太阳小肠经

穴位定位
位于手小指末节尺侧，距指甲角0.1寸（指寸）处。

少，指手太阳小肠，穴在小指，为手太阳小肠经之井穴，井当润泽，脉气初生，故名。适当刺激少泽穴，可使垂体后叶催产素分泌增加，使缺乳产妇血中泌乳素含量增加，以改善产后缺乳的状况。

【主治】 乳腺炎、乳汁分泌不足、头痛、昏迷、扁桃体炎、热病等。

【配伍】 配膻中穴、乳根穴治乳汁少、乳痈；配人中穴治热病、昏迷、休克。

小贴士
选重500克左右的活鲫鱼1条，黄酒适量。将鲫鱼去鳞与内脏洗净，加水适量，煮至半熟，加黄酒清炖。吃鱼喝汤，每日1次。经常喝此汤，有助于促进乳汁分泌。

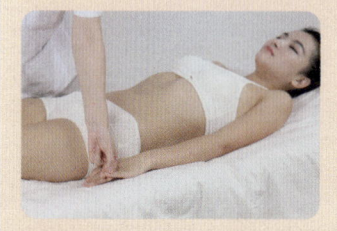

一穴多用

按摩：用拇指指尖掐按少泽穴3～5分钟，每天坚持，能够治疗脑卒中昏迷、热病等。

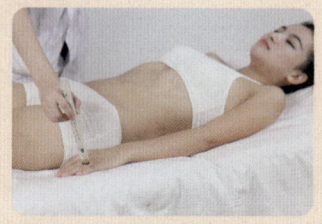

艾灸：用艾条雀啄灸熏灸少泽穴5～20分钟，每日1次，可治疗心痛。

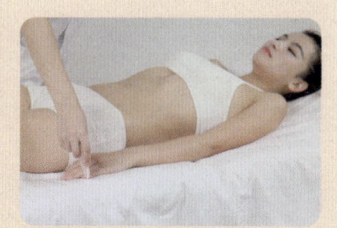

刮痧：用角刮法从上向下刮拭少泽穴3～5分钟，隔天1次，可缓解咽喉肿痛、心痛等。

098 神门穴
治疗失眠效果好

所属经络：手少阴心经

穴位定位
位于腕部，腕掌侧横纹尺侧端，尺侧腕屈肌腱的桡侧凹陷处。

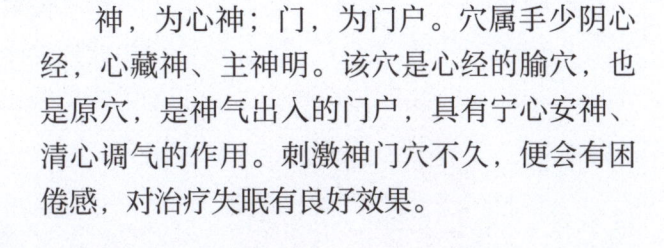

神，为心神；门，为门户。穴属手少阴心经，心藏神、主神明。该穴是心经的腧穴，也是原穴，是神气出入的门户，具有宁心安神、清心调气的作用。刺激神门穴不久，便会有困倦感，对治疗失眠有良好效果。

【主治】 失眠、心痛、心烦、惊悸、怔忡、健忘、高血压、胸胁痛、头晕、目眩等。

【配伍】 配内关穴、心俞穴治心痛；配内关穴、三阴交穴治健忘、失眠；配支正穴治健忘、失眠。

小贴士：失眠者生活要有规律，晚饭后不要喝咖啡、茶及含酒精的饮料。创造良好的睡眠环境，卧室里避免强光、强噪音，还要尽量避免在白天午睡过久。

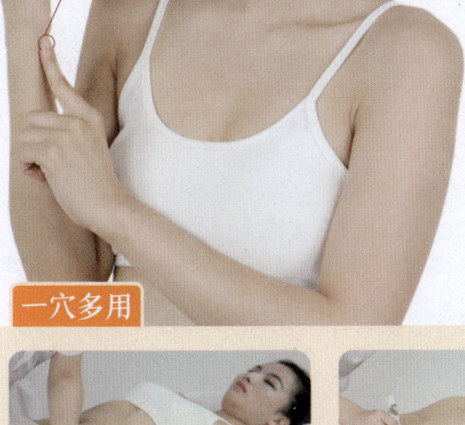

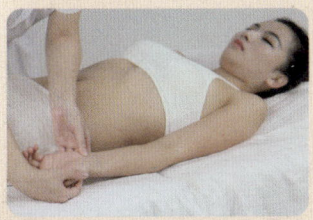

一穴多用

按摩
每天用拇指指尖弹拨神门穴100~200次，能防治前臂麻木、失眠、健忘等。

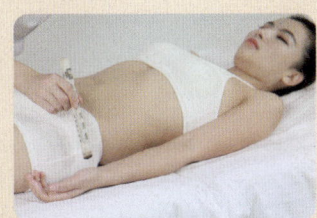

艾灸
用艾条温和灸熏灸神门穴5~20分钟，每天1次，可缓解健忘、失眠、癫狂等。

刮痧
用角刮法从上向下刮拭神门穴3~5分钟，隔天1次，可治疗失眠、怔忡、心悸等。

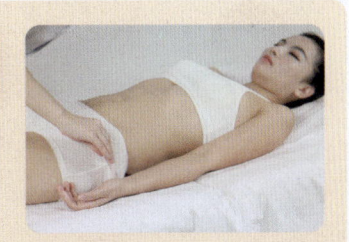

099 至阴穴
矫正胎位有奇效

所属经络：足太阳膀胱经

【主治】胎位不正、胞衣不下、滞产、头痛等。

穴位定位：位于足小趾末节外侧，距趾甲角0.1寸（指寸）处。

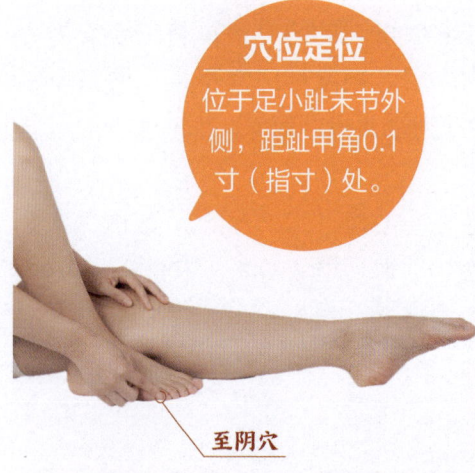

至，极限；阴，寒气。膀胱经的寒湿水气由此外输体表，故名。胎位异常见于腹壁松弛的孕妇和经产妇。早期纠正胎位，能预防难产。

至阴穴

一穴多用

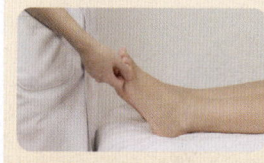

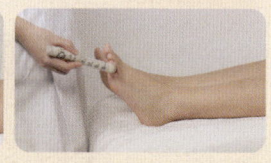

按摩：用拇指指尖按揉至阴穴100～200次，每天坚持，能够治疗头痛。

艾灸：用艾条温和灸熏灸至阴穴5～20分钟，每日1次，可治疗胎位不正。

100 水道穴
消水肿止痛经

所属经络：足阳明胃经

【主治】痛经、不孕、盆腔炎、子宫疾病、便秘等。

穴位定位：位于下腹部，当脐中下3寸，距前正中线2寸处。

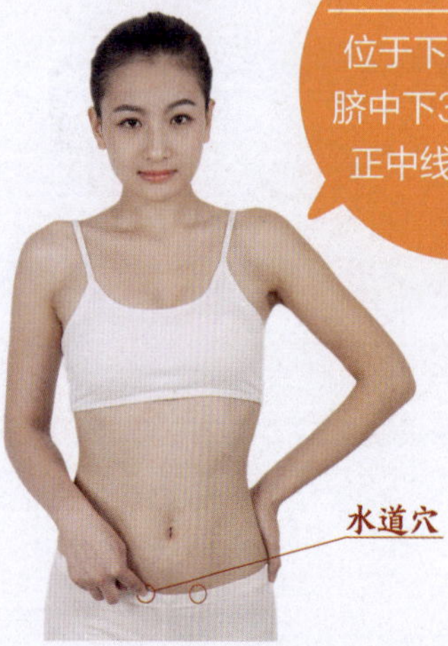

此穴是胃经水液通行的道路，故名。刺激水道穴，可对痛经、不孕、盆腔炎等妇科疾病起到有效的辅助治疗效果。

水道穴

一穴多用

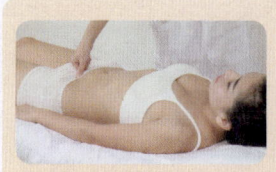

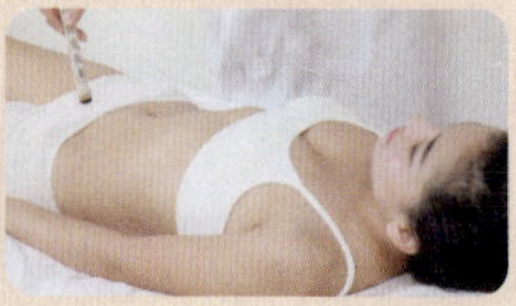

按摩：每天用拇指指腹点按水道穴1～3分钟，可改善小便不利、痛经等病症。

艾灸：用艾条温和灸熏灸水道穴10分钟，可治疗小腹胀满、胀痛等病症。

第8章

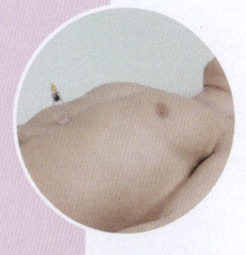

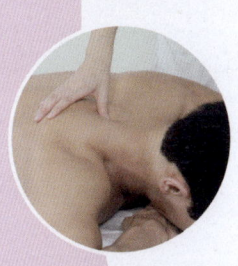

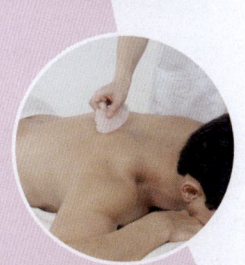

男性保健常用穴位

男性看似强壮，可照样无法避免疾病的困扰，颈椎病、腰酸背痛、肾虚劳累等诸多病症都在威胁着男性的身体健康。男性若能自我进行经穴理疗，或者请家人帮忙，刺激某些穴位，就能在很大程度上远离病痛，拥抱健康。

101 定喘穴
通宣理肺不咳嗽

所属经络 经外奇穴

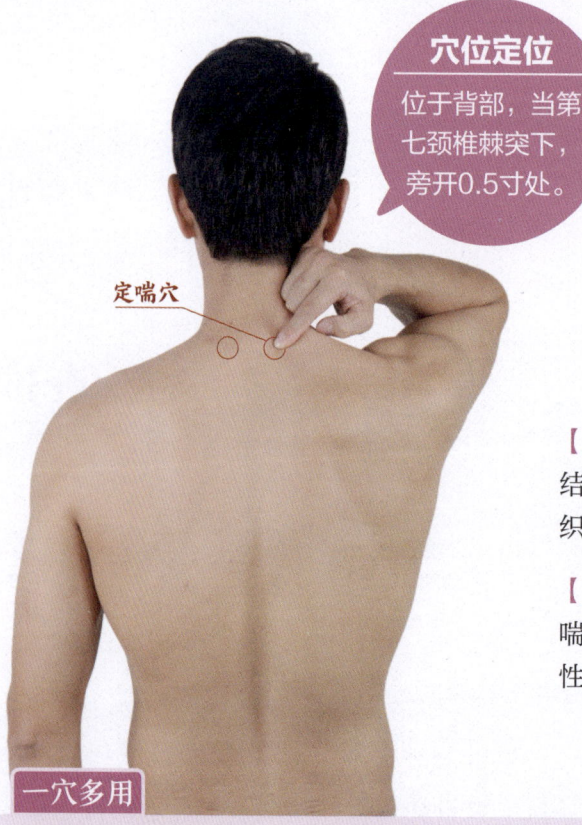

穴位定位
位于背部，当第七颈椎棘突下，旁开0.5寸处。

定有平息之意；喘指喘息、喘哮。此穴有宣肺平喘之效，故名。肺是娇弱器官，容易受风、寒、热等外邪侵袭，肺失宣肃而发生咳嗽。经常按揉定喘穴，能宽胸理气、平喘止咳。

【主治】 咳嗽、哮喘、支气管炎、肺结核、落枕、肩背疼痛、肩关节软组织损伤等。

【配伍】 配肺俞穴、中府穴治咳喘；配涌泉穴、天突穴、丰隆穴治慢性支气管炎。

一穴多用

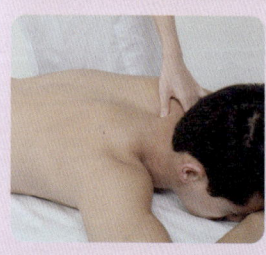

[按摩] 用拇指指腹推按定喘穴1~3分钟，长期按摩，可治疗喘哮久咳、肺结核等病症。

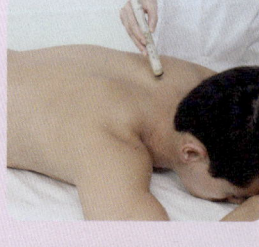

[艾灸] 用艾条温和灸熏灸定喘穴5~10分钟，每天1次，可治疗咳嗽、百日咳、肩背痛等病症。

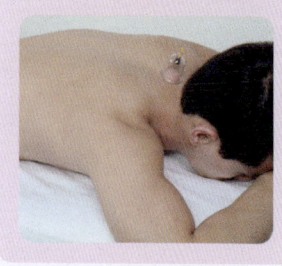

[拔罐] 用火罐吸拔定喘穴，留罐10~15分钟，隔天1次，可治疗落枕、颈项部扭挫伤等。

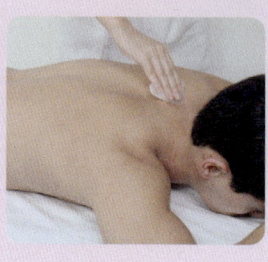

[刮痧] 用面刮法刮拭定喘穴，以出痧为度，隔天1次，可治疗哮喘、支气管炎等病症。

102 中脘穴
治脾胃病之要穴

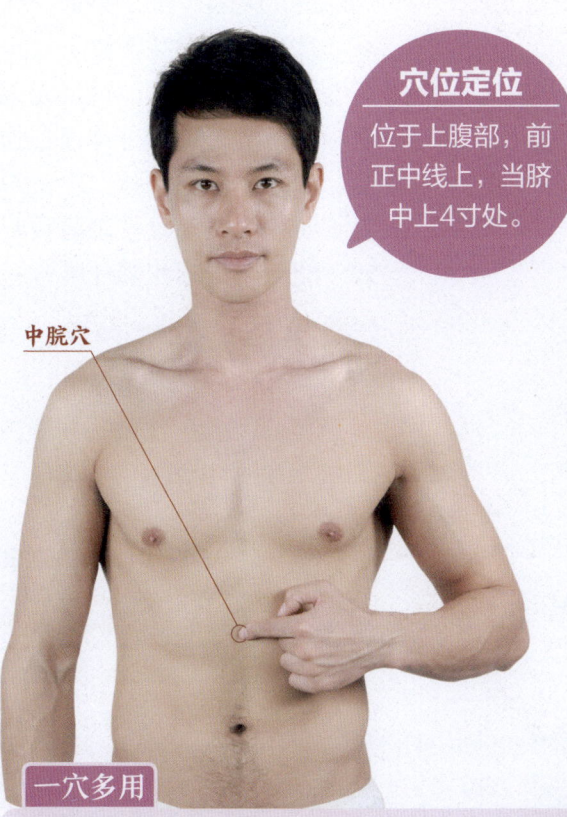

所属经络 任脉

穴位定位 位于上腹部，前正中线上，当脐中上4寸处。

中脘穴

脘同"管"，原指胃内腔；中指胃的中部，穴在脐上4寸，故名。中脘穴是手太阳与手少阳、足阳明之会，为胃之募穴，八会穴之腑会。中脘穴能健脾和胃、通腑降气，对胃脘胀痛、食欲不振等小儿脾胃病有很好的疗效。

【主治】胃痛、胃溃疡、肠鸣、便秘、便血、食谷不化、腹胀、腹痛、呕吐、疳积、黄疸、头痛、失眠、惊风等。

【配伍】配百会穴、足三里穴、神门穴治失眠、烦躁；配膻中穴、天突穴、丰隆穴治哮喘；配肝俞穴、太冲穴、三阴交穴、公孙穴治胃溃疡。

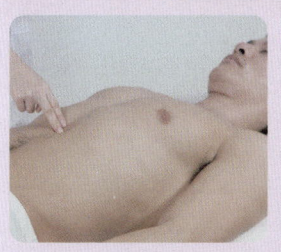

一穴多用

按摩 每天用食指、中指指尖推揉中脘穴3~5分钟，长期按摩，可改善便秘、黄疸、头痛等。

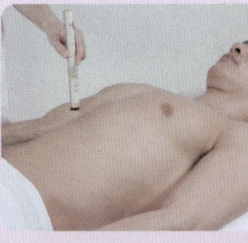

艾灸 用艾条温和灸熏灸中脘穴5~10分钟，每天1次，可治疗头痛、失眠、惊风等。

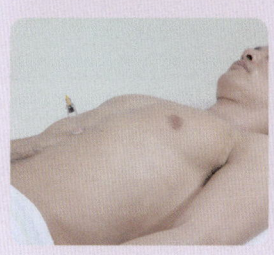

拔罐 用气罐吸拔中脘穴，留罐10~15分钟，隔天1次，可治疗疳积、便秘、黄疸、头痛等病症。

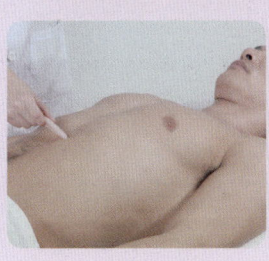

刮痧 用角刮法刮拭中脘穴，以出痧为度，隔天1次，可治疗腹胀、呕吐、疳积等病症。

103 腰眼穴
强肾又防病

所属经络：经外奇穴

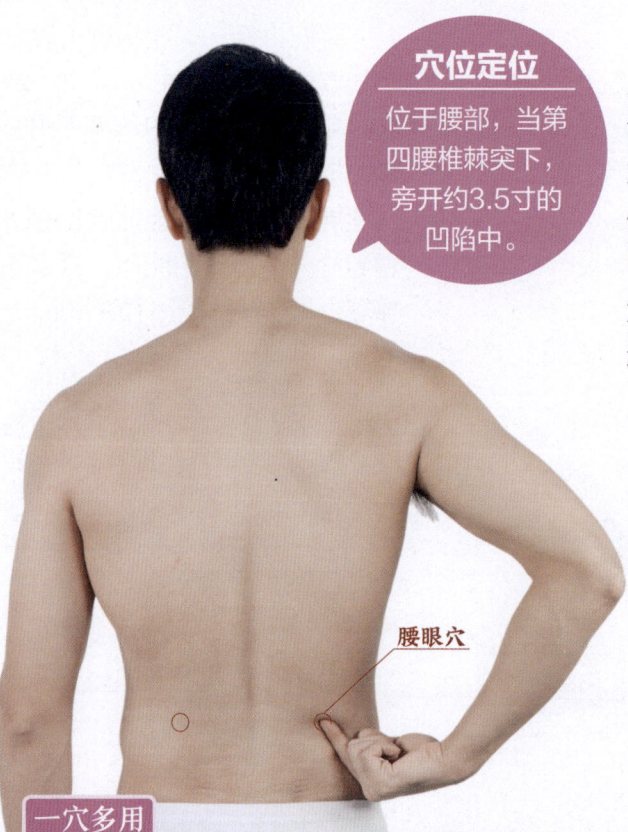

穴位定位：位于腰部，当第四腰椎棘突下，旁开约3.5寸的凹陷中。

腰，腰部；眼，关键，要点。穴当腰部两侧凹陷之处，该处似眼状，故名。肾是先天之本，肾气充足，身体才会强健。腰眼穴位于带脉之中，为肾脏所在部位。经常刺激腰眼穴，能疏通带脉和强壮腰脊，还能防治风寒引起的腰痛。

【主治】 腰痛、腹痛、尿频、遗尿、消渴、虚劳等。

【配伍】 配命门穴、阳陵泉穴、后溪穴治腰脊痛。

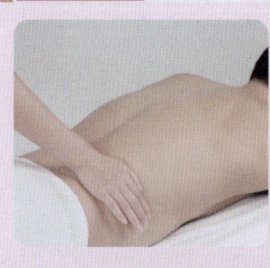

一穴多用

按摩：用手掌大鱼际穴着力，揉按腰眼穴2~3分钟，可治疗坐骨神经痛、腰腿痛等病症。

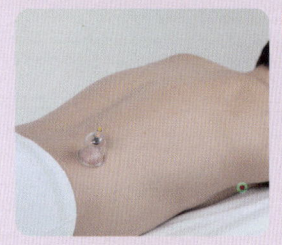

艾灸：用艾条温和灸熏灸腰眼穴10~15分钟，每天1次，可治疗腹痛、消渴、子宫内膜炎等病症。

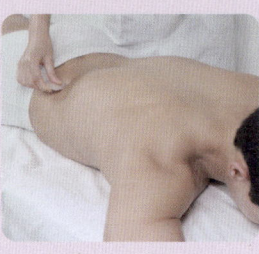

拔罐：用气罐吸拔腰眼穴，留罐10分钟，有强健腰肌的功效，可治疗腰痛、腰肌劳损等病症。

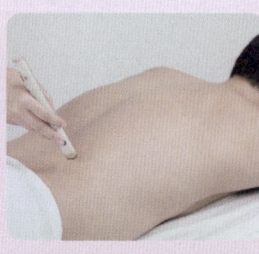

刮痧：每天用角刮法由内向外刮拭腰眼穴3分钟，稍出痧即可，可治疗腰骶疼痛、下肢痿痹等。

104 大杼穴
有效防治颈椎病

所属经络：足太阳膀胱经

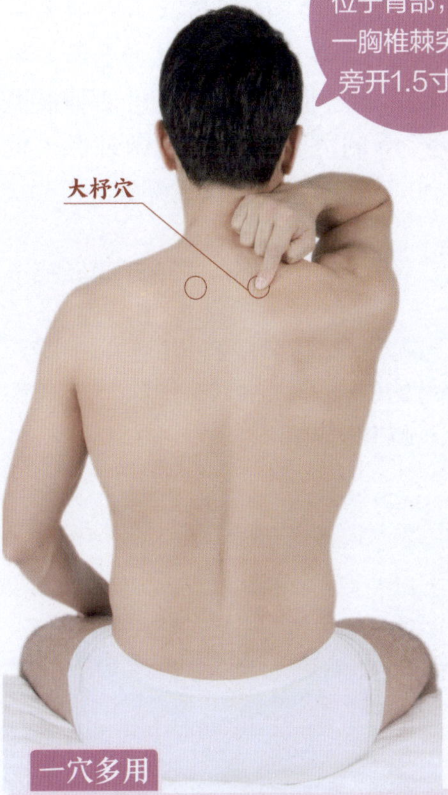

穴位定位：位于背部，当第一胸椎棘突下，旁开1.5寸处。

大，多；杼，古指织布的梭子。杼骨即第一椎骨，骨会大杼，主治骨病，故名。不当的姿势、过度紧张，以及长时间久坐和疏于保暖，都容易导致颈椎病。适当刺激大杼穴，使颈肩部经脉气血流通，就能达到防治颈椎病的目的。

【主治】颈椎病、腰背肌痉挛、膝关节骨质增生、支气管炎、支气管哮喘、肺炎、头痛、咽炎、感冒等。

【配伍】配夹脊穴、绝骨穴治颈椎病；配列缺穴、尺泽穴治咳嗽、气喘；配肩外俞穴治肩背痛。

小贴士：预防颈椎病最重要的是坐姿要正确，注意保持最舒适、自然的姿势。久坐时应不时站起来走动，活动一下颈肩部，使颈肩部的肌肉得到松弛。

一穴多用

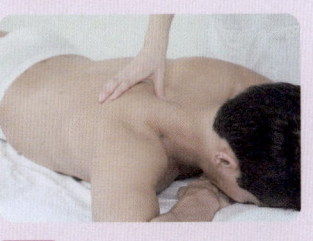

按摩：用拇指指尖按揉大杼穴100~200次，每天坚持，能够治疗肩背疼痛。

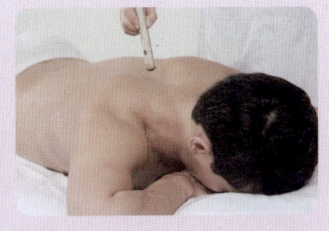

艾灸：用艾条温和灸熏灸大杼穴5~20分钟，每日1次，可治疗咳嗽、痰多等。

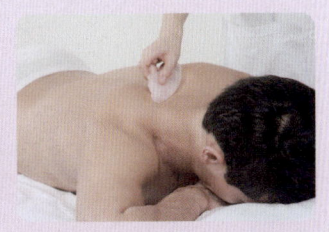

刮痧：用面刮法从上而下刮拭大杼穴，力度微重，以出痧为度，隔天1次，可缓解咳嗽、发热等。

105 魄户穴
拒绝干燥养娇肺

所属经络：足太阳膀胱经

穴位定位：位于背部，当第三胸椎棘突下，旁开3寸处。

肺藏"魄"，魄指肺部的精气；户，指出入的门户。穴在肺俞穴旁，故名。肺喜欢湿润，厌恶干燥。经常刺激魄户穴，可使肺所藏的气魄充足，抵御外邪入侵肺，保证肺部的健康。

【主治】咳嗽、气喘、项强、肩背痛等。

【配伍】配肺俞穴、孔最穴，有降气平喘的作用，主治咳喘、哮喘；配天突穴、膻中穴治喘咳。

小贴士：肺为"娇脏"，饮食方面应以清淡为主，少吃刺激性食物，在呼吸道感染期间，忌吃辣椒、芥末，多吃润肺的食物，如梨、百合、莲子、白萝卜等，能健脾化痰。

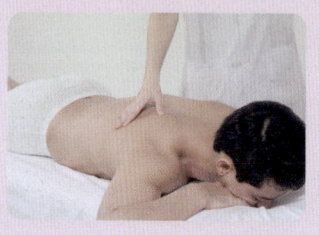

一穴多用

按摩：用拇指指尖放于魄户穴上，顺时针微用力揉按2~3分钟，以局部发红为宜，可改善气短、咳嗽等。

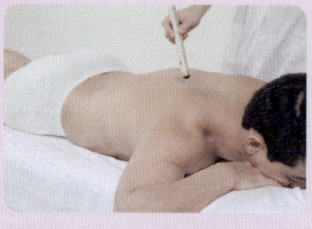

艾灸：用艾条温和灸熏灸魄户穴5~20分钟，每日1次，可改善气短、咳嗽、气喘等。

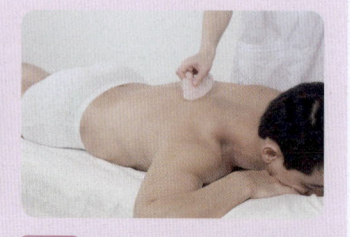

刮痧：用面刮法从上向下刮拭魄户穴3~5分钟，隔天1次，可治疗咳嗽、气喘等。

106 廉泉穴
治咽炎有奇效

所属经络：任脉

穴位定位：位于颈部，当前正中线上，喉结上方，舌骨上缘凹陷处。

廉，廉洁、收敛；泉，泉水。穴当舌上之凹陷，故名廉泉。咽炎是常见的呼吸道疾病，分急性咽炎和慢性咽炎两大类。经常按摩廉泉穴有利喉舒舌、消肿止痛的作用。烟瘾较大的男性，经常刺激该穴，对于防治咽炎有一定的疗效。

【主治】 舌下肿痛、舌根缩急、舌纵涎出、暴喑、口舌生疮、喉痹、脑卒中失语、舌炎、咽炎等。

【配伍】 配天突穴、涌泉穴治暴喑；配金津穴、玉液穴治舌下肿痛；配哑门穴、合谷穴治言语不清；配承浆穴、地仓穴治流涎。

小贴士：咽炎患者应特别注意口腔卫生，坚持早晚与饭后刷牙，并纠正张口呼吸的不良习惯，避免空气中的粉尘对口腔造成污染；平时还要多进食水果。

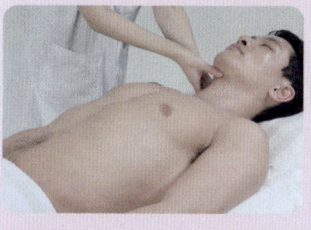

一穴多用

按摩：用拇指指腹顺时针揉按廉泉穴2~3分钟，长期坚持按摩，可治疗脑卒中失语、聋哑、消渴等。

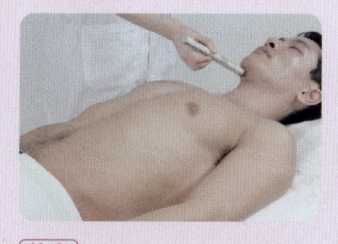

艾灸：用艾条温和灸熏灸廉泉穴10~15分钟，每天1次，可治疗口舌生疮、舌炎、喉痹等。

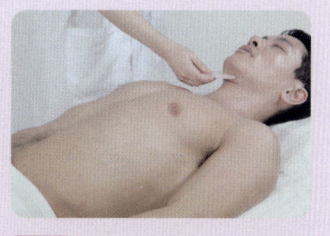

刮痧：用刮痧板角部刮拭廉泉穴1~2分钟，力度较轻，可治疗声带麻痹、舌根部肌肉萎缩、舌根缩急等。

107 承光穴
疏风散热治目疾

所属经络：足太阳膀胱经

穴位定位
位于头部，当前发际正中直上2.5寸，旁开1.5寸处。

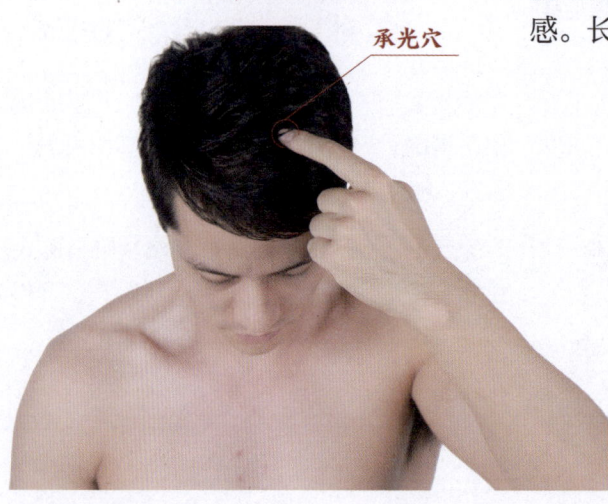

承，承受；光，光亮。刺激此穴，能重新承受光明，故名。老年人脏腑器官衰老，脏腑精气不能濡养目瞳，因此导致近距离阅读或工作困难，严重的会导致老花眼。刺激承光穴，会使气血进入眼部，则眼睛会有舒适感。长期坚持，还能改善老花眼。

【主治】 头痛、青盲、目眩、热病、癫痫、呕吐、心烦、鼻塞多涕、鼻炎、面神经麻痹等。

【配伍】 配承泣穴、太阳穴治视力减退；配肝俞穴、中封穴治头痛、目眩；配合谷穴、迎香穴治感冒、鼻塞流涕、目翳。

一穴多用

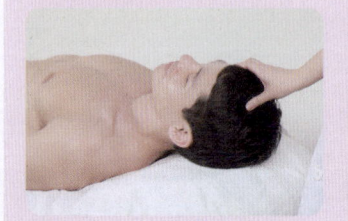

按摩：用拇指指尖按揉承光穴100~200次，每天坚持，能够治疗头痛、目眩等。

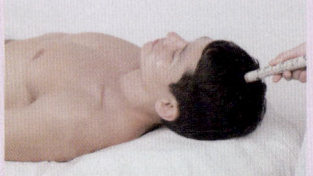

艾灸：用艾条温和灸熏灸承光穴5~20分钟，每日1次，可治疗呕吐。

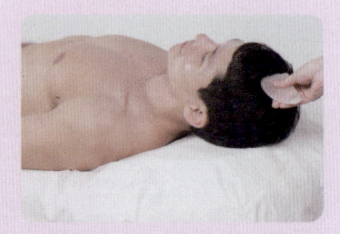

刮痧：用角刮法从前向后刮拭承光穴3~5分钟，隔天1次，可缓解鼻塞、视物不清等病症。

108 水分穴
通调水道消水肿

所属经络：任脉

穴位定位：位于上腹部，前正中线上，当脐中上1寸处。

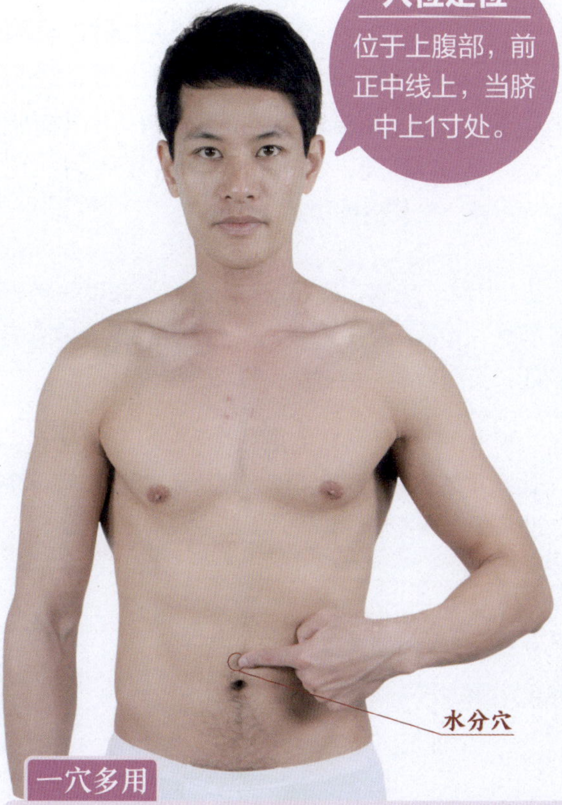

水，水液；分，分开。穴内为小肠，小肠能分泌清浊，穴当其处，善于利水，故名。不良的生活习惯或激素失调等因素，都会使静脉循环不佳，淋巴堵塞，排水、排毒不畅，导致水肿。刺激该穴，能促进肠胃代谢，减少身体废水的滞留，消除水肿。

【主治】水肿、小便不利等水液输布失常病症，腹痛、腹泻、反胃吐食等肠胃病症。

【配伍】配内关穴治反胃呕吐；配中封穴、曲泉穴治脐痛；配脾俞穴、三阴交穴治水肿。

小贴士：平时多吃低盐、低糖、低油的食物，凡是浓油赤酱和腌渍食物、煎炸食物、含糖饮料都要尽量少吃，这样能有效降低水肿的发生概率。

水分穴

一穴多用

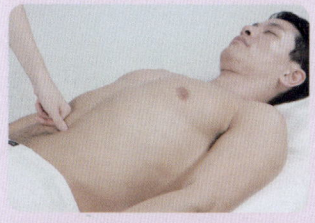

按摩：每天用拇指指尖点按水分穴3~5分钟，长期按摩，可改善反胃、胃下垂等。

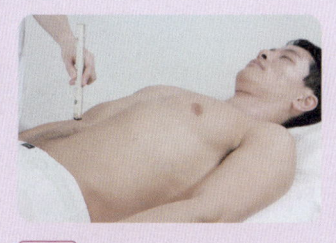

艾灸：用艾条温和灸熏灸水分穴5~10分钟，每天1次，可治疗肠炎、泄泻等。

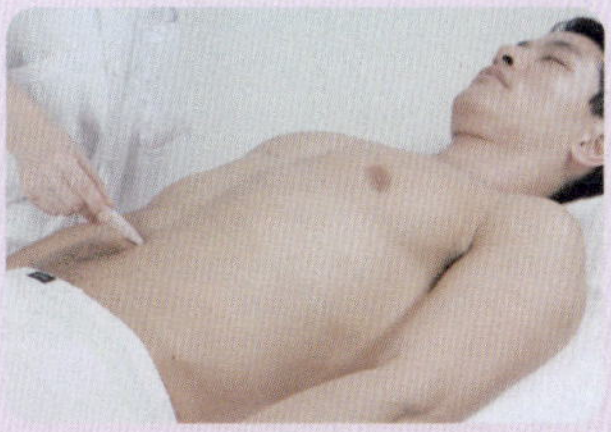

刮痧：用角刮法刮拭水分穴，以皮肤潮红为度，隔天1次，可治疗腹胀、腹痛、胃炎等。

109 大椎穴
振奋阳气功效多

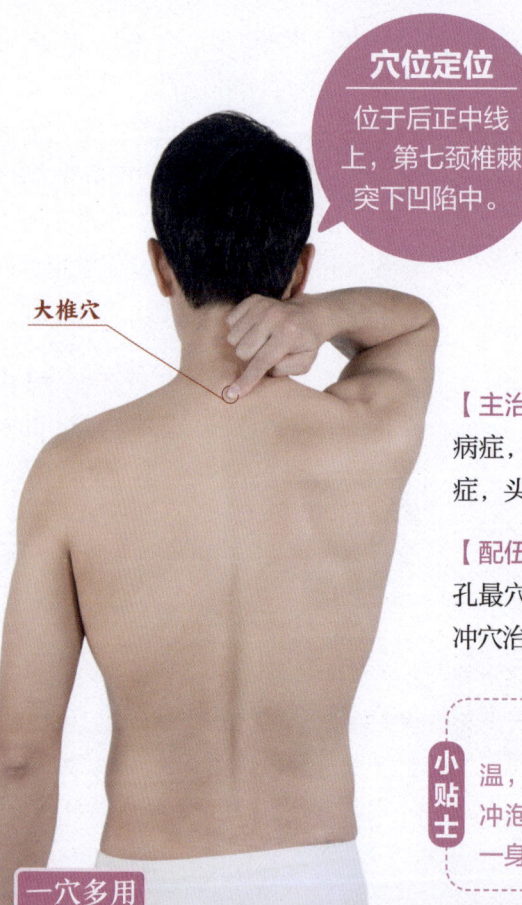

所属经络：督脉

穴位定位：位于后正中线上，第七颈椎棘突下凹陷中。

脊椎骨中以第七颈椎棘突隆起最高，穴当其处，故名。大椎穴是督脉与十二正经中所有阳经的交会点，总督一身之阳，有清热解表、补虚治劳等作用。经常给大椎穴适当的刺激，可以增强阳气，赶走疾病，恢复体力，让人精神抖擞。

【主治】热病、恶寒发热、感冒、咳嗽等外感病症，骨蒸潮热、癫狂痫症、小儿惊风等神志病症，头痛项强，肩背痛，腰脊强痛，痤疮等。

【配伍】配肺俞穴治盗汗、劳热；配定喘穴、孔最穴治哮喘；配腰俞穴治疟疾；配合谷穴、中冲穴治伤寒发热、头昏；配长强穴治脊背强痛。

小贴士：生姜能预防疾病和抗老化，红茶性味甘温，可补养人体阳气。将生姜和红茶用沸水冲泡，自制姜红茶。经常饮用姜红茶，能养一身之阳气，振奋精神，提高活力。

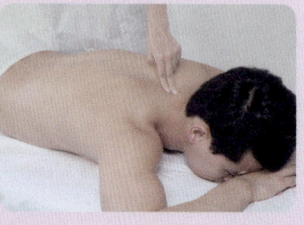

一穴多用

按摩：将食指、中指并拢，用两指指腹揉按大椎穴100~200次。可防治风疹、热病、呃逆等。

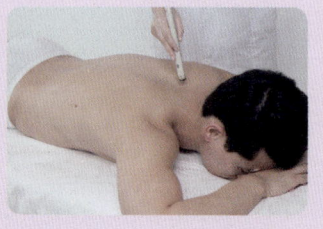

艾灸：用艾条温和灸熏灸大椎穴10~15分钟，每天1次，可治疗呕吐、黄疸、肩背痛等。

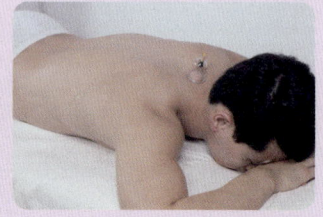

拔罐：用气罐吸拔大椎穴，留罐10~15分钟，隔天1次，可治疗项强、骨蒸潮热、五劳虚损等。

110 中膂俞穴
舒缓腰酸背痛

所属经络：足太阳膀胱经

【主治】腰脊强痛、泄泻、疝气、遗精、遗尿等。

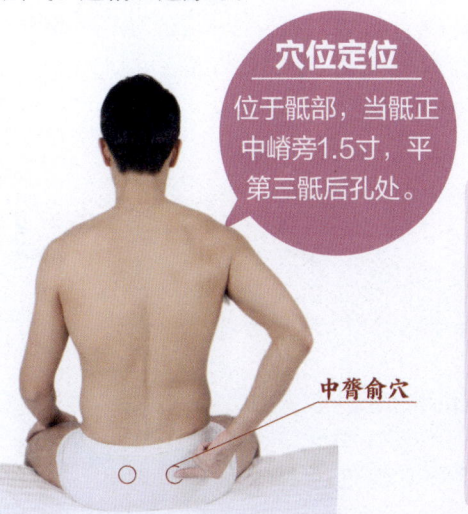

穴位定位
位于骶部，当骶正中嵴旁1.5寸，平第三骶后孔处。

中，指体内；膂，指的是脊骨；俞，输送。本穴位于脊椎两侧肌肉隆起处，且位于中髎穴旁，故名。刺激该穴，能缓解腰酸背痛、痉挛。

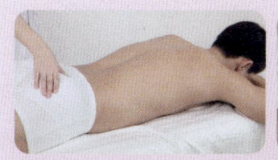

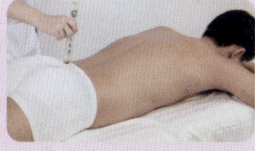

中膂俞穴

一穴多用

[按摩] 每天用拇指指尖按揉中膂俞穴100~200次，能够治疗腰脊强痛、腹痛等。

[艾灸] 用艾条温和灸熏灸中膂俞穴5~20分钟，每日1次，可改善坐骨神经痛。

111 会阳穴
防治前列腺增生

所属经络：足太阳膀胱经

【主治】前列腺炎、前列腺增生、阳痿、遗精、腹泻、阳痿等。

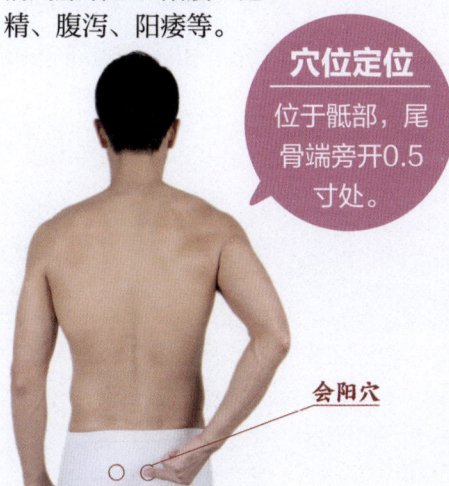

穴位定位
位于骶部，尾骨端旁开0.5寸处。

会，交会；阳，阳气。此穴属阳，又与阳脉之海督脉交会，故名。刺激该穴，能调节神经内分泌功能，激发雄激素分泌，抑制前列腺增生。

会阳穴

一穴多用

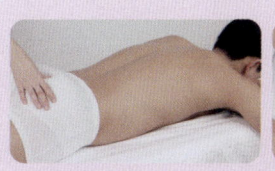

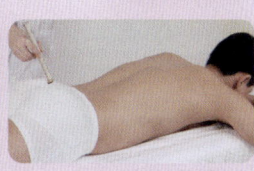

[按摩] 用拇指指尖按揉会阳穴100~200次，每天坚持，能够治疗阳痿。

[艾灸] 用艾条温和灸熏灸会阳穴5~20分钟，可改善小便不利、阳痿等。

112 大包穴
疲劳困倦找大包

所属经络 足太阴脾经

【主治】 四肢无力、疲劳困倦、全身疼痛、胸胁痛、咳嗽等。

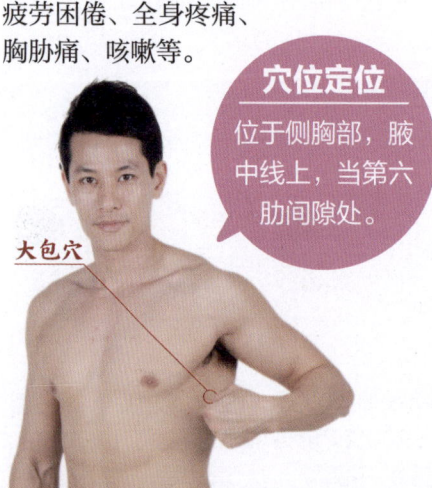

穴位定位 位于侧胸部，腋中线上，当第六肋间隙处。

大包穴为脾之大络，总统阴阳诸经，由脾灌溉五脏、六腑、四肢。疲劳与脾有关，刺激该穴，可以调节脾的气血，提升脾的运化作用。

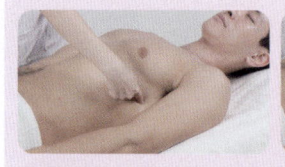

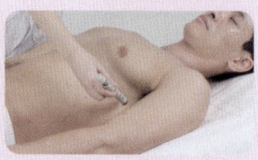

一穴多用

按摩 用食指指尖按揉大包穴100~200次，每天坚持，能够治疗胸胁胀痛。

艾灸 用艾条温和灸熏灸大包穴5~20分钟，可改善全身乏力、酸痛。

113 步廊穴
缓解胸部疼痛

所属经络 足少阴肾经

【主治】 胸痛、咳嗽、气喘、呕吐、乳痛等。

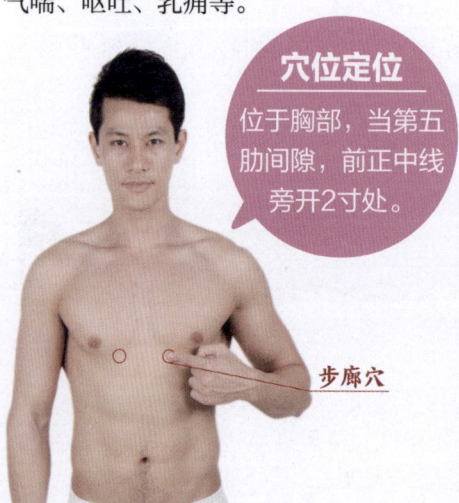

穴位定位 位于胸部，当第五肋间隙，前正中线旁开2寸处。

正中为庭，两边为廊，该穴在中庭旁，肾脉由此上行胸部，故名。步廊穴可宽胸理气，如果经常感觉胸闷、胸痛，可以多按按步廊穴。

一穴多用

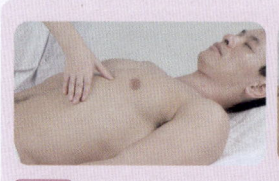

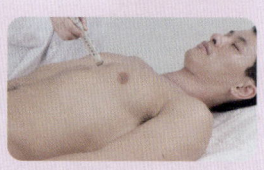

按摩 用拇指指尖按揉步廊穴100~200次，每天坚持，能够治疗咳嗽、气喘等。

艾灸 每天用艾条温和灸熏灸步廊穴5~20分钟，可改善咳嗽、多痰、呕吐等。

第9章

两性幸福常用穴位

良好美满的夫妻生活，是维持和谐夫妻关系的重要因素。刺激相关穴位，在保健养生、防病祛病的同时，还可以提高夫妻生活质量。经常刺激壮阳养性的相关穴位，可以增进夫妻情感，让生活变得更加幸福美满。

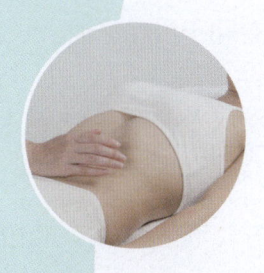

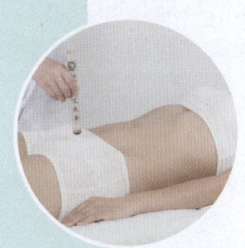

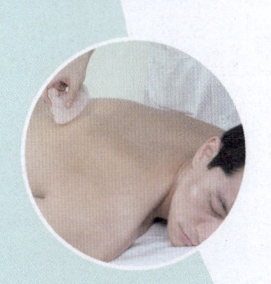

114 大肠俞穴
腰脊健康防早泄

所属经络 足太阳膀胱经

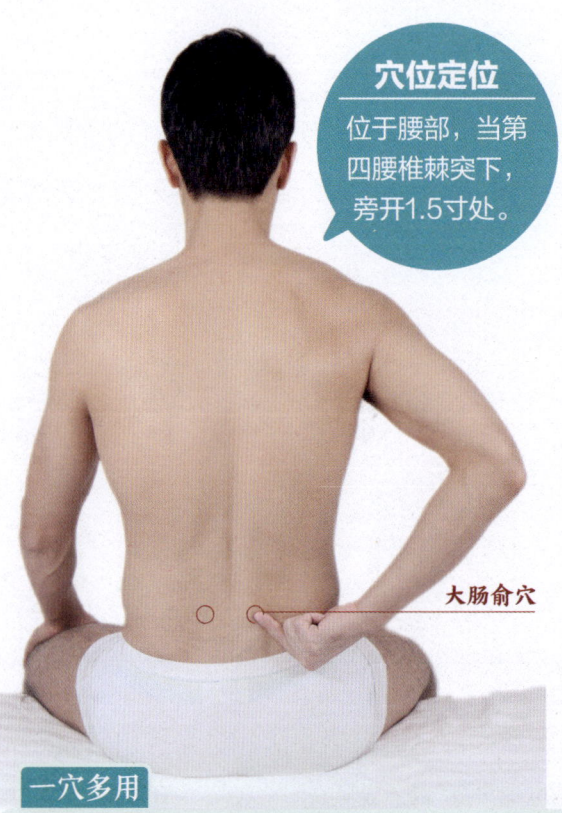

穴位定位 位于腰部，当第四腰椎棘突下，旁开1.5寸处。

大肠俞穴

大肠，指大肠腑；俞，输送。大肠腑中的水湿之气由此外输膀胱经，故名。早泄是不少男性的一大问题，它会让男性缺乏自信，如此，夫妻生活就无法圆满。指压大肠俞穴和小肠俞穴，能够恢复腰椎和仙骨结合处的柔性，有助于治疗早泄。

【主治】 腹胀、泄泻、便秘、腰痛、早泄等。

【配伍】 配至阳穴、腰阳关穴治腰脊骶髂疼痛；配天枢穴治胃肠积滞、肠鸣、腹泻；配上巨虚穴、承山穴治便秘。

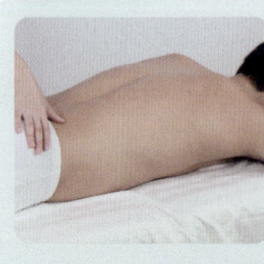

一穴多用

按摩 用拇指指尖按揉大肠俞穴100~200次，每天坚持，能够治疗腹痛、肠鸣、便秘、泄泻等。

艾灸 用艾条温和灸熏灸大肠俞穴5~20分钟，每日1次，可改善腰背酸冷、泄泻等。

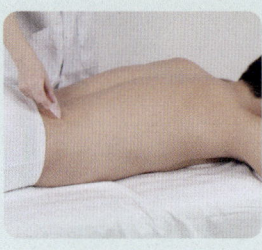

拔罐 用火罐吸拔大肠俞穴，留罐5~10分钟，隔天1次，可缓解腹胀、泄泻等。

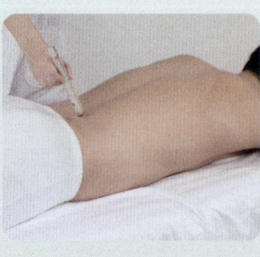

刮痧 每天用面刮法从上而下刮拭大肠俞穴，力度微重，出痧为度，可治疗腰痛、便秘等。

115 膈俞穴
活血通脉增情趣

所属经络：足太阳膀胱经

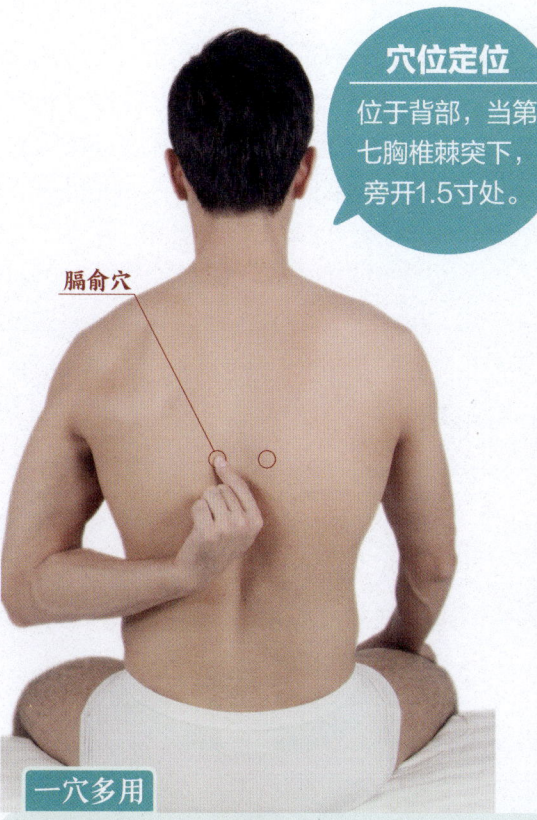

穴位定位：位于背部，当第七胸椎棘突下，旁开1.5寸处。

穴靠近膈膜，故名膈俞穴。膈俞穴属足太阳膀胱经，是八会穴之血会。经常刺激膈俞穴，不仅可以防病祛病、保健养生，还能加速血液流通，唤醒性感觉，提高夫妻生活质量。

【主治】 血瘀、血虚诸证，支气管炎、贫血、呃逆、气喘、咳嗽、吐血、潮热、盗汗等。

【配伍】 配内关穴、足三里穴治呕吐、呃逆；配足三里穴、血海穴、育膏俞穴治贫血；配肺俞穴、膻中穴治咳嗽、气喘、肺炎。

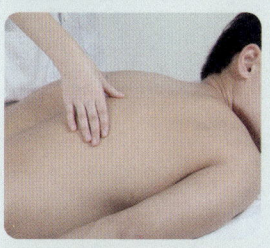

一穴多用

按摩：用拇指按揉膈俞穴100～200次，每天坚持，能够治疗各种血证。

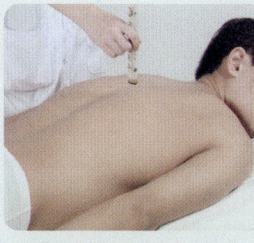

艾灸：用艾条温和灸熏灸膈俞穴5～20分钟，每日1次，可改善呃逆、咳嗽等。

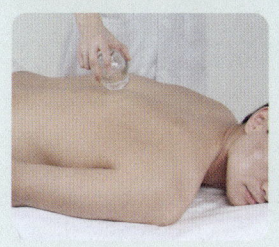

拔罐：用火罐吸拔膈俞穴，留罐5～10分钟，隔天1次，可缓解咳嗽、心痛等。

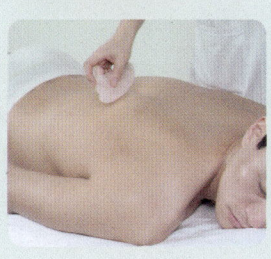

刮痧：用刮痧板沿着膀胱经的循经方向刮拭膈俞穴，以出痧为度，隔天1次，可治疗气喘、呕吐等。

116 气海穴
益气助阳强腰肾

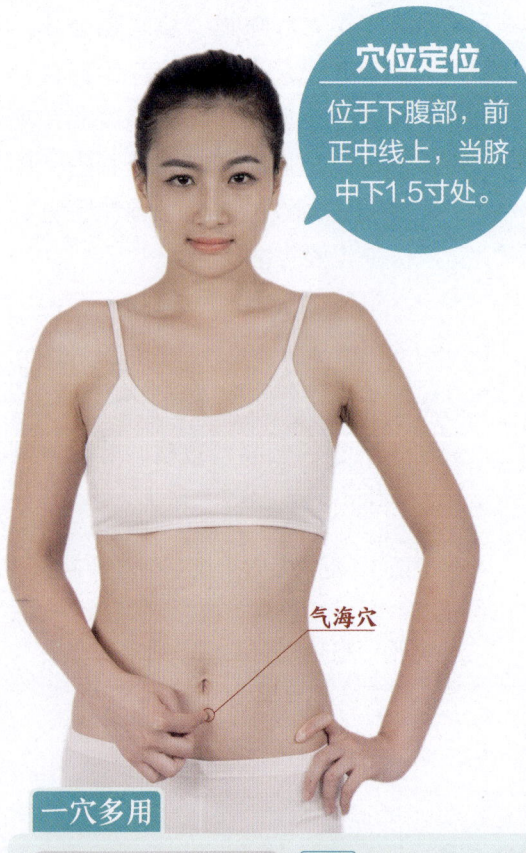

所属经络：任脉

穴位定位：位于下腹部，前正中线上，当脐中下1.5寸处。

气，气态物质；海，指大的意思。穴居脐下，是处为先天元气之海，故名。气海穴是防病强身要穴之一，有培补元气、固益肾精的作用，常用于治疗气虚证、妇科病、男科病，以及胃肠病症等。

【主治】 脏器虚惫、真气不足、肌体羸瘦等。

【配伍】 配三阴交穴治白浊、遗精、下腹冷痛、经少；配关元穴、阴陵泉穴、大敦穴、行间穴治小便淋沥不尽、少腹胀痛、黄白带下。

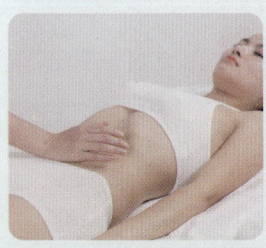

一穴多用

按摩：用拇指指尖按揉气海穴100~200次，每天坚持，可治疗腹胀。

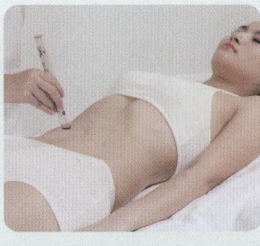

艾灸：用艾条温和灸熏灸气海穴5~20分钟，可治疗小便不利、痛经等。

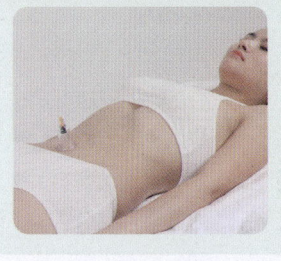

拔罐：将气罐吸附在气海穴上，留罐10~15分钟，隔天1次，可治疗下腹疼痛、四肢无力等病症。

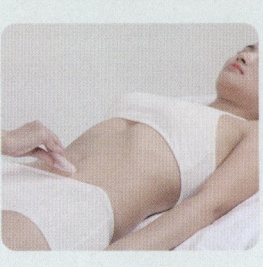

刮痧：用面刮法从上而下刮拭气海穴30次，可不出痧，隔天1次，可治疗中风、下腹疼痛等病症。

117 关元俞穴
延长坚挺时间

所属经络 足太阳膀胱经

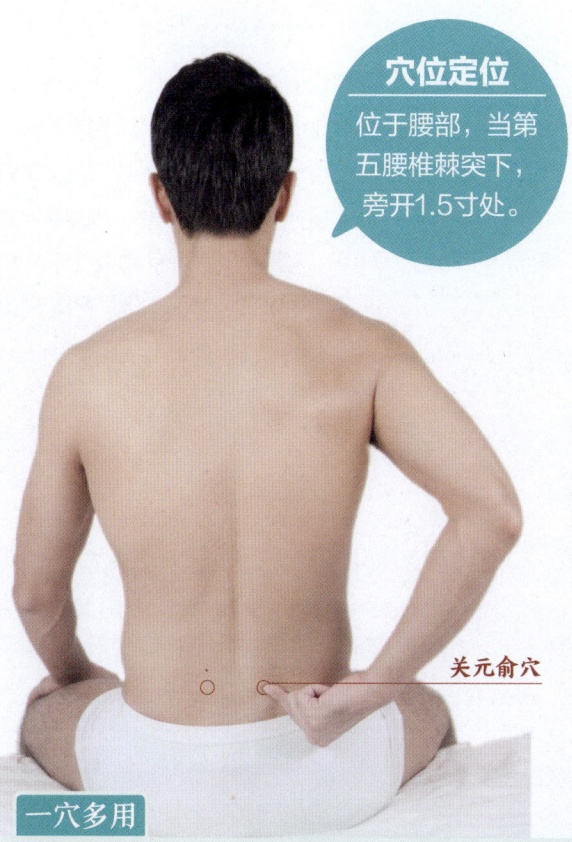

穴位定位
位于腰部,当第五腰椎棘突下,旁开1.5寸处。

关元,指脐下关元穴;俞,输送的意思。穴与任脉关元穴前后对应,是人体阳气交关之处,故名。刺激关元俞穴,可使精神安定,提高集中力,延长性欲时间,提高男性勃起功能。

【主治】 慢性肠炎、阳痿、早泄、尿潴留、膀胱炎、盆腔炎等。

【配伍】 配关元穴、复溜穴治腰痛、遗尿、贫血;配中极穴、水道穴治小便不利。

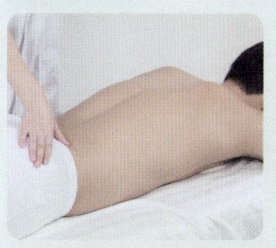

关元俞穴

一穴多用

按摩 用拇指指尖按揉关元俞穴100~200次,可治疗肠鸣、便秘、泄泻等。

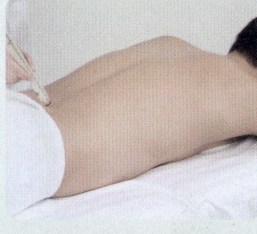

艾灸 用艾条温和灸熏灸关元俞穴5~20分钟,每日1次,可改善泄泻。

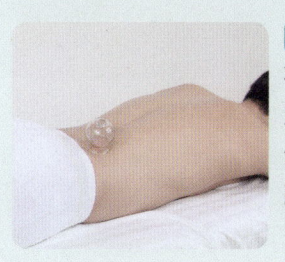

拔罐 将气罐吸附在关元俞穴上,留罐10~15分钟,隔天1次,可改善阳痿等病症。

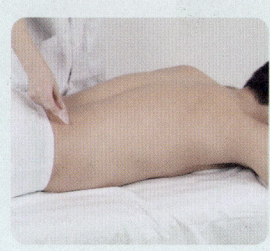

刮痧 用面刮法从上而下刮拭关元俞穴30次,可不出痧,隔天1次,可治疗尿潴留等病症。

118 子宫穴
女性生殖的福穴

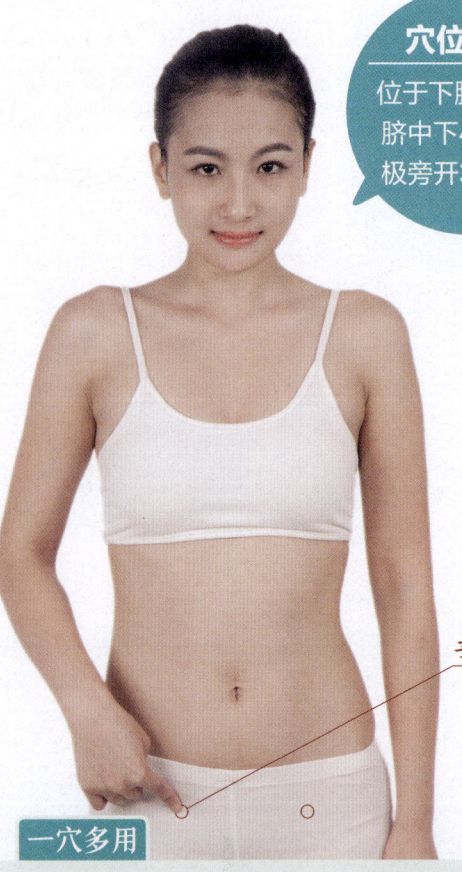

所属经络　经外奇穴

穴位定位
位于下腹部，当脐中下4寸，中极旁开3寸处。

穴位邻近子宫，善治胞宫之疾，故名子宫穴。妇科疾病多与肝气不疏、脾胃虚寒、肾阴不足有关。子宫穴是女性的福穴，月经不调、崩漏、痛经、腰酸腿冷等常见妇科病症，都可以通过刺激子宫穴得到缓解或治愈。

【主治】 月经不调、痛经、不孕症、子宫内膜炎等。

【配伍】 配关元穴、血海穴、阳陵泉穴治慢性盆腔炎；配中极穴治血崩不止；配中极穴、归来穴、三阴交穴、肾俞穴治不孕症。

小贴士：阴道不适时，要及时诊断，及时用药，切勿自行使用抗生素、激素类药，否则可能会因使用不当而破坏阴道内环境，造成阴道菌群紊乱。

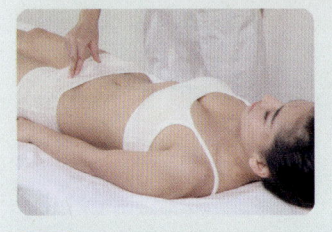

一穴多用

按摩
每天将食指、中指并拢，按压子宫穴2~3分钟，可治疗月经不调、痛经等。

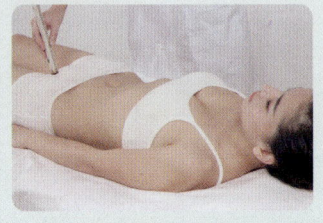

艾灸
每天用艾条温和灸熏灸子宫穴5~10分钟，可治疗妇女不孕症。

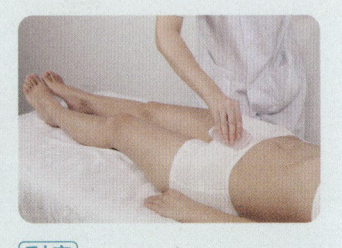

刮痧
每天用面刮法由内向外刮拭子宫穴30次，可缓解痛经。

119 归来穴
呵护两性健康

所属经络 足阳明胃经

穴位定位
位于下腹部,当脐中下4寸,距前正中线2寸处。

归,还；来,返,有恢复和复原之意,穴主男子睾丸上缩,女子子宫脱出诸症,故名。归来穴有补益肾精、行气疏肝、调经止带的作用,有助于治疗男科、妇科各种疾病。

【主治】 月经不调、痛经、盆腔炎、阴茎痛等。

【配伍】 配大敦穴治疝气；配三阴交穴、中极穴治月经不调；配太冲穴治疝气偏坠。

小贴士 保持必要的锻炼和愉悦的心情,可以提高身体抗病能力,增强抵抗力,保持健康的生殖系统。

归来穴

一穴多用

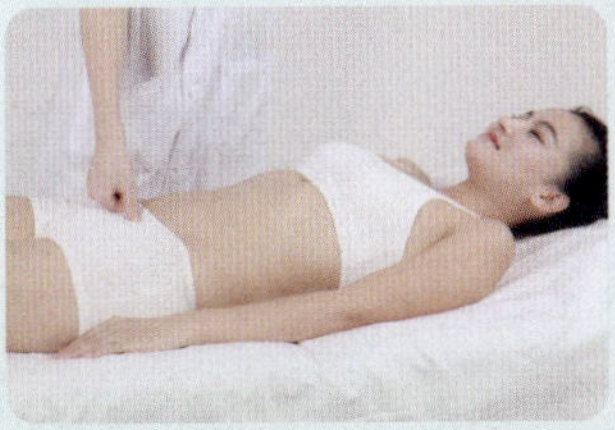

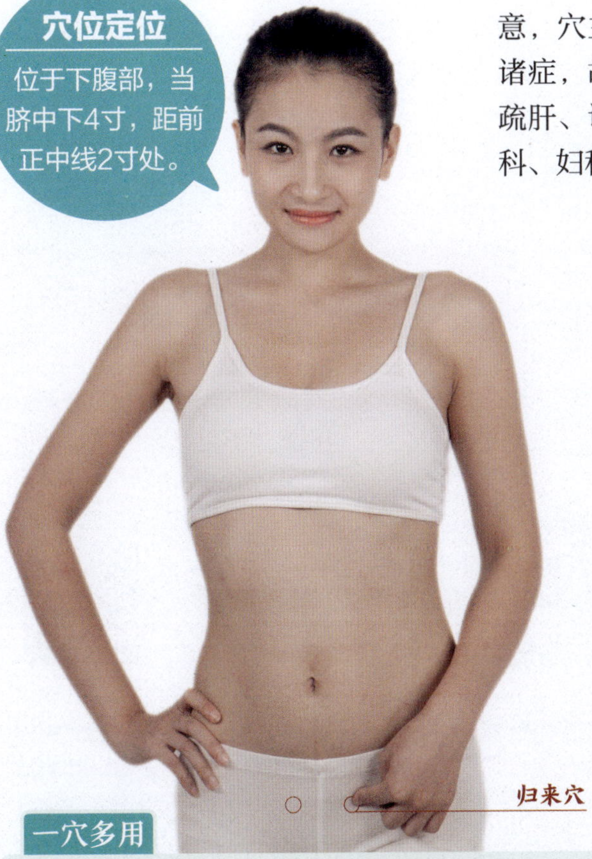

按摩 每天用拇指指腹按揉归来穴3~5分钟,可改善疝气、月经不调等。

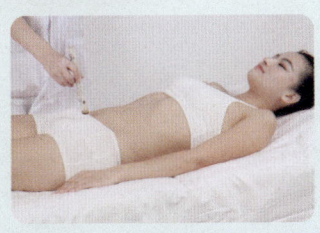

艾灸 每天用艾条雀啄灸熏灸归来穴5~10分钟,可治疗腹痛、带下病等。

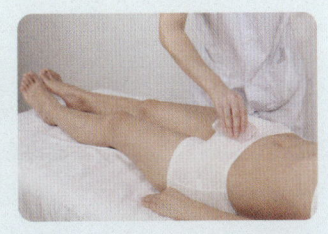

刮痧 每天用面刮法由上向下刮拭归来穴30次,可缓解痛经、阴茎痛等。

120 曲骨穴
助力生殖健康

所属经络：任脉

【主治】带下病、小便淋沥、遗尿、遗精、阳痿等。

曲，弯曲；骨，耻骨。穴在耻骨联合上缘，此处略微弯曲，故名。刺激曲骨穴，能治疗泌尿生殖系统疾病。

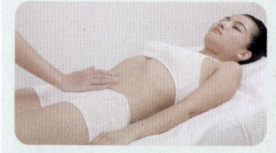

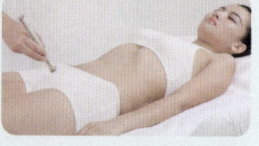

穴位定位
位于下腹部，当前正中线上，耻骨联合上缘的中点处。

曲骨穴

一穴多用

[按摩] 每天用手掌根部按揉曲骨穴2~3分钟，可改善月经不调、痛经等。

[艾灸] 每天用艾条温和灸熏灸曲骨穴5~10分钟，可治疗小便不利、遗精、阳痿等。

121 大赫穴
提高活力增情趣

所属经络：足少阴肾经

【主治】遗精、早泄、阳痿、睾丸炎、盆腔炎等。

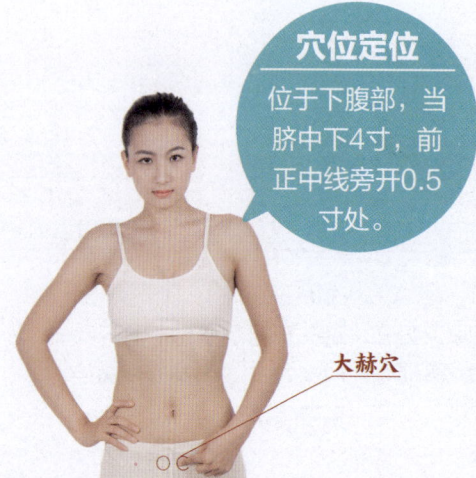

大，多；赫，显赫。穴属肾经，治生殖系统病症显著，故名。刺激大赫穴，能够提高性器官活力，有助于促进和改善夫妻生活品质和情趣。

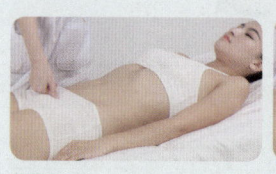

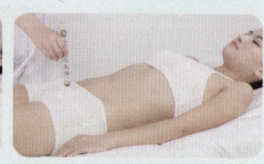

穴位定位
位于下腹部，当脐中下4寸，前正中线旁开0.5寸处。

大赫穴

一穴多用

[按摩] 每天用拇指指尖按揉大赫穴100~200次，治疗阳痿、遗精、小腹痛等。

[艾灸] 每天用艾条温和灸熏灸大赫穴5~20分钟，可治疗肾阳虚引起的不孕不育症。

第10章

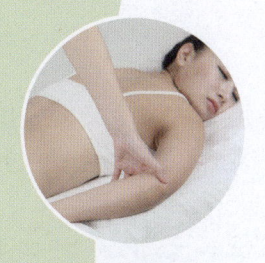

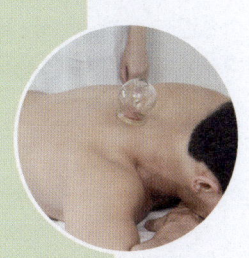

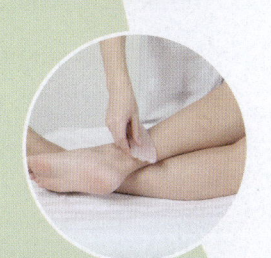

祛病强身
常用穴位

经络联系人体内外，沟通四肢百骸。经络上的穴位既是疾病的反应点，也是治疗疾病的有效部位。中医理疗最重要的目的之一就是祛除疾病，强健身体。刺激祛病强身的穴位，能够抵御外邪入侵，调节脏腑功能，防治常见疾病，让身体由内而外地焕发健康气息。

122 建里穴
降逆利水健脾胃

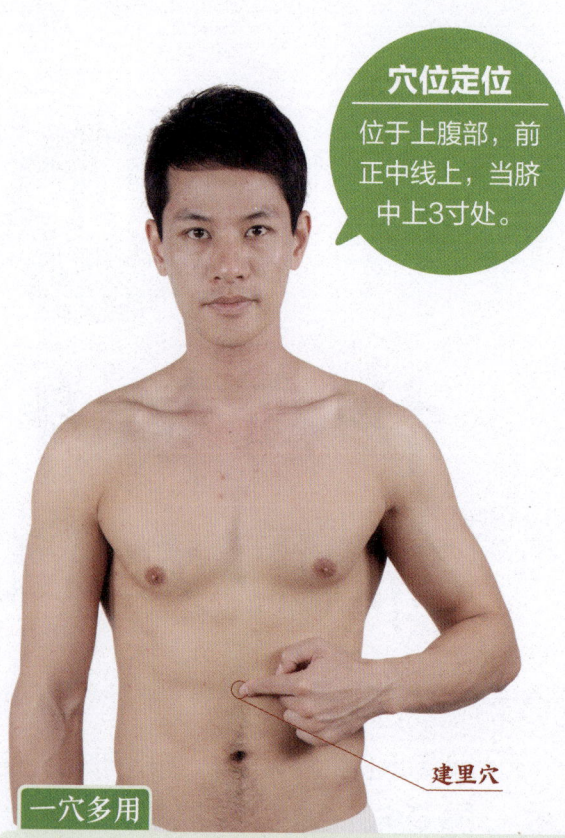

所属经络 任脉

穴位定位 位于上腹部，前正中线上，当脐中上3寸处。

建，建立，有调理、调整之意；里，居，指肚腹内部。脾胃是人体的后天之本，是滋养五脏六腑的大粮仓。病要"三分治七分养"，刺激建里穴，可以夯实身体"根基"，助力身体健康。

【主治】 胃痛、腹痛、腹胀、呕逆、食欲不振、肠鸣、水肿等。

【配伍】 配水分穴治腹部肿胀、呕吐；配内关穴治胸闷、呃逆；配中脘穴治肠鸣、腹痛、腹胀满。

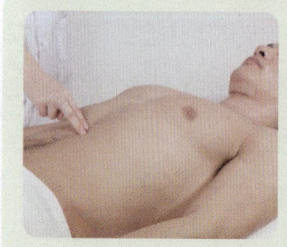

建里穴

一穴多用

按摩 每天用食指、中指指尖按揉建里穴2~3分钟，长期按摩，可改善胃下垂、食欲不振等。

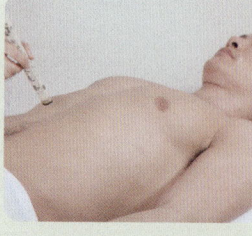

艾灸 用艾条温和灸熏灸建里穴5~10分钟，每天1次，可治疗呕吐、食欲不振等。

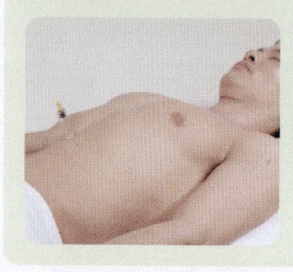

拔罐 用气罐吸拔建里穴，留罐10~15分钟，隔天1次，可治疗食欲不振、消化不良等。

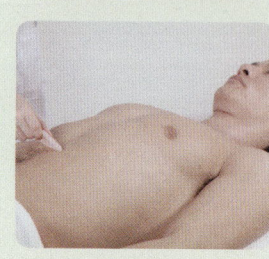

刮痧 用角刮法刮拭建里穴，以出痧为度，隔天1次，可治疗胃痛、胃下垂、腹胀等。

123 风门穴
专治风邪疾病

所属经络：足太阳膀胱经

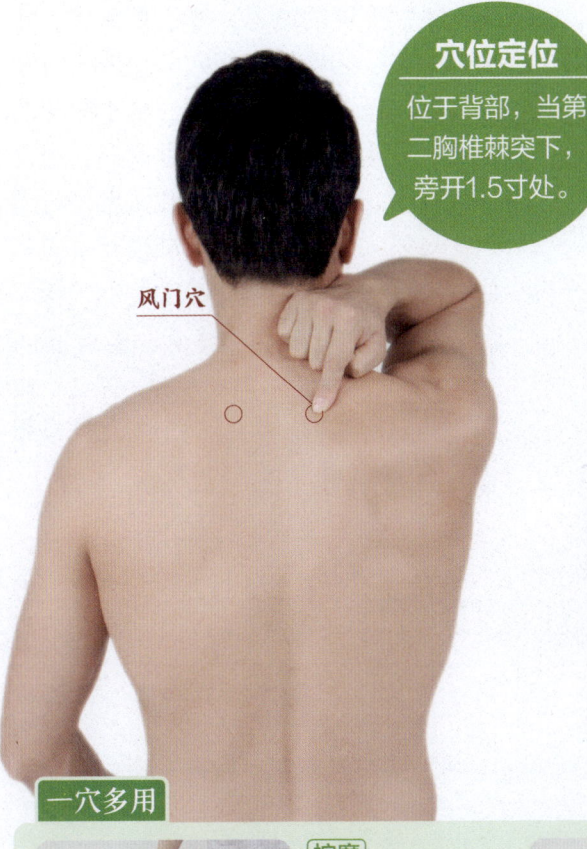

穴位定位：位于背部，当第二胸椎棘突下，旁开1.5寸处。

风，风气、阳邪；门，门户。穴位于背部，主治表证，故名。风门穴是督脉与足太阳膀胱经的交会穴。刺激风门穴。可益气固表，提高身体抗御风寒之力，又可宣肺疏风，一鼓作气，驱邪外出。

【主治】感冒、伤风咳嗽、发热、头痛、支气管炎、肺炎、哮喘、项强、胸背痛、鼻塞多涕、目眩等。

【配伍】配肩井穴、支沟穴治肩背疼痛、肋间神经痛；配合谷穴、外关穴治发热、咳嗽；配曲池穴、血海穴治荨麻疹；配肺俞穴治咳嗽、气喘。

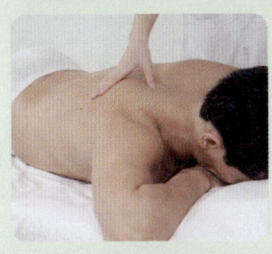

一穴多用

按摩：用拇指指尖按揉风门穴100~200次，每天坚持，能够治疗肩背疼痛等。

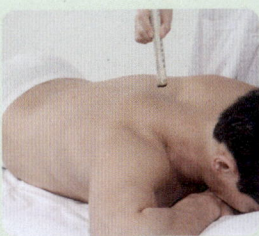

艾灸：用艾条温和灸熏灸风门穴5~20分钟，每日1次，可改善头痛、鼻塞、咳嗽等。

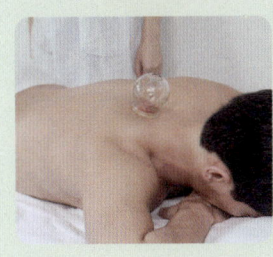

拔罐：用火罐吸拔风门穴，留罐5~10分钟，隔天1次，可缓解肩背疼痛、伤风、头痛等。

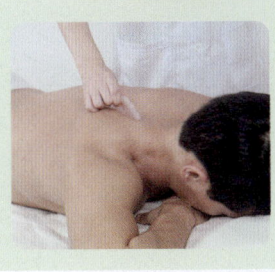

刮痧：用面刮法从中间向外侧刮拭风门穴，力度微重，以出痧为度，隔天1次，可治疗发热、伤风等。

124 复溜穴
通调水道治水肿

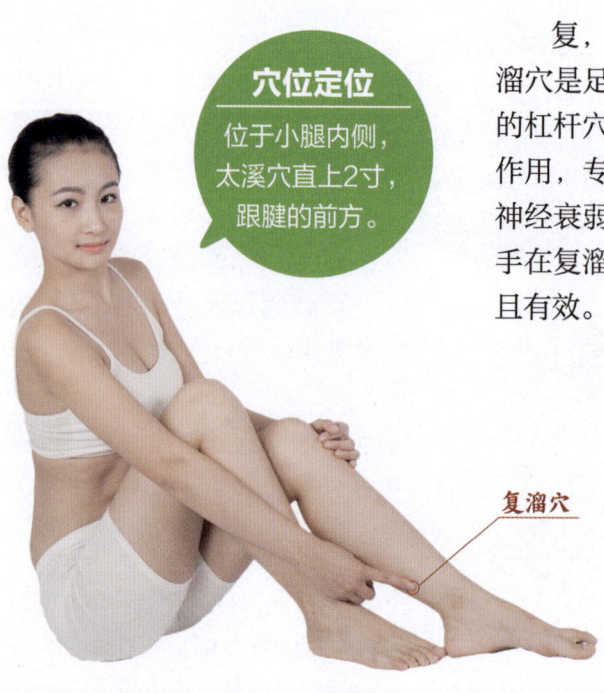

所属经络：足少阴肾经

穴位定位：位于小腿内侧，太溪穴直上2寸，跟腱的前方。

复，反复的意思；溜，指盛放。复溜穴是足少阴肾经的经穴，是调节肾经的杠杆穴位，有补肾滋阴、利水消肿的作用，专治水液代谢失常类疾病。患有神经衰弱，或者疲劳时脚肿胀者，可用手在复溜穴上按摩，整个过程非常简单且有效。

【主治】肾炎、睾丸炎、尿路感染、水肿、汗证、腹胀、腹泻、肠鸣、腰脊强痛、下肢痿痹等。

【配伍】配合谷穴治多汗、无汗或少汗；配肝俞穴、脾俞穴治泄泻、水肿；配后溪穴、阴郄穴治盗汗不止。

一穴多用

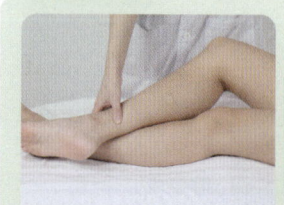

按摩：用拇指指尖按揉复溜穴100~200次，每天坚持，能够治疗腿肿。

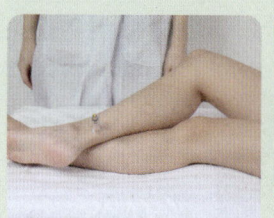

艾灸：用艾条温和灸熏灸复溜穴5~20分钟，每日1次，可改善水肿、腹胀、盗汗等。

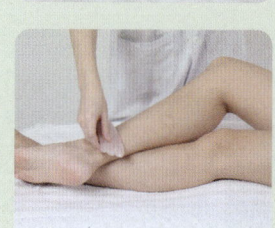

拔罐：用气罐吸拔复溜穴，留罐5~10分钟，隔天1次，可改善腹胀、水肿等。

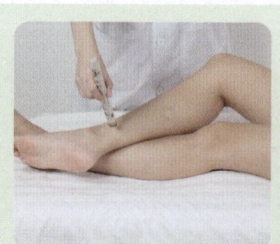

刮痧：用面刮法从上而下刮拭复溜穴，力度微重，以出痧为度，隔天1次，可缓解腹泻、淋证等。

125 紫宫穴
宽胸理气止咳喘

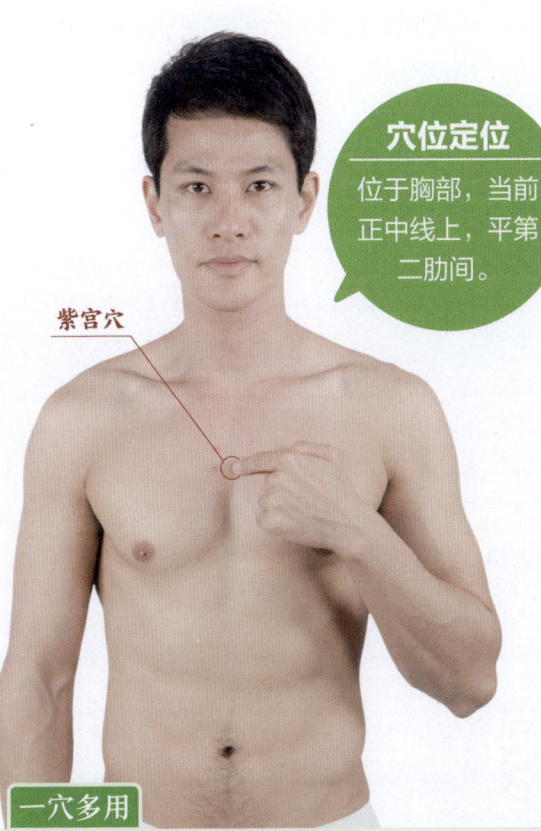

所属经络：任脉

紫宫，即紫微宫，系天帝之座。穴近心而与心相关，故名。适当给胸部穴位刺激，能加速血液、淋巴液的循环和新陈代谢，激发机体的细胞免疫活力。紫宫穴有宽胸理气、止咳平喘的作用，善治胸肺方面的病症。

穴位定位：位于胸部，当前正中线上，平第二肋间。

【主治】 气喘、咳嗽、咯痰、咯血、胸痛、喉痹、呕吐、支气管炎等。

【配伍】 配玉堂穴、太溪穴治呃逆、心烦意乱。

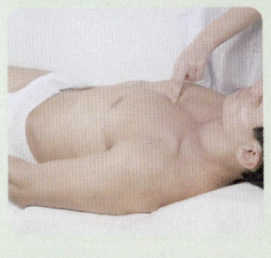

一穴多用

按摩：用食指、中指指腹推揉紫宫穴3~5分钟，长期按摩，可改善气喘、胸痛、喉痹等。

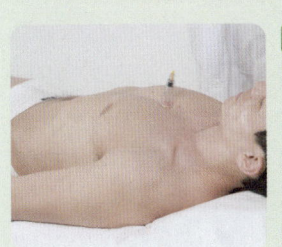

艾灸：用艾条温和灸熏灸紫宫穴5~10分钟，每天1次，可治疗呕吐、支气管炎、肺炎等。

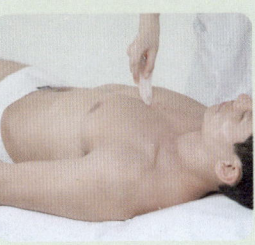

拔罐：用气罐吸拔紫宫穴，留罐10~15分钟，每天1次，可治疗胸膜炎、肺结核等。

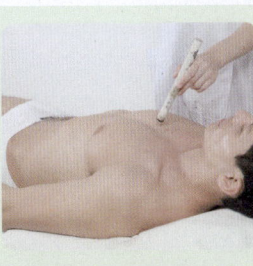

刮痧：用角刮法刮拭紫宫穴30次，稍出痧即可，隔天1次，可治疗咳嗽、气喘等。

126 小海穴
保护牙龈健康

所属经络：手太阳小肠经

穴位定位
位于肘内侧，当尺骨鹰嘴与肱骨内上髁之间凹陷处。

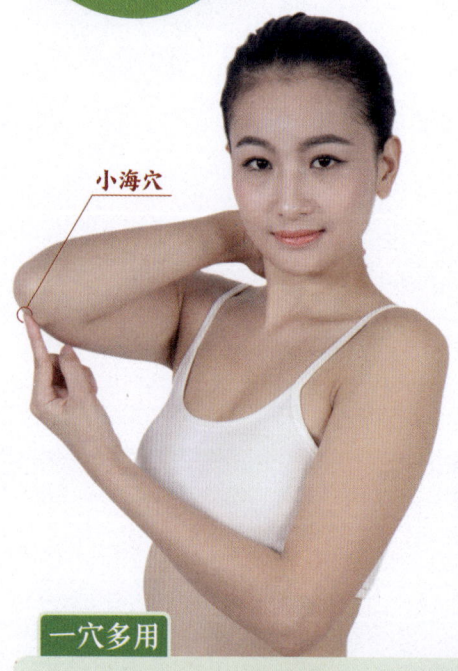

小，指小肠经，该穴是手太阳小肠经之合穴，气血至此，犹如水流入海，故名。小海穴应用范围比较广泛，可用于治疗牙龈肿痛、牙龈流血等病症。平时适当刺激小海穴，对牙龈有一定的保健作用。

【主治】 牙龈炎，寒热牙龈肿，肘臂痛，肩、肱、肘、臂等部位肌肉痉挛，尺神经痛，头痛，眼睑充血，听觉麻痹，下腹痛，四肢无力等。

【配伍】 配合谷穴、颊车穴治颊肿、牙龈炎、咽喉炎；配风池穴、大椎穴治癫狂、痫证；配曲池穴、臂臑穴治肘臂疼痛；配手三里穴治肘臂疼痛。

小贴士
多吃水果蔬菜，可补充维生素C，对牙龈生长有好处。刷牙用温水，能预防牙龈萎缩。经常用手指按摩牙龈，能促进牙龈血液循环，防止牙龈萎缩和牙齿松动。

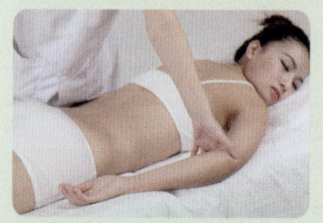

一穴多用

按摩
用拇指指尖掐按小海穴100~200次，每天坚持，能够治疗前臂疼痛、麻木。

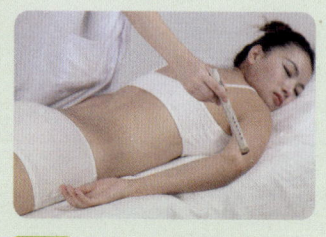

艾灸
用艾条温和灸熏灸小海穴5~20分钟，每日1次，可改善颊肿、疥疮等病症。

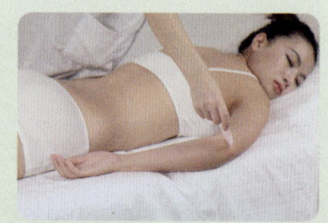

刮痧
用角刮法从上向下刮拭小海穴3~5分钟，隔天1次，可缓解耳鸣、耳聋、癫狂等。

127 箕门穴
清热利尿小便通

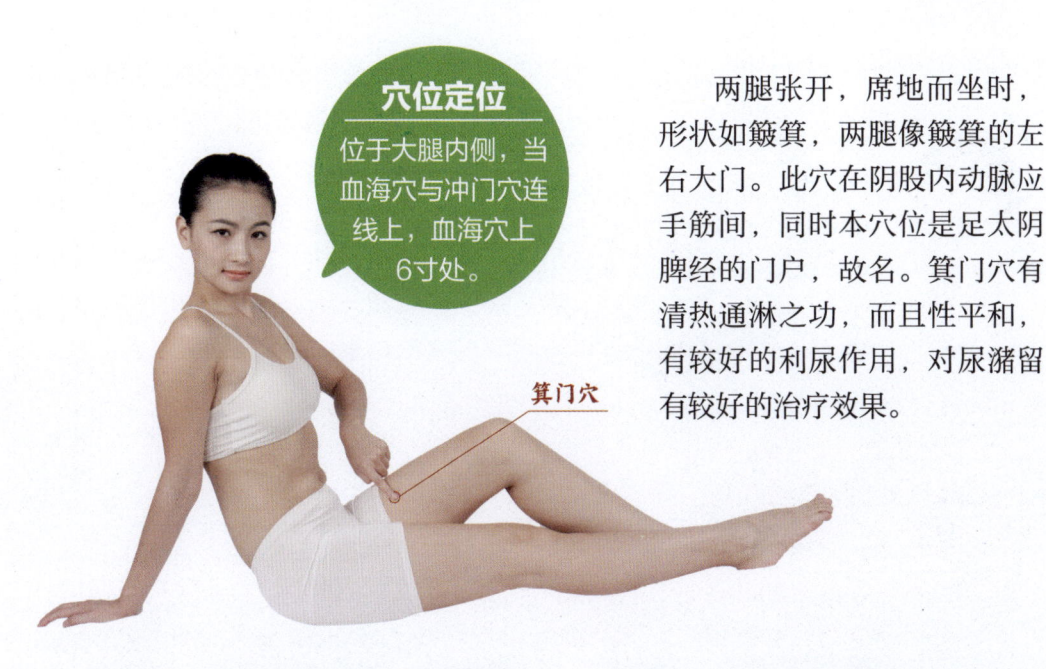

所属经络：足太阴脾经

穴位定位：位于大腿内侧，当血海穴与冲门穴连线上，血海穴上6寸处。

两腿张开，席地而坐时，形状如簸箕，两腿像簸箕的左右大门。此穴在阴股内动脉应手筋间，同时本穴位是足太阴脾经的门户，故名。箕门穴有清热通淋之功，而且性平和，有较好的利尿作用，对尿潴留有较好的治疗效果。

箕门穴

【主治】 小便不利、遗尿、腹股沟肿痛、腹泻、阴囊湿疹等。

【配伍】 配太冲穴治腹股沟疼痛；配膀胱俞穴治小便不通。

一穴多用

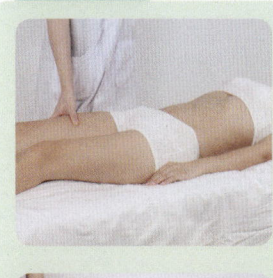

按摩：用拇指指尖按揉箕门穴100～200次，每天坚持，能够治疗腹股沟痛。

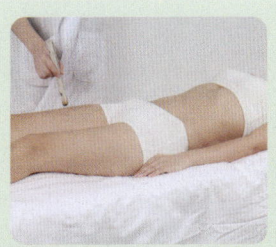

艾灸：用艾条温和灸熏灸箕门穴5～20分钟，每日1次，可改善各种淋证、遗尿等。

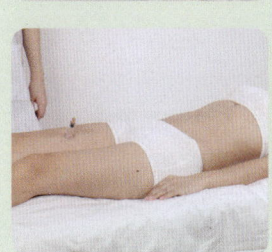

拔罐：用气罐吸拔箕门穴，留罐5～10分钟，隔天1次，可改善小便不利。

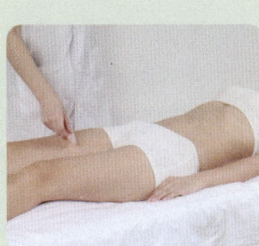

刮痧：用面刮法从上而下刮拭箕门穴，力度微重，以出痧为度，隔天1次，可缓解热淋、血淋等。

128 筑宾穴
排出毒素护肝肾

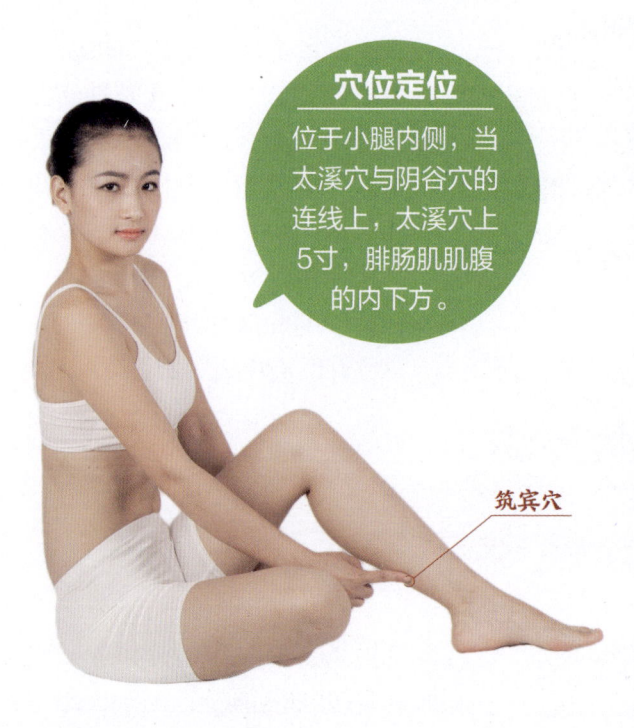

所属经络 足少阴肾经

穴位定位
位于小腿内侧，当太溪穴与阴谷穴的连线上，太溪穴上5寸，腓肠肌肌腹的内下方。

筑，指坚实；宾，指髌，泛指膝和小腿。穴在小腿内侧，肾气注入，有使腿膝坚实的作用，故名。筑宾穴有祛湿、化痰、活血的作用，经常刺激该穴，能够排出体内常见的毒素。

【主治】 肾炎、膀胱炎、睾丸炎、神经性呕吐、小儿胎毒、腓肠肌痉挛、癫狂、痫证等。

【配伍】 配膀胱俞穴、三阴交穴治尿赤尿痛；配百会穴、人中穴治癫狂、痫证；配肾俞穴、关元穴治水肿。

一穴多用

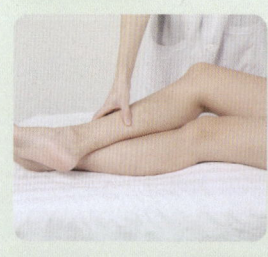

按摩 用拇指指尖按揉筑宾穴100~200次，每天坚持，能够治疗小腿内侧痛。

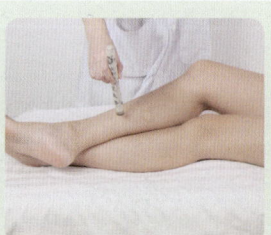

艾灸 用艾条温和灸熏灸筑宾穴5~20分钟，每日1次，可改善水肿、疝气等病症。

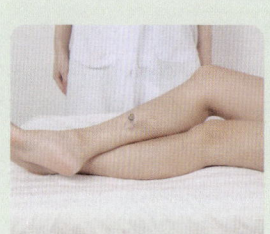

拔罐 用气罐吸拔筑宾穴，留罐5~10分钟，隔天1次，可改善小腿内侧痛。

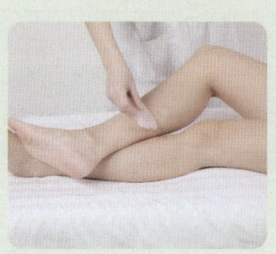

刮痧 用面刮法从上向下刮拭筑宾穴3~5分钟，隔天1次，可缓解口吐涎沫、癫狂等。

129 阴陵泉穴
利水消肿健脾胃

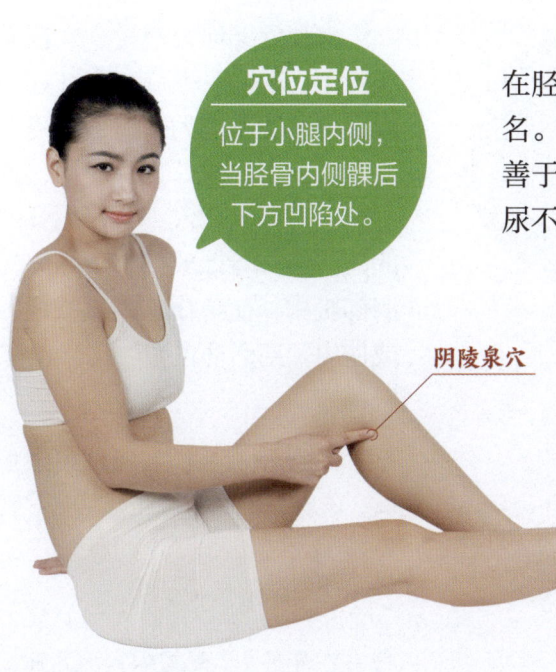

所属经络：足太阴脾经

穴位定位：位于小腿内侧，当胫骨内侧髁后下方凹陷处。

阴，水；陵，土丘；泉，水泉。穴在胫骨内侧髁下，如山陵下之水泉，故名。阴陵泉穴是足太阴脾经上的合穴，善于调节脾肾功能，对打鼾以及肥胖和尿不尽等病症均有一定的治疗效果。

【主治】遗尿、尿潴留、尿失禁、尿路感染、肾炎、遗精、阳痿、消化不良、失眠、膝关节炎、下肢麻痹、水肿、膝痛、膝肿等。

【配伍】配三阴交穴治腹寒；配水分穴治水肿；配三阴交穴、日月穴、至阳穴、胆俞穴、阳纲穴治黄疸。

一穴多用

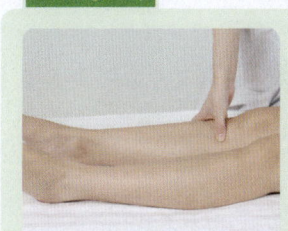

按摩：用拇指按揉阴陵泉穴100～200次，每天坚持，能够治疗各种脾胃病。

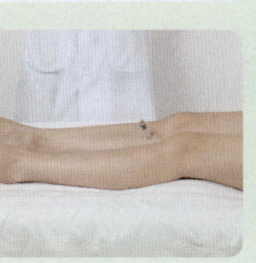

艾灸：用艾条温和灸熏灸阴陵泉穴5～20分钟，每日1次，可改善小便不利、痛经、水肿等。

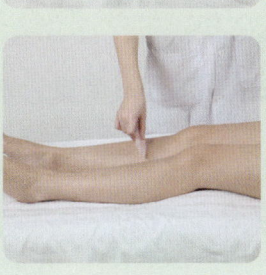

拔罐：用气罐吸拔阴陵泉穴，留罐5～10分钟，隔天1次，可缓解膝痛、下肢疼痛等。

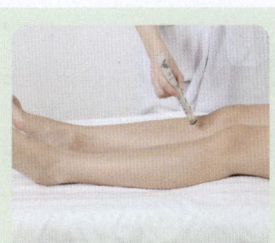

刮痧：用面刮法从上而下刮拭阴陵泉穴，力度微重，以出痧为度，隔天1次，可治疗暴泻。

130 天宗穴
治颈肩综合征

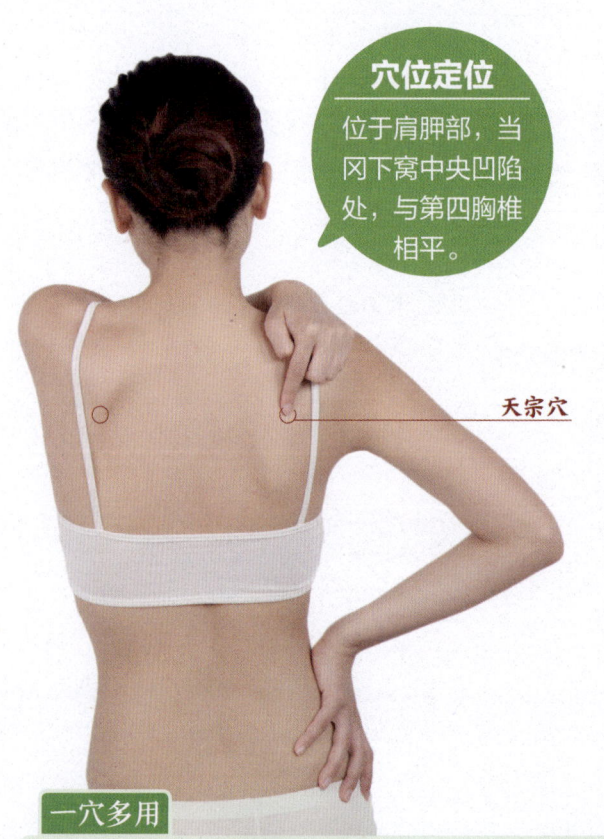

所属经络：手太阳小肠经

穴位定位
位于肩胛部，当冈下窝中央凹陷处，与第四胸椎相平。

肩胛骨又称天宗骨，穴在天宗骨上，故名。颈肩综合征这一职业病主要表现为颈肩部僵硬、发紧，甚至出现"五十肩"、颈椎病等。刺激此穴，会产生强烈的酸胀感，可以放松整个颈项、肩部肌肉，使疼痛感明显减轻，或使肩颈部活动自如。

【主治】 肩周炎、肩背软组织损伤、颈肩综合征、落枕、气喘、乳腺炎等。

【配伍】 配臑会穴治肩臂肘痛、肩关节周围炎；配膻中穴治乳痈、乳腺增生；配秉风穴治肩胛疼痛。

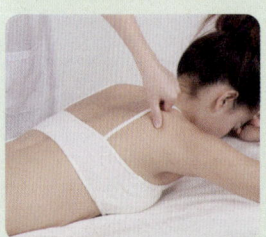

一穴多用

按摩：用拇指指腹按揉天宗穴100~200次，每天坚持，能够治疗肩背疼痛。

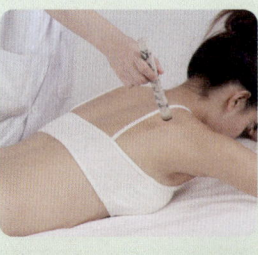

艾灸：用艾条温和灸熏灸天宗穴5~20分钟，每日1次，可改善肩胛痛、咳喘等。

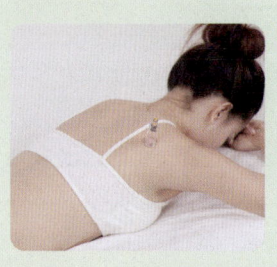

拔罐：用气罐吸拔天宗穴，留罐5~10分钟，隔天1次，可改善肩背疼痛、肘臂外后侧痛等。

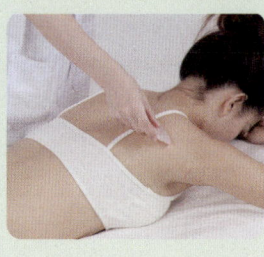

刮痧：用面刮法从上向下刮拭天宗穴3~5分钟，隔天1次，可缓解乳痈。

131 孔最穴
宣通肺气呼吸畅

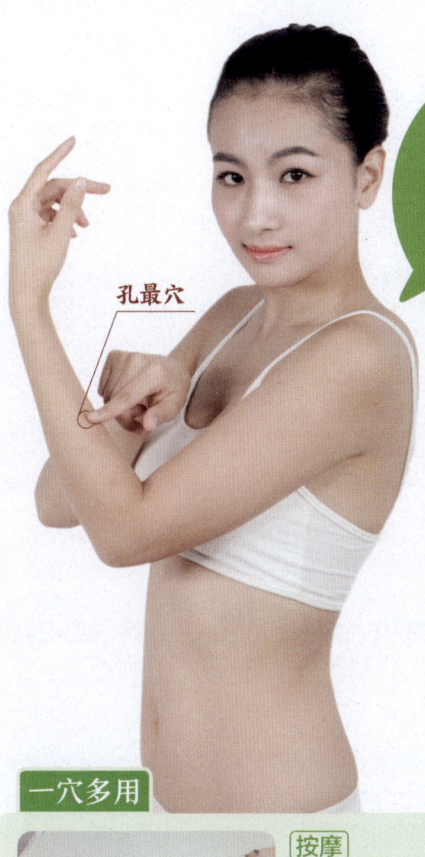

所属经络：手太阴肺经

穴位定位：位于前臂掌面桡侧，尺泽穴与太渊穴连线上，腕横纹上7寸处。

孔，孔隙，意指通；最，多。该穴为肺经郄穴，是肺经气血汇聚之处，以针刺之，最宜宣通肺气，故名。经常刺激孔最穴，具有宣肺解表、肃降肺气、凉血止血的作用，可辅助治疗各种呼吸系统疾病。

【主治】肘臂挛痛、痔疾、热病汗不出、咽喉炎、扁桃体炎、支气管炎、支气管哮喘、肘臂痛、手关节痛等。

【配伍】配肺俞穴、尺泽穴治咳嗽、气喘；配鱼际穴治咯血；配少商穴治咽喉肿痛；配肺俞穴、云门穴治咳嗽；配肺俞穴、中府穴治咳嗽。

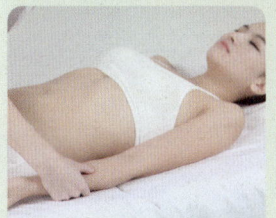

一穴多用

按摩：用拇指指尖弹拨孔最穴100~200次，能防治肺部病症。

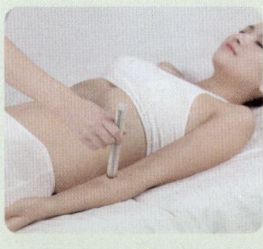

艾灸：用艾条温和灸熏灸孔最穴5~20分钟，每天1次，可缓解前臂冷痛。

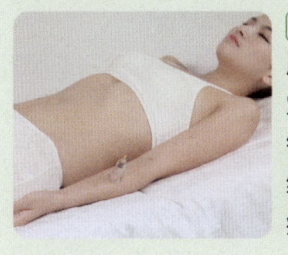

拔罐：用气罐吸拔孔最穴，留罐5~10分钟，隔天1次，可缓解前臂酸痛、头痛等。

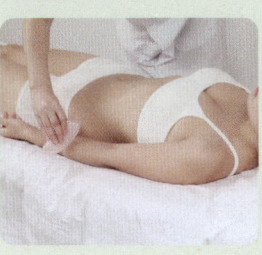

刮痧：用面刮法从上向下刮拭孔最穴3~5分钟，隔天1次，可治疗发热无汗、咽痛、头痛等。

132 上脘穴
食道减负瘦全身

所属经络 任脉

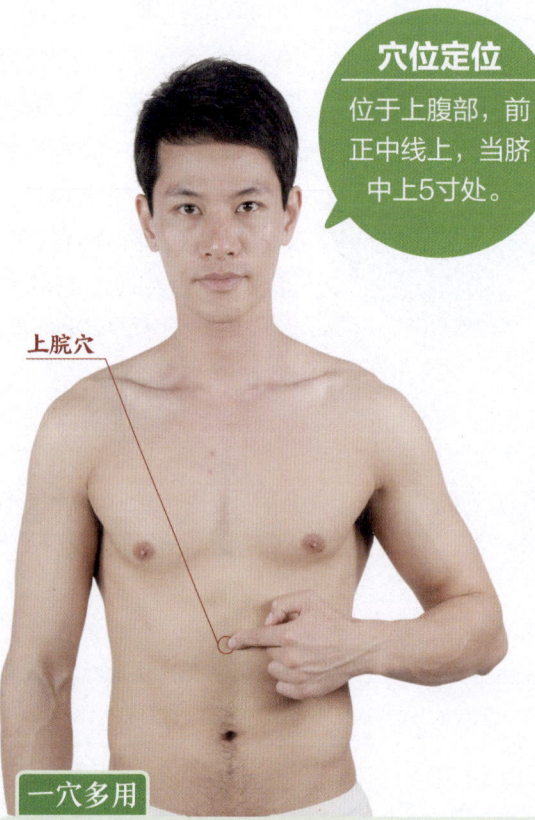

穴位定位 位于上腹部，前正中线上，当脐中上5寸处。

脘同"管"，原指胃内腔，位于脐上5寸，即胃上部，故名。上脘穴能促进肠道蠕动，经常刺激该穴位，可避免饮食过快，造成食物堆积于胃部，起到保护食道的作用，并且能够加速身体代谢和血液循环，达到瘦全身的目的。

【主治】 反胃、呕吐、食谷不化、胃痛、纳呆、腹胀、腹痛、咳嗽痰多、积聚、黄疸、虚劳吐血、胃炎、肠炎等。

【配伍】 配丰隆穴治纳呆；配天枢穴、中脘穴治腹胀、肠鸣、泄泻。

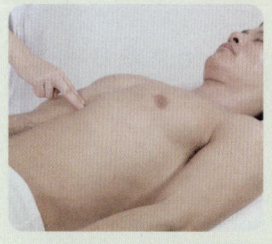

一穴多用

按摩 用食指、中指指腹推揉上脘穴2~3分钟，长期按摩，可改善消化不良、水肿等。

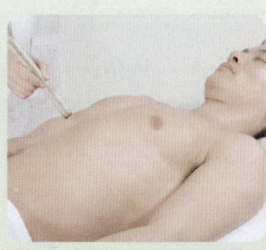

艾灸 用艾条温和灸熏灸上脘穴5~10分钟，每天1次，可治疗纳呆、癫痫等病症。

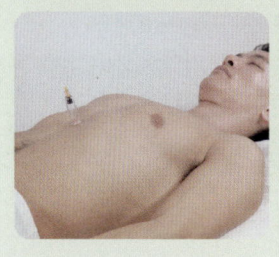

拔罐 用气罐吸拔上脘穴，留罐10~15分钟，隔天1次，可治疗腹泻、腹胀、消化不良等病症。

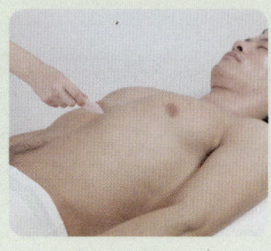

刮痧 用角刮法刮拭上脘穴，稍出痧即可，隔天1次，可治疗胃痛、呕吐、腹泻、腹胀等病症。

133 阳辅穴
关节病症的"克星"

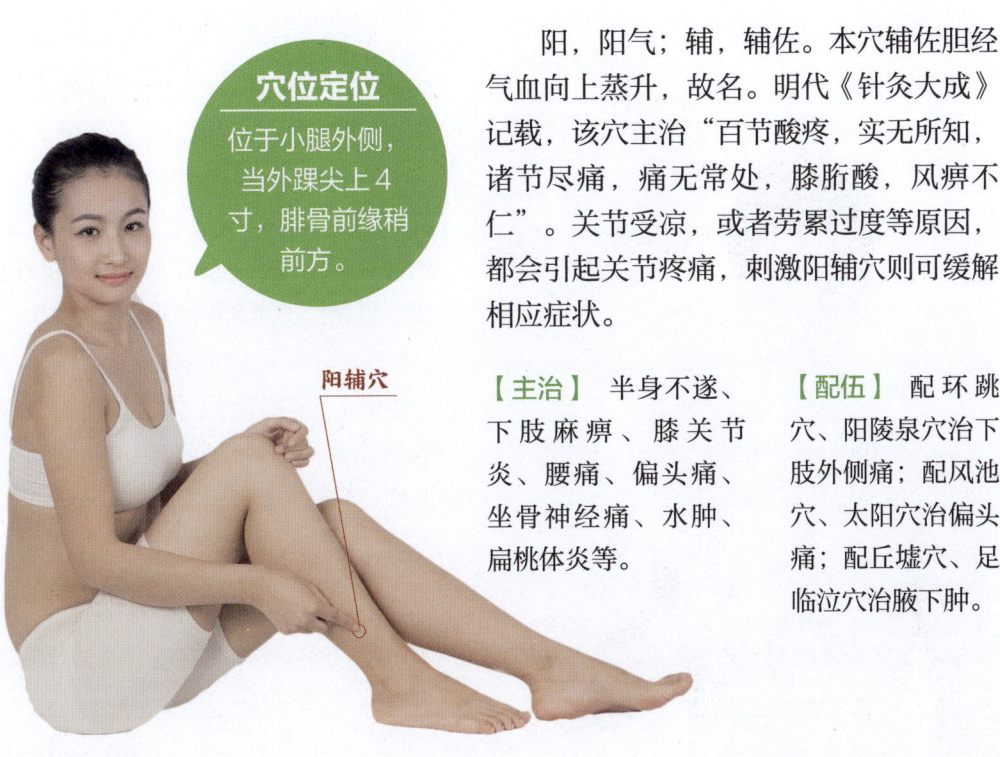

所属经络：足少阳胆经

穴位定位
位于小腿外侧，当外踝尖上4寸，腓骨前缘稍前方。

阳，阳气；辅，辅佐。本穴辅佐胆经气血向上蒸升，故名。明代《针灸大成》记载，该穴主治"百节酸疼，实无所知，诸节尽痛，痛无常处，膝胻酸，风痹不仁"。关节受凉，或者劳累过度等原因，都会引起关节疼痛，刺激阳辅穴则可缓解相应症状。

【主治】 半身不遂、下肢麻痹、膝关节炎、腰痛、偏头痛、坐骨神经痛、水肿、扁桃体炎等。

【配伍】 配环跳穴、阳陵泉穴治下肢外侧痛；配风池穴、太阳穴治偏头痛；配丘墟穴、足临泣穴治腋下肿。

一穴多用

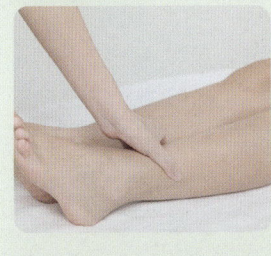

[按摩] 用拇指指尖揉按阳辅穴3~5分钟，长期按摩，可改善偏头痛、半身不遂等。

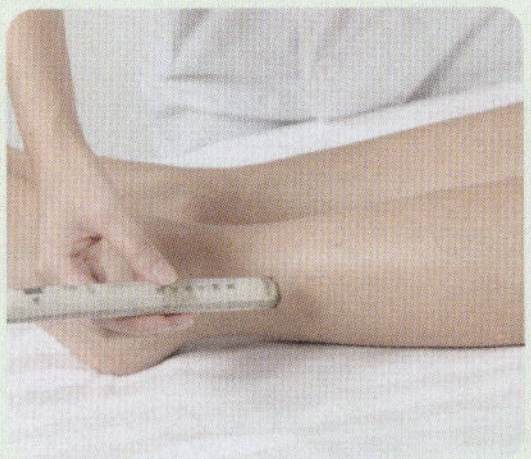

[艾灸] 用艾条温和灸熏灸阳辅穴5~10分钟，每天1次，可治疗膝关节炎、口苦、扁桃体炎等。

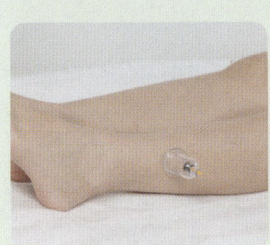

[拔罐] 用气罐吸拔阳辅穴，留罐10~15分钟，隔天1次，可治疗偏头痛、腰痛、膝关节炎等。

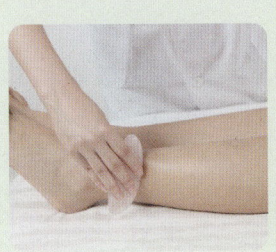

[刮痧] 用刮痧板边缘刮拭阳辅穴，稍出痧即可，隔天1次，可治疗下肢麻痹、腰痛等。

134 膻中穴
宽胸理气护心胸

所属经络 任脉

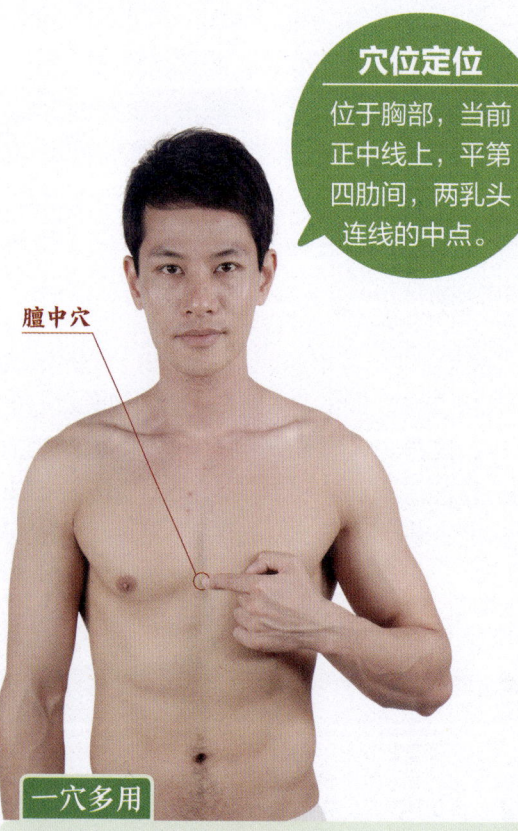

穴位定位
位于胸部，当前正中线上，平第四肋间，两乳头连线的中点。

膻同"坛"，胸同坛，穴在其中，故名膻中。膻中穴在胸中，属心包之募穴，八会穴之气会。适当刺激膻中穴可起到活血通络、宽胸理气、止咳平喘的作用，常用于治疗心胸疾病，如心胸痛、乳腺增生、咳嗽、哮喘等。

【主治】 产后乳少、乳痈、乳癖等胸乳病症，咳嗽、气喘、胸闷、胸痛、心痛、噎膈、呃逆等。

【配伍】 配天突穴，治哮喘；配肺俞穴、丰隆穴、内关穴治咳嗽痰喘；配厥阴俞穴、内关穴治心悸、心烦、心痛；配中脘穴、气海穴，治呕吐反胃。

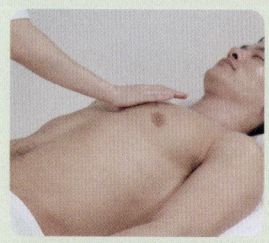

一穴多用

按摩
用手掌大鱼际穴擦按膻中穴5~10分钟，长期按摩，可改善呼吸困难、心悸等。

艾灸
用艾条温和灸熏灸膻中穴5~10分钟，每天1次，可治疗心悸、心绞痛、乳腺炎等。

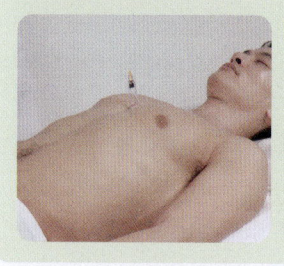

拔罐
用气罐吸拔膻中穴，留罐10~15分钟，隔天1次，可治疗呼吸困难、咳嗽等病症。

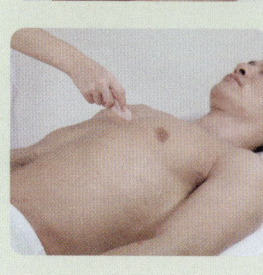

刮痧
用角刮法刮拭膻中穴，稍出痧即可，隔天1次，可治疗胸痛、腹痛、呼吸困难、咳嗽等病症。

135 至阳穴
宽胸利膈治黄疸

所属经络 督脉

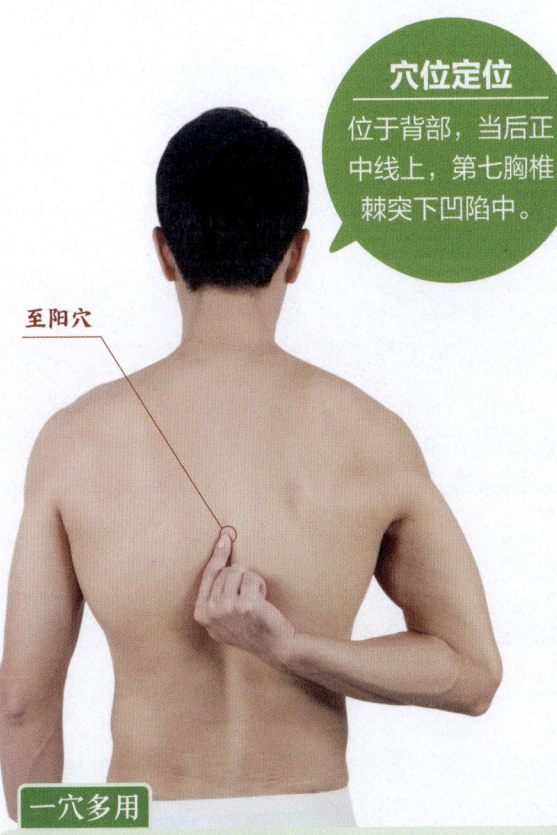

至,极致,极尽;阳,阳气。穴属督脉,在七椎下,七为阳数,故名。经常刺激至阳穴,可以改善心脏供血状况。心胸满闷、气郁不舒时,按压至阳穴使局部有酸胀感,可以快速缓解症状。

穴位定位
位于背部,当后正中线上,第七胸椎棘突下凹陷中。

至阳穴

【主治】 胸胁胀痛、咳嗽、气喘、腰背疼痛、脊强、黄疸、胆囊炎、胃肠炎、肋间神经痛等。

【配伍】 配内关穴、神门穴治心悸、心痛;配阳陵泉穴、日月穴治胁肋痛、黄疸、呕吐;配心俞穴、内关穴治心律不齐、胸闷。

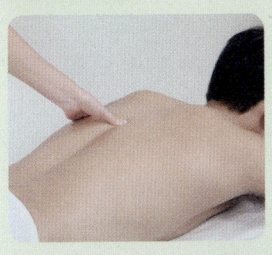

一穴多用

按摩
每天用拇指指尖点按至阳穴100~200次,长期按摩,可治疗胃痉挛、膈肌痉挛、胸闷等。

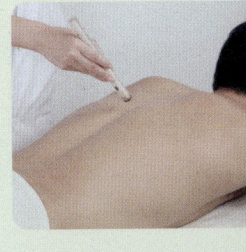

艾灸
用艾条温和灸熏灸至阳穴5~10分钟,每天1次,可治疗咳嗽、气喘、黄疸、呕吐等。

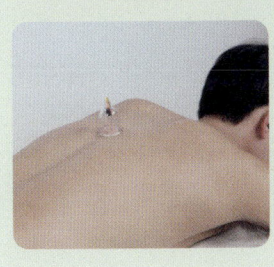

拔罐
用气罐吸拔至阳穴,留罐10~15分钟,隔天1次,可治疗脊背强痛、哮喘等。

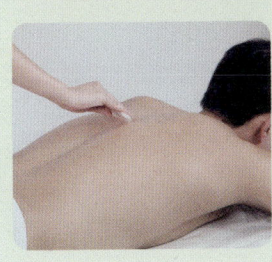

刮痧
用角刮法刮拭至阳穴,以皮肤潮红为度,隔天1次,可治疗胆绞痛、胆囊炎、肋间神经痛等。

136 中渎穴
缓解胆疾有奇效

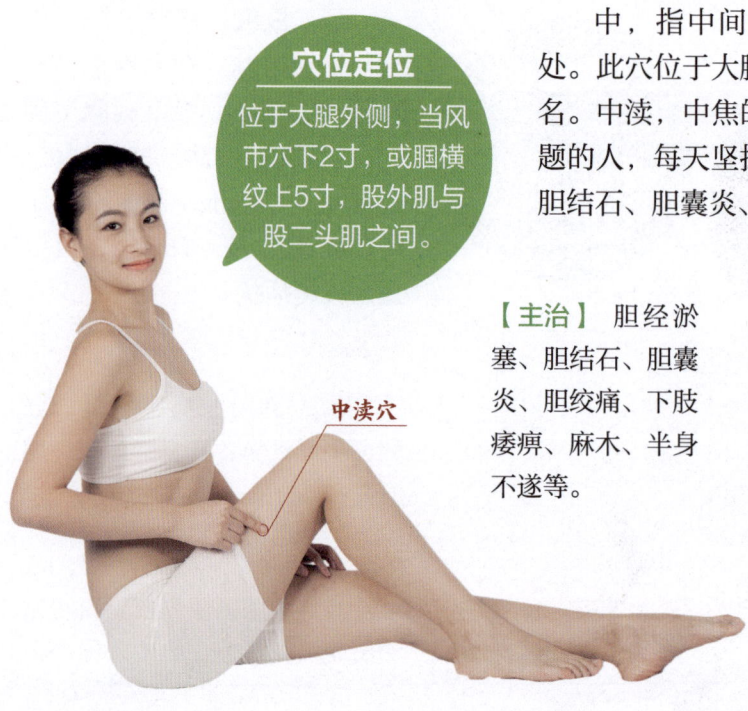

所属经络：足少阳胆经

中，指中间；渎，沟渠，指凹陷处。此穴位于大腿外侧中线凹陷处，故名。中渎，中焦的排污通道。胆囊有问题的人，每天坚持刺激中渎穴，可缓解胆结石、胆囊炎、胆绞痛的症状。

穴位定位
位于大腿外侧，当风市穴下2寸，或腘横纹上5寸，股外肌与股二头肌之间。

【主治】 胆经淤塞、胆结石、胆囊炎、胆绞痛、下肢痿痹、麻木、半身不遂等。

【配伍】 配环跳穴、阳陵泉穴、足三里穴，有通经活络的作用，主治下肢痿痹；配阴市穴，有通经祛寒止痛的作用，主治下肢外侧凉麻、疼痛。

一穴多用

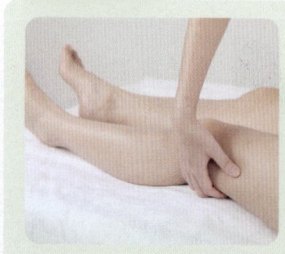

按摩：用拇指指尖压揉中渎穴2~3分钟，长期按摩，可改善下肢痿痹、麻木等。

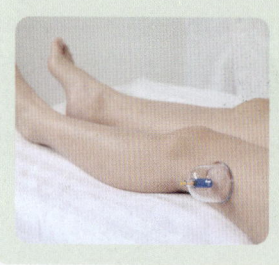

艾灸：用艾条温和灸熏灸中渎穴5~10分钟，每天1次，可治疗腓肠肌痉挛、下肢痿痹等。

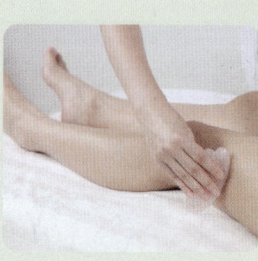

拔罐：用气罐留罐10~15分钟，隔天1次，可治疗半身不遂、坐骨神经痛、中风后遗症等。

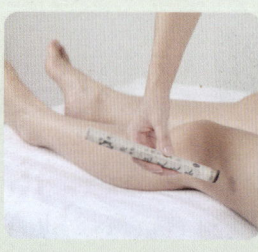

刮痧：用面刮法刮拭中渎穴，以出痧为度，隔天1次，可治疗半身不遂、坐骨神经痛等病症。

137 梁丘穴
和胃理气消肿痛

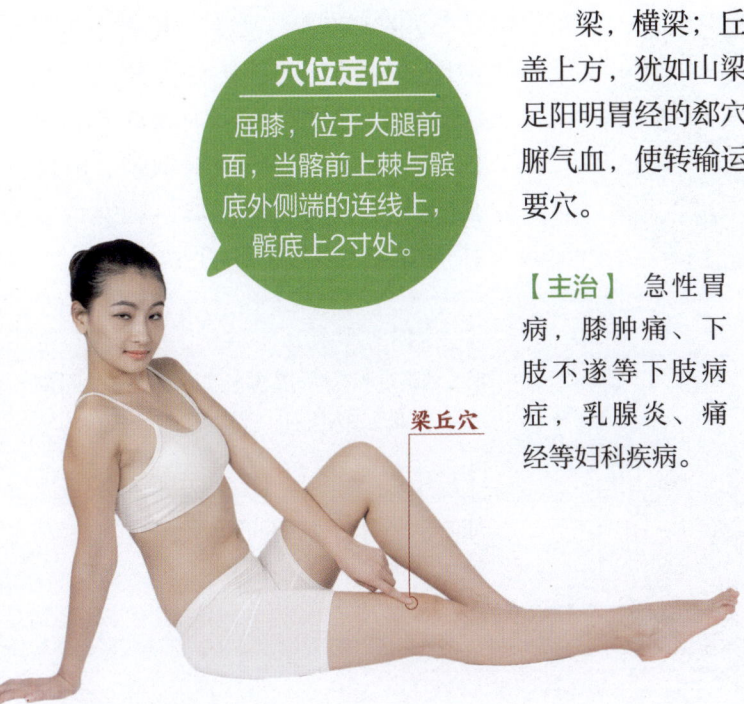

所属经络：足阳明胃经

穴位定位
屈膝，位于大腿前面，当髂前上棘与髌底外侧端的连线上，髌底上2寸处。

梁，横梁；丘，土堆、山丘。穴在膝盖上方，犹如山梁之上，故名。梁丘穴是足阳明胃经的郄穴，刺激该穴，可调理胃腑气血，使转输运化正常，是治疗胃病的要穴。

【主治】 急性胃病，膝肿痛、下肢不遂等下肢病症，乳腺炎、痛经等妇科疾病。

【配伍】 配足三里穴、中脘穴治胃痛；配曲泉穴、膝阳关穴治筋挛、膝关节不得屈伸；配犊鼻穴、阳陵泉穴、膝阳关穴、阴陵泉穴治膝关节痛。

一穴多用

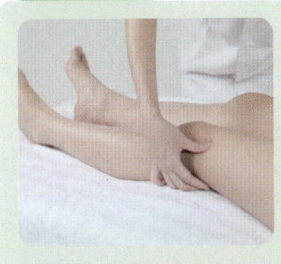

按摩：每天用拇指指腹推按梁丘穴1～3分钟，长期按摩，可改善胃痉挛、膝关节痛等。

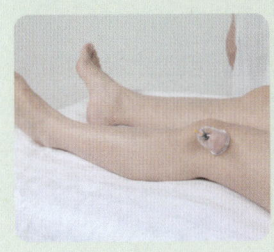

艾灸：用艾条温和灸熏灸梁丘穴5～10分钟，每天1次，可治疗腹胀、腹痛、腹泻等。

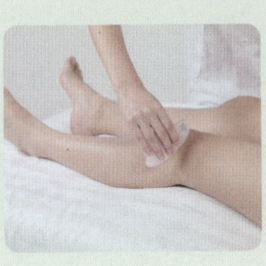

拔罐：用气罐吸拔梁丘穴，留罐10～15分钟，隔天1次，可治疗膝关节痛等。

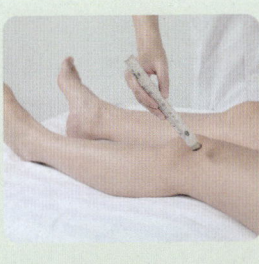

刮痧：用面刮法刮拭梁丘穴，以出痧为度，隔天1次，可治疗胃酸分泌过多、胃痉挛等。

138 阳陵泉穴
疏肝利胆强腰膝

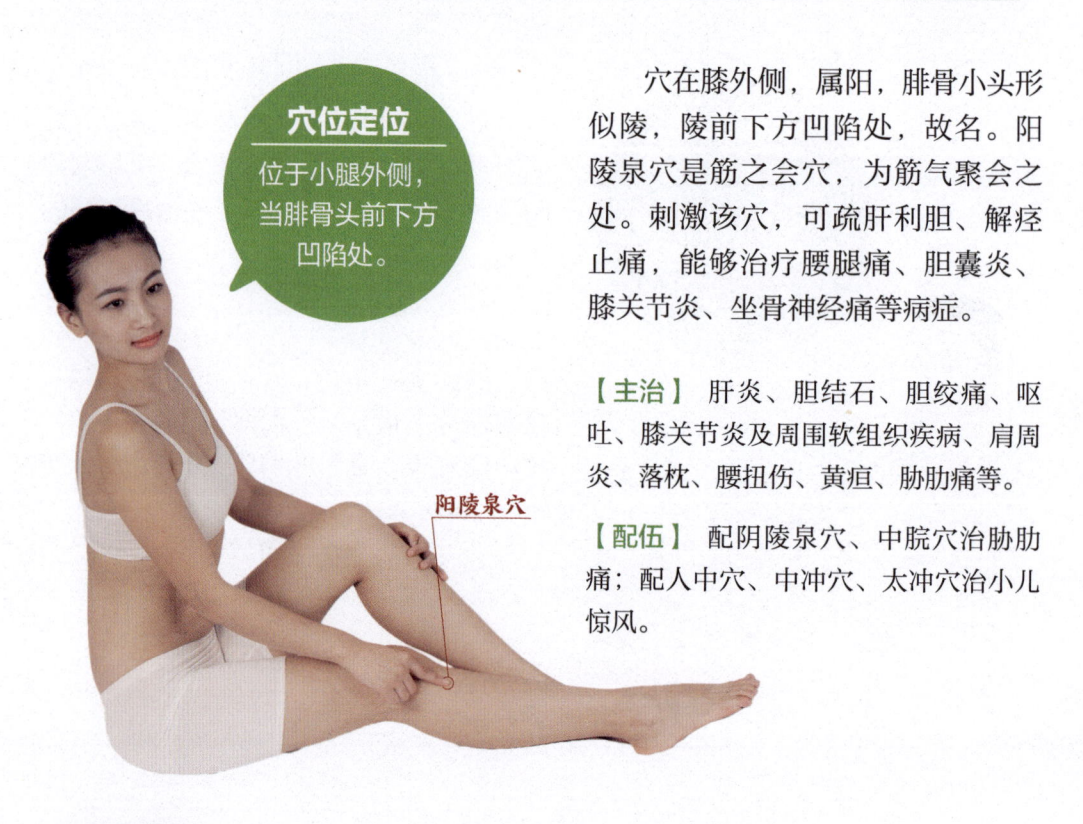

所属经络：足少阳胆经

穴位定位
位于小腿外侧，当腓骨头前下方凹陷处。

穴在膝外侧，属阳，腓骨小头形似陵，陵前下方凹陷处，故名。阳陵泉穴是筋之会穴，为筋气聚会之处。刺激该穴，可疏肝利胆、解痉止痛，能够治疗腰腿痛、胆囊炎、膝关节炎、坐骨神经痛等病症。

【主治】 肝炎、胆结石、胆绞痛、呕吐、膝关节炎及周围软组织疾病、肩周炎、落枕、腰扭伤、黄疸、胁肋痛等。

【配伍】 配阴陵泉穴、中脘穴治胁肋痛；配人中穴、中冲穴、太冲穴治小儿惊风。

阳陵泉穴

一穴多用

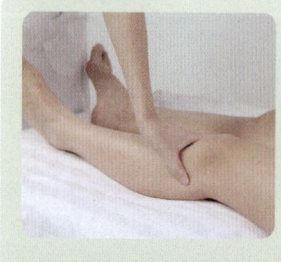

按摩：用拇指指腹按揉阳陵泉穴3~5分钟，可改善下肢痿痹、膝关节炎等。

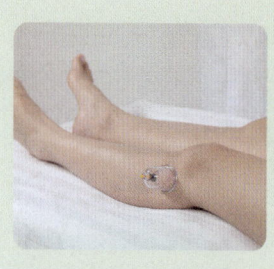

艾灸：用艾条温和灸熏灸阳陵泉穴5~10分钟，每天1次，可治疗高血压、呕吐、黄疸等。

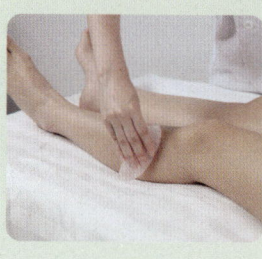

拔罐：用气罐吸拔阳陵泉穴，留罐10~15分钟，隔天1次，可治疗小儿惊风、破伤风等。

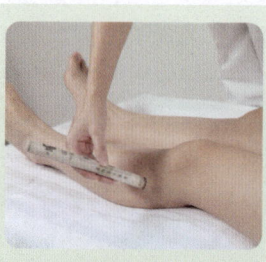

刮痧：用面刮法刮拭阳陵泉穴，以出痧为度，隔天1次，可治疗半身不遂、下肢痿痹等。

139 巨阙穴
防治口腔溃疡

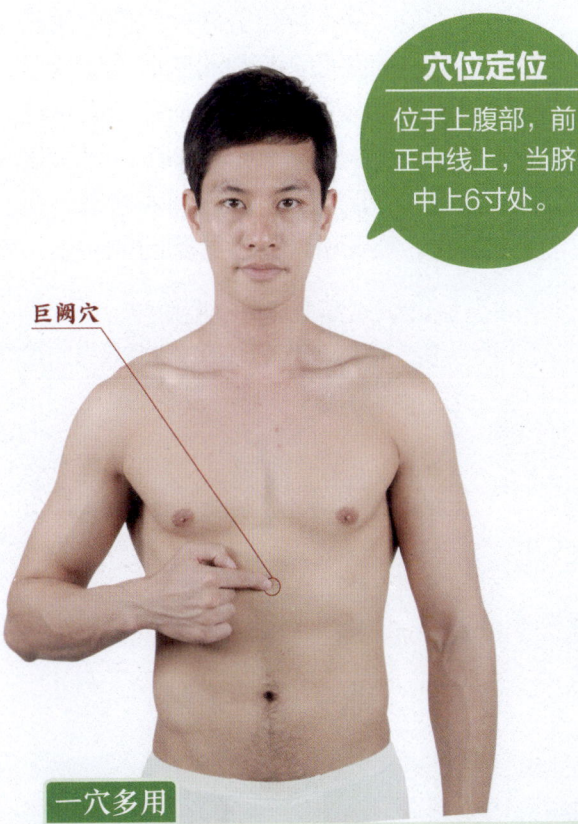

所属经络：任脉

穴位定位
位于上腹部，前正中线上，当脐中上6寸处。

巨，巨大；阙，通"缺"，亏缺。胸腹上部的湿热水气在此聚集，故名。舌为心之苗，心火旺盛时，口腔内和舌头上就会有所反应。很多口腔溃疡都是由心火旺盛造成的，刺激巨阙穴，能将火邪驱逐出去，预防口腔溃疡。

【主治】 胃痛、反胃、胸痛、心痛、心悸、口疮、腹胀、惊悸、咳嗽、健忘、胃痉挛、膈肌痉挛、癫痫等。

【配伍】 配上脘穴治腹胀；配心俞穴治心悸、失眠、健忘；配膻中穴治胸痛、咳嗽、痰喘。

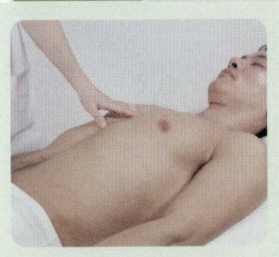

一穴多用

【按摩】 每天用拇指指腹按揉阳陵泉穴3～5分钟，可改善下肢痿痹、膝关节炎等。

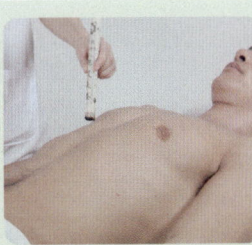

【艾灸】 用艾条温和灸熏灸阳陵泉穴5～10分钟，每天1次，可治疗高血压、呕吐、黄疸等。

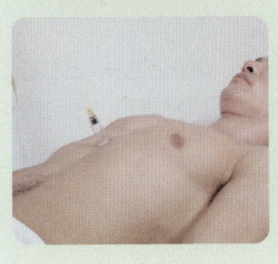

【拔罐】 用气罐吸拔阳陵泉穴，留罐10～15分钟，隔天1次，可治疗小儿惊风、破伤风等。

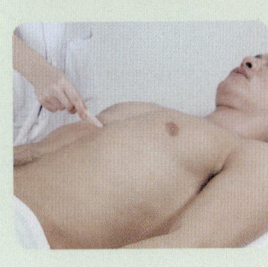

【刮痧】 用面刮法刮拭阳陵泉穴，以出痧为度，隔天1次，可治疗半身不遂、下肢痿痹等。

140 丰隆穴
缓解高脂血症

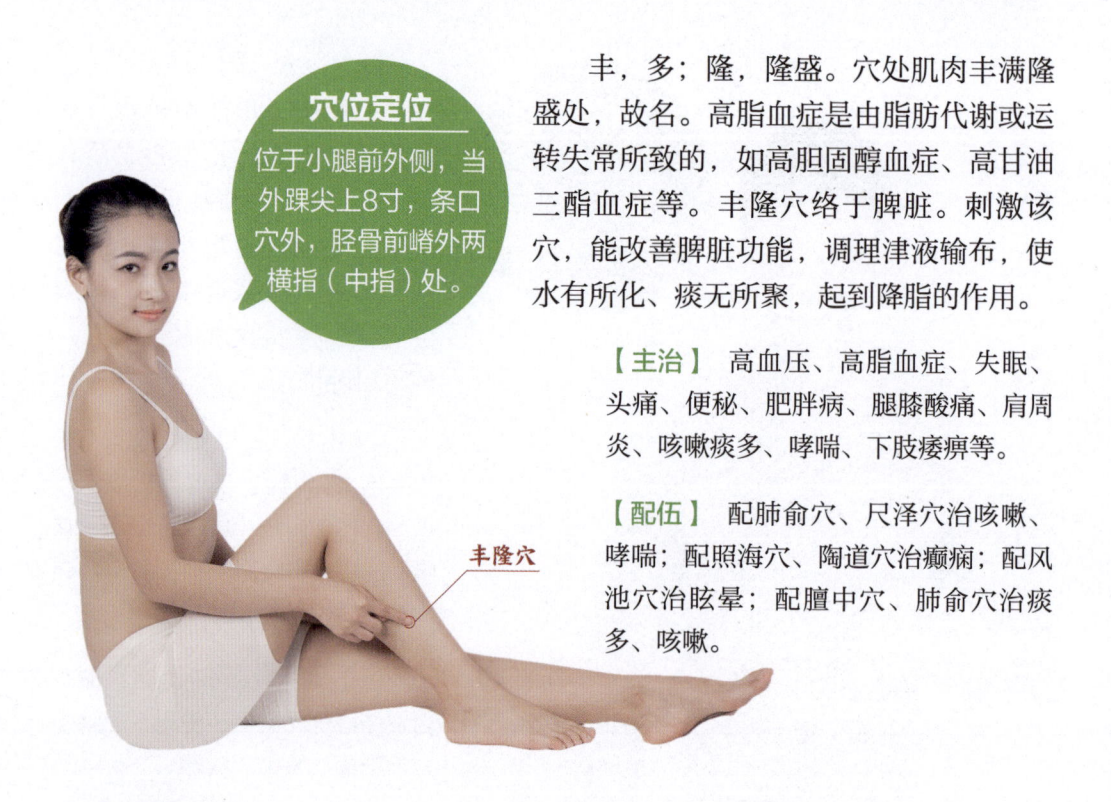

所属经络：足阳明胃经

穴位定位
位于小腿前外侧，当外踝尖上8寸，条口穴外，胫骨前嵴外两横指（中指）处。

丰，多；隆，隆盛。穴处肌肉丰满隆盛处，故名。高脂血症是由脂肪代谢或运转失常所致的，如高胆固醇血症、高甘油三酯血症等。丰隆穴络于脾脏。刺激该穴，能改善脾脏功能，调理津液输布，使水有所化、痰无所聚，起到降脂的作用。

【主治】 高血压、高脂血症、失眠、头痛、便秘、肥胖病、腿膝酸痛、肩周炎、咳嗽痰多、哮喘、下肢痿痹等。

【配伍】 配肺俞穴、尺泽穴治咳嗽、哮喘；配照海穴、陶道穴治癫痫；配风池穴治眩晕；配膻中穴、肺俞穴治痰多、咳嗽。

丰隆穴

一穴多用

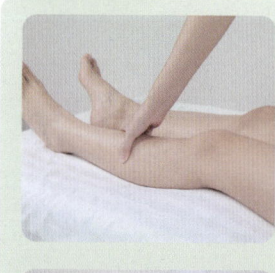

按摩：每天用拇指指腹点按丰隆穴3～5分钟，长期按摩，可改善胸闷、眩晕等。

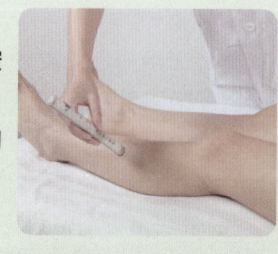

艾灸：用艾条温和灸熏灸丰隆穴5～10分钟，每天1次，可治疗咳嗽、痰多、胸闷等。

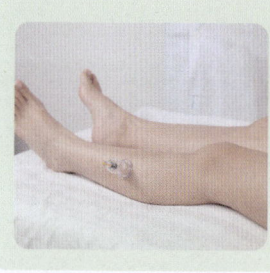

拔罐：用气罐吸拔丰隆穴，留罐5～10分钟，隔天1次，可治疗痰多、胸闷、眩晕等。

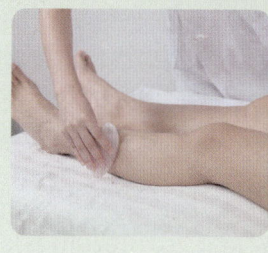

刮痧：用面刮法从上往下刮拭丰隆穴，皮肤潮红发热即可，隔天1次，可治疗热病、下肢瘫痪等。

141 足窍阴穴
五官的"私人医生"

所属经络：足少阳胆经

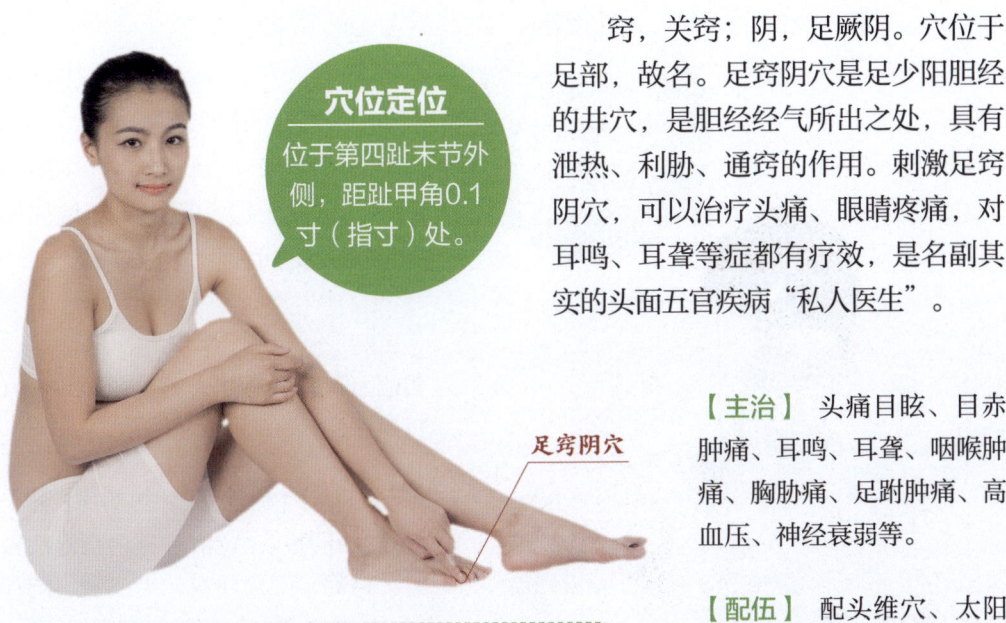

穴位定位：位于第四趾末节外侧，距趾甲角0.1寸（指寸）处。

窍，关窍；阴，足厥阴。穴位于足部，故名。足窍阴穴是足少阳胆经的井穴，是胆经经气所出之处，具有泄热、利胁、通窍的作用。刺激足窍阴穴，可以治疗头痛、眼睛疼痛，对耳鸣、耳聋等症都有疗效，是名副其实的头面五官疾病"私人医生"。

【主治】 头痛目眩、目赤肿痛、耳鸣、耳聋、咽喉肿痛、胸胁痛、足跗肿痛、高血压、神经衰弱等。

【配伍】 配头维穴、太阳穴治偏头痛；配翳风穴、听会穴、外关穴治耳鸣、耳聋；配少商穴、商阳穴治喉痹。

小贴士：多吃胡萝卜对眼睛大有裨益。胡萝卜含有丰富的胡萝卜素，这一物质可被小肠壁转变为维生素A，以合成视紫红质，而视紫红质则是视杆细胞中的重要光敏色素，能够改善和增强视觉功能。

一穴多用

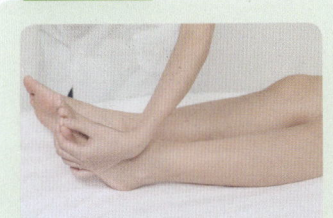

按摩：每天用拇指指尖垂直掐按足窍阴穴3~5分钟，长期按摩，可改善偏头痛、目眩等。

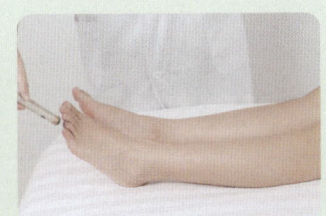

艾灸：每天用艾条温和灸熏灸足窍阴穴5~10分钟，可治疗耳聋、耳鸣、失眠、多梦、月经不调等。

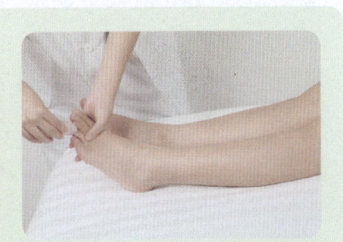

刮痧：每天用角刮法刮拭足窍阴穴，稍出痧即可，隔天1次，可治疗目赤肿痛、咽喉肿痛等病症。

142 神庭穴
宁神醒脑益智慧

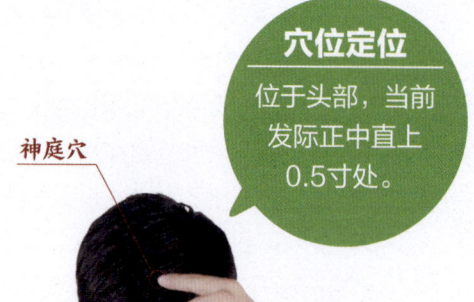

所属经络：督脉

穴位定位
位于头部，当前发际正中直上0.5寸处。

神，元神，天部之气；庭，宫廷、庭堂。穴当天庭之上，为神所居处，故名。脑为元神之府，神庭穴处于府里最中心的地方。刺激神庭穴，有益于提高智力，而调控神经系统，防治神志方面的疾病。

【主治】 失眠、惊悸等神志病症，头痛、目眩、鼻渊、鼻出血等头面五官病症等。

【配伍】 配人中穴治寒热头痛；配上星穴、肝俞穴、肾俞穴、百会穴治雀目、目翳；配太冲穴、太溪穴、阴郄穴、风池穴治头痛、眩晕、失眠。

小贴士：要注意丰富个人的业余生活，发展个人爱好，它们能给人增添许多生活乐趣，调节生活节奏，让你收获更多欢快。

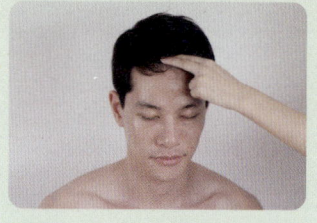

一穴多用

按摩
每天用食指、中指指尖按揉神庭穴100次，可防治记忆力减退、鼻炎、结膜炎、精神分裂症等。

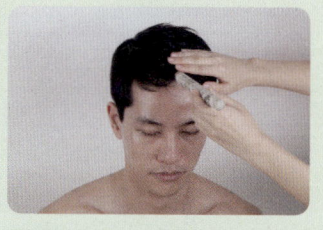

艾灸
用艾条温和灸熏灸神庭穴5～10分钟，每天1次，可治疗失眠、头痛、心悸等。

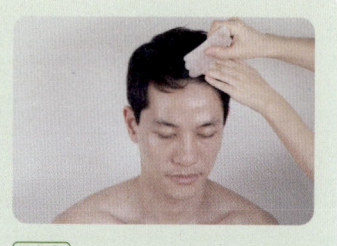

刮痧
用角刮法刮拭神庭穴2～3分钟，可不出痧，隔天1次，可治疗癫痫、角弓反张、呕吐等病症。

143 列缺穴
治疗头疾的要穴

所属经络 手太阴肺经

穴位定位
位于前臂桡侧缘，桡骨茎突上方，腕横纹上1.5寸，当肱桡肌与拇长展肌腱之间。

列，分列；缺，缺口。穴在桡骨茎突的缺列穴处，手太阴脉从这里别走手阳明脉，故名。列缺穴为手太阴肺经之络穴，八脉交会穴之一，通任脉。中医有"头项寻列缺"之说，列缺穴可治疗头痛、落枕等头疾，对肾阴不足引起的多种病症也有缓解作用。

【主治】 偏头痛、面神经麻痹、三叉神经痛、颈椎病、腕关节周围软组织病症、咳嗽、气喘、咳喘、咽喉肿痛等。

【配伍】 配合谷穴、地仓穴、颊车穴治颜面神经炎；配太阳穴、头维穴，对治疗偏头痛、头痛有很好的疗效；配照海穴治咽喉肿痛。

小贴士 在办公室久坐，每间隔45分钟就要远眺5分钟，这样有助于眼睛放松，否则过于疲劳，容易引起头痛。同时要按摩一下眼睛和太阳穴，保证头脑清醒，预防头痛。

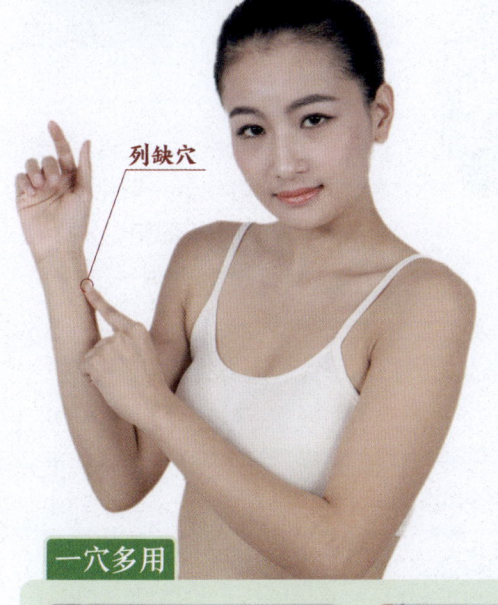

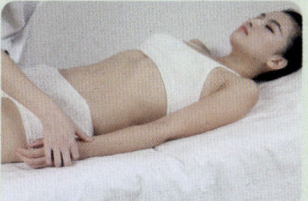

一穴多用

按摩 每天用拇指指尖揉按或弹拨列缺穴100～200次，能清泄肺热。

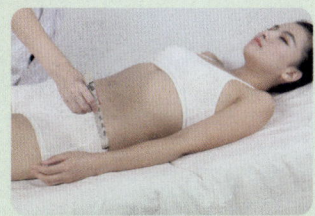

艾灸 用艾条雀啄灸熏灸列缺穴5～20分钟，每天1次，可治桡骨茎突腱鞘炎。

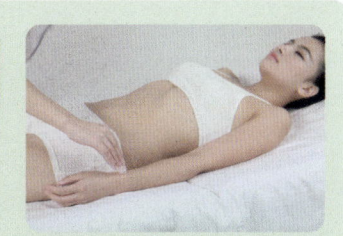

刮痧 每天用角刮法从上向下刮拭列缺穴3～5分钟，以出痧为度，可治疗掌心热、头痛、颈痛、咽痛等。

144 风池穴
提神醒脑护颈椎

所属经络 足少阳胆经

风，脑部风气；池，池子。穴在项旁凹陷处似池，故名。风池穴位于后颈部，中医讲"头目风池主"，它能够提神醒脑，治疗大部分风病，对眼部疾病、颈椎病、外感风寒和内外风邪引发的头痛均有治疗效果。

【主治】 脑卒中、眩晕等内风所致的病症，感冒、鼻塞等外风所致的病症，头病，耳鸣，颈项强痛，热病等。

【配伍】 配大椎穴、后溪穴治颈项强痛；配睛明穴、太阳穴、太冲穴治目赤肿痛；配阳白穴、颧髎穴、颊车穴治口眼㖞斜。

穴位定位
位于项部，在枕骨之下，胸锁乳突肌与斜方肌上端之间的凹陷处。

小贴士 全身运动对于颈椎病治疗与康复会更有效。工作之余，应积极参加锻炼，如打羽毛球、游泳等，这样不仅运动了全身，对身体某些局部不适也有较好的缓解作用。

一穴多用

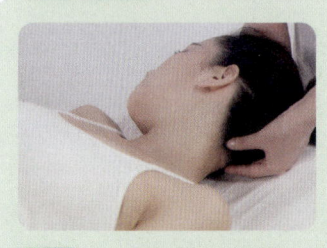

[按摩] 每天用拇指指腹夹按风池穴3~5分钟，长期按摩，可改善头痛、眩晕等病症。

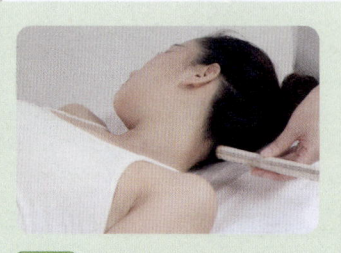

[艾灸] 每天用艾条温和灸熏灸风池穴5~10分钟，可治疗耳聋、脑卒中、口眼㖞斜、疟疾等。

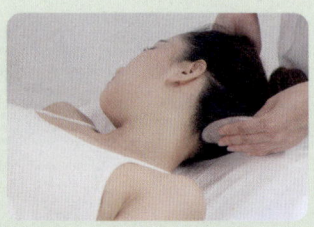

[刮痧] 用角刮法刮拭风池穴，以出痧为度，隔天1次，可治疗颈痛、落枕、目赤肿痛、感冒等病症。

145 天容穴
咽喉不适按天容

所属经络：手太阳小肠经

天，指头；容，指容颜。天容穴有清咽润喉的功效，为治疗咽喉肿痛的特效穴位。嗓子痛以及咽喉炎、慢性咽炎等患者，经常按摩此穴几分钟，就可缓解咽喉疼痛不适。

【主治】 咽喉炎、扁桃体炎、咽喉肿痛、耳鸣、耳聋等五官病症，头痛、颈项强痛等。

【配伍】 配鱼际穴、少商穴治咽喉肿痛、扁桃体炎、颊肿；配听宫穴、中渚穴治耳鸣耳聋；配天突穴、天井穴治瘿气、瘰疬；配少商穴治咽喉肿痛。

穴位定位：位于颈部，下颌角后，胸锁乳突肌前缘凹陷中。

小贴士：选取菊花10朵，胖大海1粒（敲开壳），枸杞子3～4粒，切片西洋参3片入壶；沸水冲入壶内，稍闷片刻后饮用。此润嗓茶甘甜可口，能润喉明目，适合各种体质的人群。

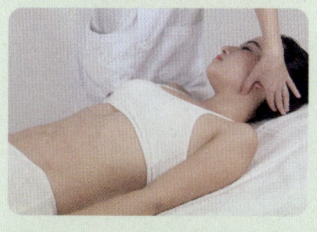

一穴多用

按摩 用拇指指尖按揉天容穴100～200次，每天坚持，能够治疗颈项强痛、呕吐等。

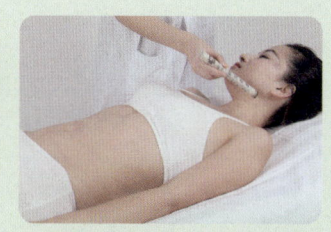

艾灸 用艾条雀啄灸熏灸天容穴5～20分钟，每日1次，可改善咳嗽、气喘等。

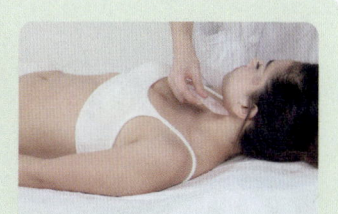

刮痧 用面刮法刮拭天容穴，力度稍轻，可不出痧，每日1次，可改善咽喉肿痛等。

146 解溪穴
益胃安神补气血

所属经络：足阳明胃经

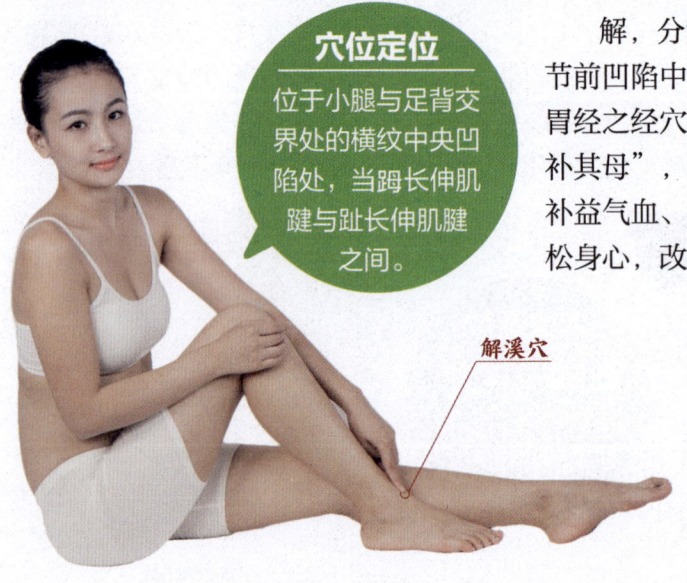

穴位定位
位于小腿与足背交界处的横纹中央凹陷处，当𝑚长伸肌腱与趾长伸肌腱之间。

解，分散；溪，溪水。穴在踝关节前凹陷中，故名。解溪穴为足阳明胃经之经穴，是胃经的母穴。"虚则补其母"，刺激解溪穴有健运脾胃、补益气血、强健经筋的作用，可以放松身心，改善脑供血不足。

【主治】头痛，气血不足，头晕目眩，腹胀、便秘等肠胃疾病，下肢痿痹、踝关节病、足下垂等下肢、踝关节病症，以及精神病、高血压等。

【配伍】配条口穴、丘墟穴、太白穴治膝股肿痛、脚转筋；配血海穴、商丘穴治腹胀；配商丘穴、丘墟穴、昆仑穴、太溪穴治踝关节痛。

小贴士：脑血管供血不足者的饮食要尽量清淡，少吃糖分高或油糖含量都高的食物。晚饭不要过饱、过迟，这样晚上睡觉时，血液黏稠度才不至于过高。

一穴多用

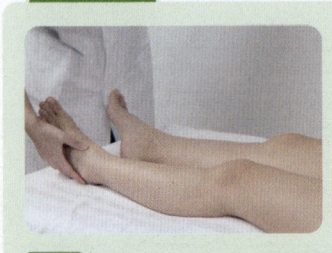

按摩：每天用拇指指腹推按解溪穴2~3分钟，长期按摩，可改善头痛、腓神经麻痹等。

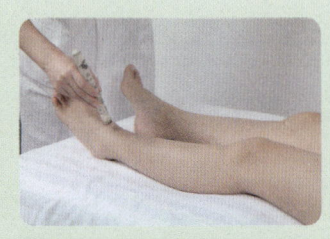

艾灸：用艾条回旋灸熏灸解溪穴5~10分钟，每天1次，可治疗踝关节周围组织扭伤、胃炎、肠炎等。

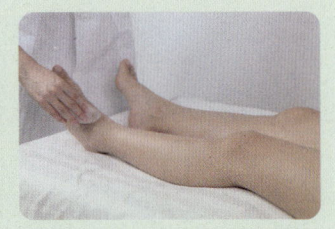

刮痧：用角刮法从上往下刮拭解溪穴，出痧为度，隔天1次，可治疗癫痫、精神病、运动系统疾病等。

147 阳溪穴
腕臂疼痛都赶走

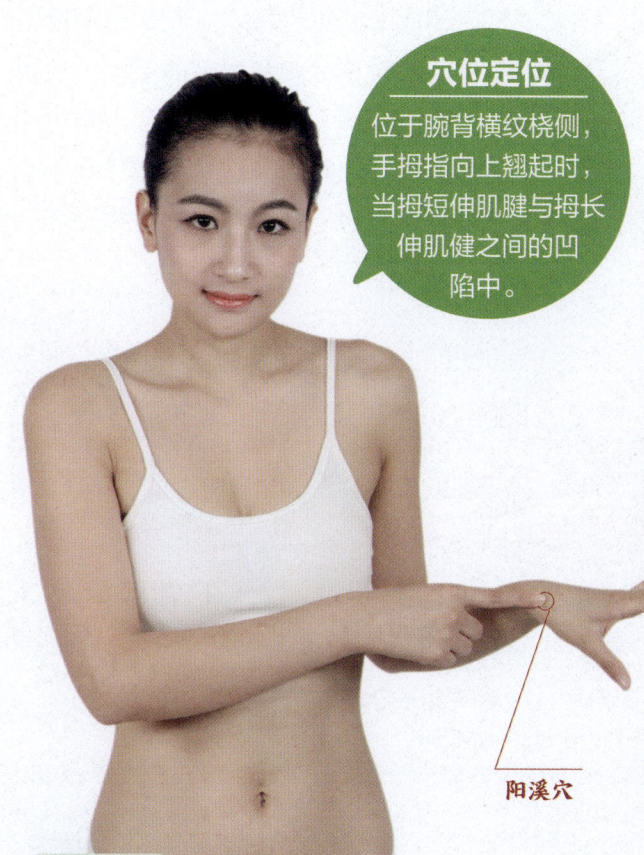

所属经络 手阳明大肠经

穴位定位 位于腕背横纹桡侧，手拇指向上翘起时，当拇短伸肌腱与拇长伸肌腱之间的凹陷中。

穴在手背，为阳，又处两筋之间而形似小溪，故名。一些人由于工作的需要，频繁地使用手臂，或者接触冷水，长此以往，手腕关节就会出现酸胀、疼痛的病症。严重者夜间难以入眠。经常按揉阳溪穴，可以缓解腕臂疼痛。

【主治】手腕痛、臂痛、头痛、目赤肿痛、耳聋耳鸣、咽喉肿痛、牙痛、扁桃体炎等。

【配伍】配阳谷穴治目赤肿痛；配列缺穴治腕部腱鞘病；配解溪穴治心悸、怔忡；配合谷穴治头痛。

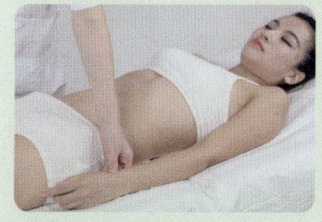

阳溪穴

一穴多用

按摩 用拇指指尖按揉阳溪穴100～200次，每天坚持，能够治疗咽部与口腔疾病。

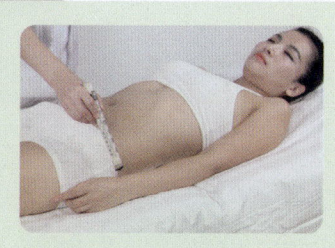

艾灸 用艾条温和灸熏灸阳溪穴5～20分钟，每日1次，可改善目赤肿痛、牙痛、腰痛等。

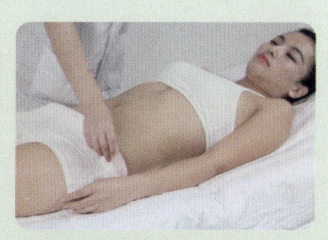

刮痧 用角刮法从上而下刮拭阳溪穴，力度微重，以出痧为度，可缓解发热无汗、头痛、牙痛等。

148 丘墟穴
保护胆腑不生病

所属经络：足少阳胆经

穴位定位：位于足外踝前下方，当趾长伸肌腱的外侧凹陷处。

丘，土堆或土坡；墟，故城遗址或废墟。穴在足外踝前下方凹陷中，外踝凸起似丘似墟，故名。丘墟穴为足少阳胆经之原穴，有疏肝理气、通经活络、祛风利节的作用，善于治疗该经或该经所对应脏腑所发生的病变。

【主治】 胆囊炎、胆绞痛等胆腑病，颈项痛，腋下肿，胸满胁痛，外踝肿痛，坐骨神经痛，目赤肿痛、目翳等。

【配伍】 配风池穴、太冲穴治目赤肿痛；配昆仑穴、申脉穴治外踝肿痛；配阳陵泉穴、期门穴治胆囊炎。

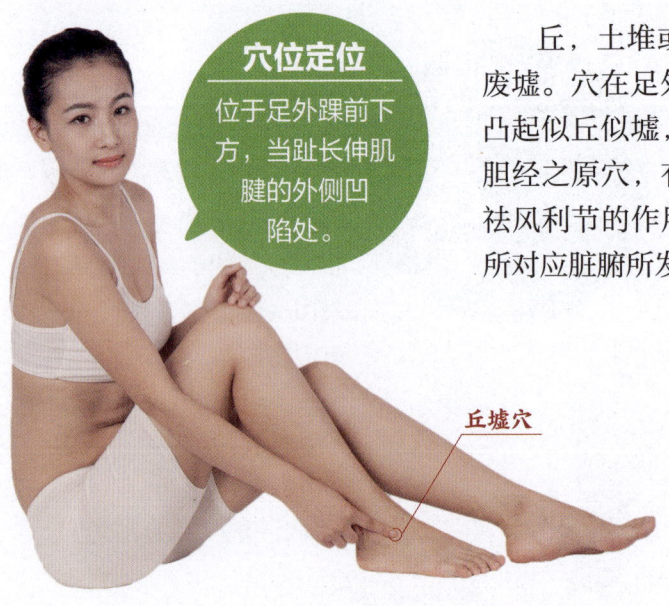

小贴士：中医认为，胆囊里有废物的话，会导致胆汁分泌受阻。多吃高纤维食物，少坐多活动，这些都有助于胆囊排毒，保证胆汁的正常分泌，避免引起气血不足。

一穴多用

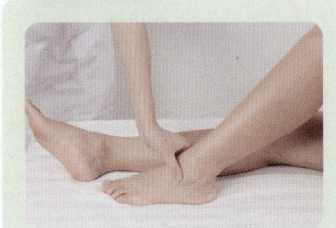

按摩：每天用拇指指尖揉按丘墟穴3~5分钟，长期按摩，可改善头痛、疝气等。

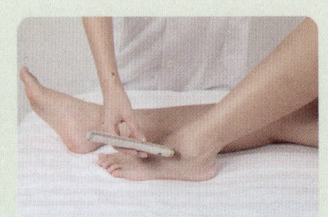

艾灸：用艾条温和灸熏灸丘墟穴5~10分钟，每天1次，可治疗脑卒中偏瘫、下肢痿痹等。

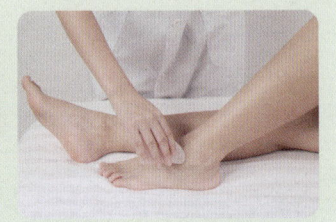

刮痧：用角刮法刮拭丘墟穴，稍出痧即可，隔天1次，可治疗目赤肿痛、胆囊炎等。

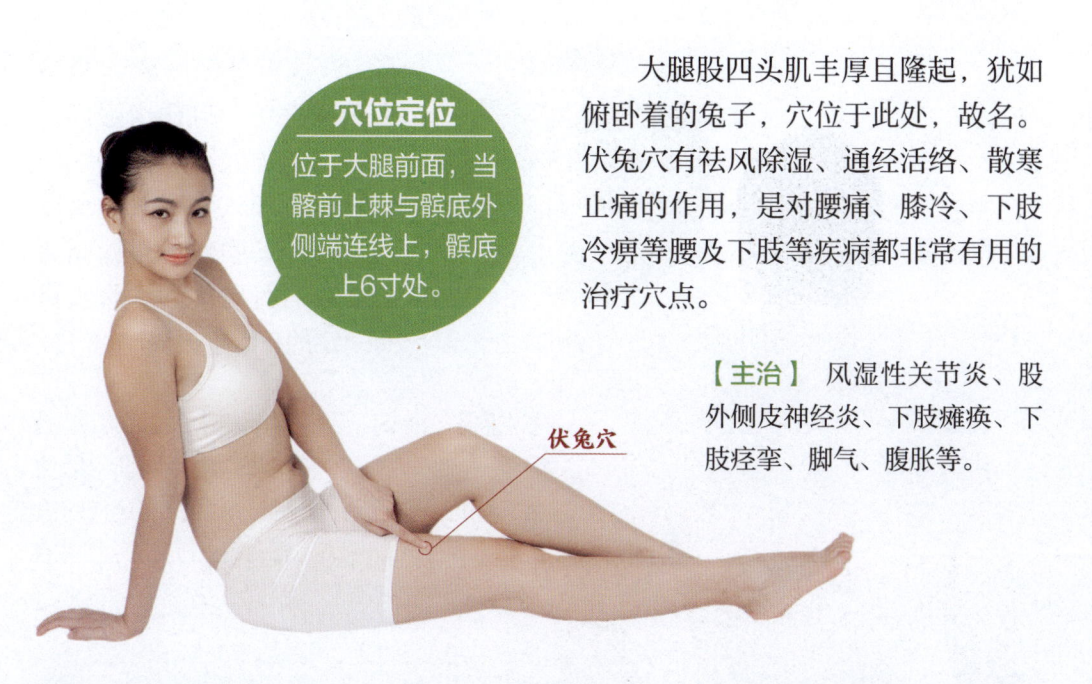

149 伏兔穴
让腿脚利索起来

所属经络：足阳明胃经

穴位定位
位于大腿前面，当髂前上棘与髌底外侧端连线上，髌底上6寸处。

大腿股四头肌丰厚且隆起，犹如俯卧着的兔子，穴位于此处，故名。伏兔穴有祛风除湿、通经活络、散寒止痛的作用，是对腰痛、膝冷、下肢冷痹等腰及下肢等疾病都非常有用的治疗穴点。

【主治】 风湿性关节炎、股外侧皮神经炎、下肢瘫痪、下肢痉挛、脚气、腹胀等。

【配伍】 配髀关穴、阳陵泉穴治下肢痿痹；配髀关穴、犊鼻穴治腿膝疼痛。

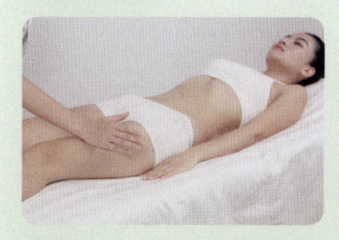

小贴士
下肢属阴，与肝、脾、肾三脏关系最为密切。平时要多按摩双腿，多做简易的下肢保健运动，使气血疏通、关节灵活，改善下肢静脉血液循环。

一穴多用

按摩
每天用手掌小鱼际敲击伏兔穴2~3分钟，长期敲击，可改善妇女诸疾与疝气等。

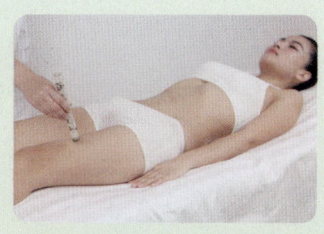

艾灸
用艾条温和灸熏灸伏兔穴5~10分钟，每天1次，可治疗腹胀、腹痛、脚气等。

刮痧
用面刮法刮拭伏兔穴，以出痧为度，隔天1次，可治疗腰疼膝冷、下肢麻痹等。

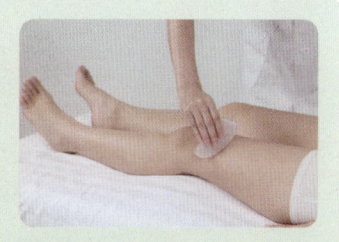

150 长强穴
调理肠腑治腹泻

所属经络：督脉

穴位定位
位于尾骨端下，当尾骨端与肛门连线的中点处。

穴属督脉第一穴，督脉为阳脉之长，且作用强盛，故名。长强穴是督脉始穴，督脉则统领人体阳气，所以经常刺激长强穴，可以充盛气血，对脾胃虚弱、腹泻具有一定的疗效。

【主治】 泄泻、痢疾、便秘、便血、痔疮、脱肛、惊风等。

【配伍】 配承山穴治痔疮；配小肠俞穴治便秘、淋症；配身柱穴治脊背疼痛；配百会穴治脱肛、头昏。

小贴士：腹泻时，不宜进食粗纤维食物，而应及时补充水分和电解质，像稀粥、软面、瘦肉等都是比较好的食物选择。必要时进行补液，以免出现脱水。

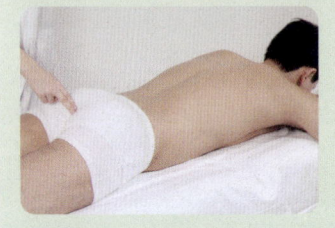

长强穴

一穴多用

按摩
每天将食指、中指并拢，用指尖着力，揉按长强穴3~5分钟，对遗精、阳痿、肾虚等有很好的疗效。

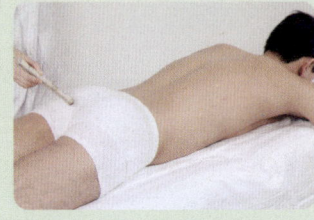

艾灸
用艾条回旋灸熏灸长强穴10分钟，每天1次，可治疗痔疮、泄泻、便秘等病症。

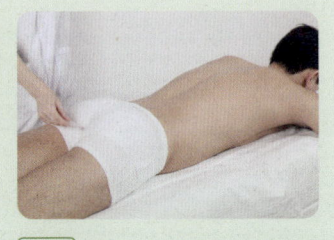

刮痧
每天用刮痧板角部由上至下刮拭长强穴，以出痧为度，可治疗腰脊痛、骶骨痛、腰神经痛等。

151 关元穴
蓄血藏精补元气

所属经络：任脉

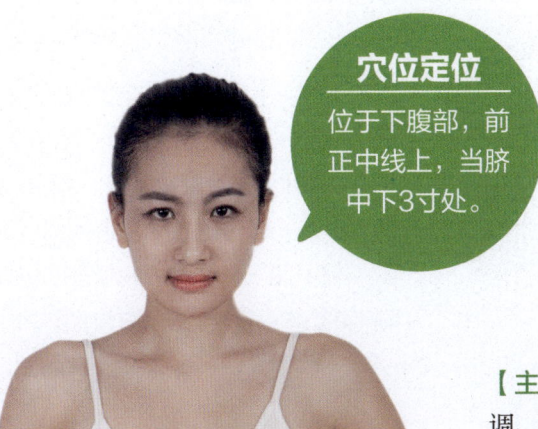

穴位定位
位于下腹部，前正中线上，当脐中下3寸处。

关，关卡，关键；元，元首。穴居丹田，元气所藏之处，故名。关元穴为"男子藏精，女子蓄血之处"。关元穴自古就是养生要穴，具有补肾壮阳、理气和血等作用，治疗元气虚损性病症、妇科病症和下焦病症等具有一定的效果。

【主治】月经不调、痛经、闭经、带下异常、崩漏、晕厥、休克等。

【配伍】配涌泉穴治腰痛、气淋；配阴陵泉穴治气癃溺黄、黄带阴痒；配太溪穴治久泄不止、久痢赤白、下腹痛。

小贴士：月经不调的女性要尽量保持心情舒畅，避免生气、抑郁。经期注意休息、保暖，勿坐卧湿地或冒雨涉水；平素体弱者或久病之后，应注意劳逸结合，切勿房劳过度。

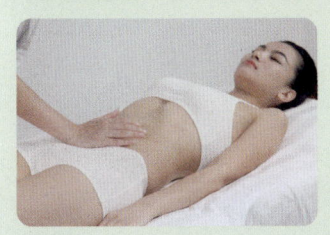

一穴多用

按摩
每天用手掌根部推揉关元穴2~3分钟，长期按摩，可改善痛经、失眠等。

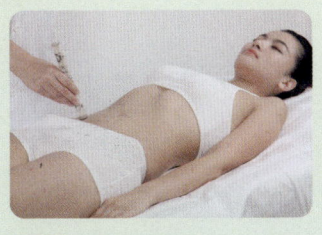

艾灸
用艾条温和灸熏灸关元穴5~10分钟，每天1次，可治疗荨麻疹、失眠等。

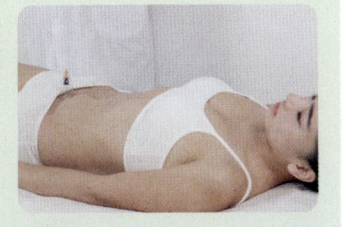

拔罐
用气罐吸拔关元穴，留罐10~15分钟，隔天1次，可治疗失眠、痢疾、脱肛等。

152 下关穴
治面部诸般病症

所属经络：足阳明胃经

下，下方；关，机关，关卡。穴在颧骨弓下，并与上关穴相对，故名。下关穴隶属于足阳明胃经，为足阳明、足少阳之会，对面部病症有很好的疗效。经常刺激下关穴，还可促进面部血液循环，加快新陈代谢，起到瘦脸的作用。

穴位定位：位于面部，耳前方，当颧弓下缘与下颌切迹之间所形成的凹陷中。

【主治】 面痛、三叉神经痛、牙关不利、牙关紧闭、下颌关节痛、牙痛等面口病症，耳聋、耳鸣、聤耳等耳疾。

【配伍】 配听宫穴、翳风穴、合谷穴治颞颌关节炎；配颊车穴、合谷穴、外关穴治牙关紧闭；配阳溪穴、关冲穴、液门穴、阳谷穴治耳鸣、耳聋。

小贴士：两手掌相对，用力搓动，手掌搓热后，立即搓面部。从左侧面部开始，经额到右侧，再经下颌搓回左侧。搓面有助于改善面部血液循环，治疗各种面部病症。

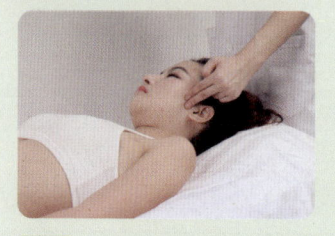

一穴多用

按摩：将食指、中指并拢，每天用两指指腹揉按下关穴3～5分钟，可治疗颞颌关节炎、口眼㖞斜等。

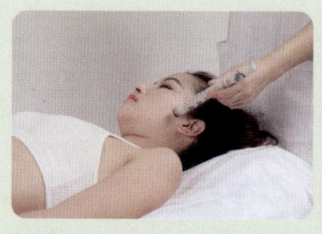

艾灸：用艾条温和灸熏灸下关穴10分钟，每天1次，有祛火聪耳的功效，可治疗耳聋、耳鸣等。

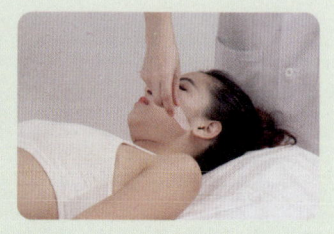

刮痧：每天用角刮法由上向下轻柔刮拭下关穴3分钟，可治疗由阳明热邪上扰所致的牙痛等。

153 通里穴
清热安神治失语

所属经络：手少阴心经

穴位定位
位于前臂掌侧，当尺侧腕屈肌腱桡侧缘，腕横纹上1寸处。

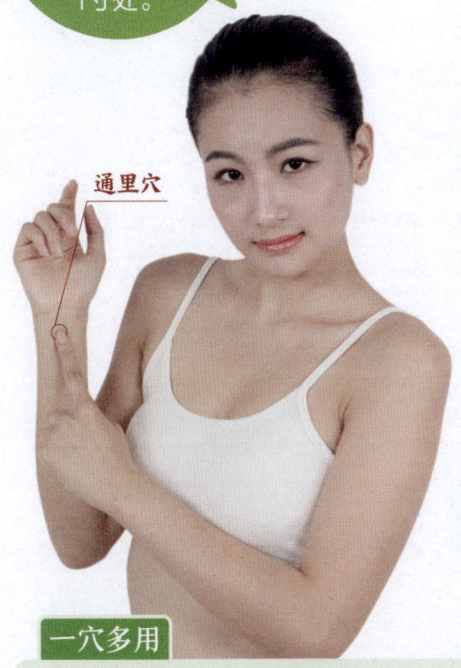

通，通道；里，内部。通里穴为手少阴心经之络穴，与小肠相络。心主神，刺激通里穴能宁心醒神、通经化瘀，平时受到惊吓或情绪不宁而突然生气时，掐按该穴，就能安心神。通里穴还有开心窍的功效，可以辅助治疗暂时性失语。

【主治】神经衰弱、癔症性失语、心悸、怔忡、心动过缓、心绞痛、头痛、眩晕、腕臂痛、咽喉肿痛等。

【配伍】配廉泉穴、涌泉穴治舌强、癔症性失音；配太阳穴、风池穴治头痛目眩、眼花；配内关穴、心俞穴治心悸、怔忡、悲恐畏人。

小贴士
通里穴的主要作用是调节人的情志和心区附近的疾病。刺激该穴，能打通气虚而致的血瘀，疏通脑部暂时性受挫的语言中枢。

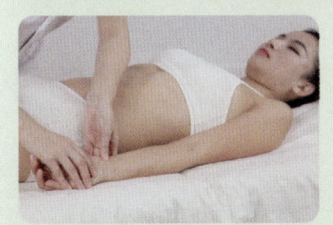

一穴多用

按摩
每天用拇指指尖弹拨通里穴3～5分钟，能防治前臂麻木、心悸等。

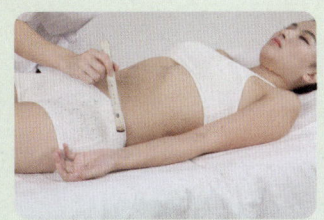

艾灸
用艾条雀啄灸熏灸通里穴5～20分钟，每天1次，可缓解崩漏、失眠、心痛等。

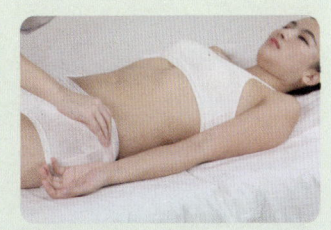

刮痧
用角刮法从上向下刮拭通里穴3～5分钟，隔天1次，可治疗心痛、癫痫、盗汗、健忘等。

154 悬颅穴
通络消肿不走神

所属经络：足少阳胆经

穴位定位
位于头部鬓发上，当头维穴与曲鬓穴弧形连线的中点处。

悬，悬挂；颅，头颅，头部。该穴主治与头颅相关的病症，故名。悬颅穴为手足少阳、阳明三脉之交会，有通络消肿、清热散风的作用。学习、工作之时，若注意力不集中，则容易走神，按摩该穴，能够缓解疲劳，集中注意力。

【主治】 偏头痛、三叉神经痛、面肿、神经衰弱、牙痛、鼻炎等。

【配伍】 配风池穴、外关穴治偏头痛；配丝竹空穴、太阳穴、风池穴治目外眦痛；配人中穴治面肿。

小贴士：长吸一口气，然后以舒服的方式慢慢呼出；再长吸一口，慢慢呼出。呼气的时候，把身体里的紧张感一起"呼出"。这一基本的注意力训练也可以作为一种放松练习。

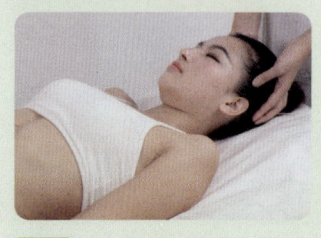

一穴多用

按摩：每天用拇指指尖揉按悬颅穴2~3分钟，长期按摩，可改善头痛、目赤肿痛等。

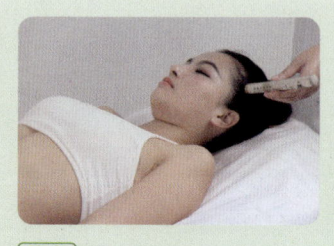

艾灸：用艾条温和灸熏灸悬颅穴5~10分钟，每天1次，可治疗目赤肿痛、目外眦痛等。

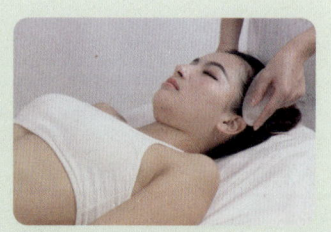

刮痧：用刮痧板边缘刮拭悬颅穴，可不出痧，隔天1次，可治疗目外眦痛、牙痛等。

155 内庭穴
清火解毒祛牙痛

所属经络：足阳明胃经

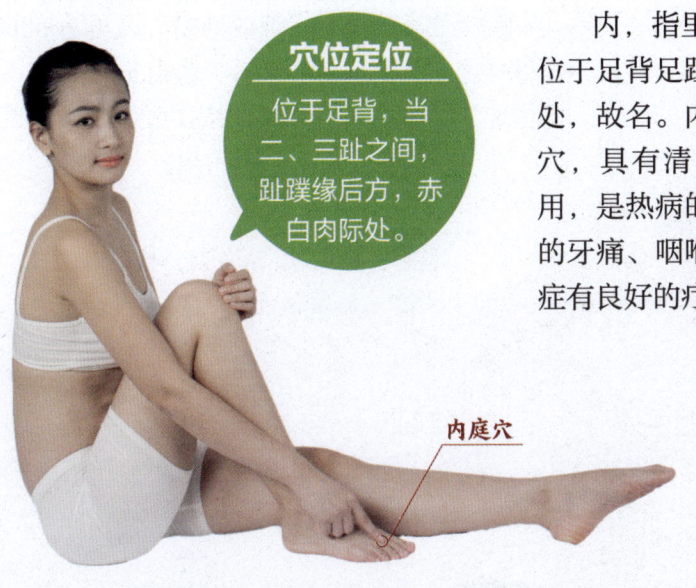

内，指里边；庭，指院庭。该穴位于足背足趾间，犹如穴纳入门庭之处，故名。内庭穴是足阳明胃经的荥穴，具有清胃泻火、理气止痛的作用，是热病的"克星"，对胃火引起的牙痛、咽喉肿痛、口臭等发热性病症有良好的疗效。

穴位定位：位于足背，当二、三趾之间，趾蹼缘后方，赤白肉际处。

【主治】牙痛、扁桃体炎、牙龈炎、咽喉肿痛、鼻出血、热病、胃痛吐酸、痢疾、便秘、足背肿痛、跖趾关节痛等。

【配伍】配合谷穴治牙龈肿痛；配上星穴、太阳穴、头维穴治头痛、目赤肿痛。

小贴士：平时要注意口腔清洁，勤刷牙、勤漱口。勿咬过于坚硬之物，避免牙龈损伤。少吃过冷、过热、温差很大的食物或过酸、过甜的刺激性食品，以免引起牙痛。

一穴多用

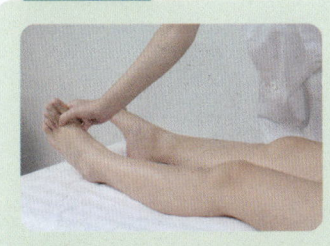

按摩：每天用拇指指尖点按内庭穴2~3分钟，长期按摩，可改善口臭、胃热上冲、腹部胀满等。

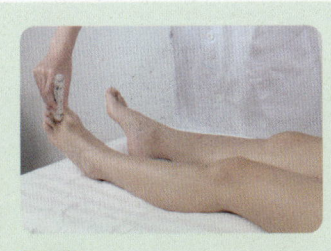

艾灸：用艾条温和灸熏灸内庭穴5~10分钟，每天1次，可治疗腹胀腹痛、小便出血、耳鸣等。

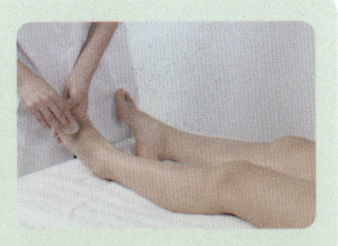

刮痧：用角刮法刮拭内庭穴，以出痧为度，隔天1次，可治疗肠疝痛、便秘、足背肿痛等。

156 强间穴
平肝息风祛心烦

所属经络 督脉

强指强急；间指间隙或处所，穴处分布有枕大神经分支和左右枕动脉、静脉分支。经常加班熬夜、睡眠不足的人，按揉强间穴，能缓解心烦、失眠、头项强痛等病症。

【主治】 心烦、失眠、癫痫、头痛、目眩、颈项强痛、脑膜炎、神经性头痛、血管性头痛、癔症等。

【配伍】 配后溪穴、至阴穴治后头痛、目眩；配丰隆穴治头痛难忍；配阴郄穴治心烦、心痛。

穴位定位
位于头部，当后发际正中直上4寸（脑户穴上1.5寸）处。

小贴士
晚餐不要吃得太多、太晚，也不要喝太多水，因为不断上厕所会影响睡眠质量。晚上也不要吃辛辣、富含油脂的食物，这些食物也会影响睡眠。

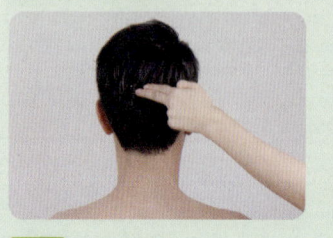

一穴多用

按摩
将食指、中指并拢，用两指指腹揉按强间穴2～3分钟，可治疗头痛、目眩，预防脑卒中等。

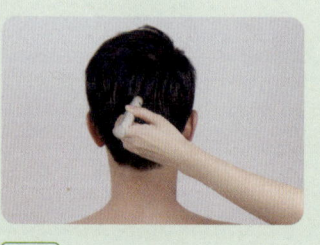

艾灸
用艾条温和灸熏灸强间穴10～15分钟，每天1次，可治疗头痛、头晕、心烦、失眠等病症。

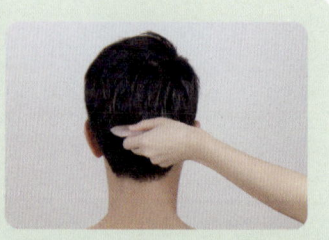

刮痧
用刮拭板角部刮拭强间穴，每天1次，可治疗颈项强痛、眩晕、脑膜炎等病症。

157 曲泽穴
心中疼痛它来解

所属经络 手厥阴心包经

穴位定位 位于肘横纹中，当肱二头肌腱尺侧缘凹陷中。

曲，隐秘；泽，沼泽。本穴意指心包经气血在此汇合，故名。曲泽穴为手阳明大肠经之合穴，可以清心泻火、理气调中，起到疏通经气、强化心脑血管功能的作用，能够治疗心血管方面的疾病。

曲泽穴

【主治】 心悸、心绞痛、风湿性心脏病、心肌炎、咳喘、支气管炎、胃痛、呕血、呕吐、中暑等。

【配伍】 配内关穴、大陵穴治心胸痛；配神门穴、鱼际穴治呕血；配委中穴、曲池穴治高热中暑；配内关穴、中脘穴、足三里穴治呕吐、胃痛。

小贴士 西瓜是很好的"护心"水果，其番茄红素含量比生西红柿高40%，能为人体提供所需的番茄红素。适量多吃西瓜，可以使患心脏病风险降低。

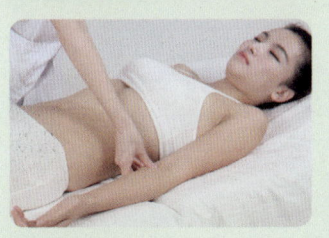

一穴多用

按摩 每天用拇指指尖弹拨曲泽穴100~200次，能改善心悸、心痛、咯血等。

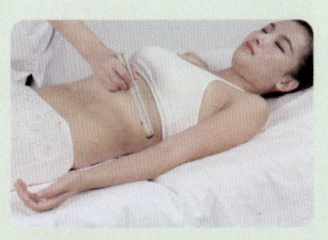

艾灸 用艾条温和灸熏灸曲泽穴5~20分钟，每天1次，可缓解善惊、心痛等。

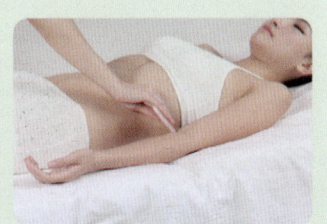

刮痧 用角刮法从上向下刮拭曲泽穴3~5分钟，隔天1次，可治疗热病、心悸、心痛、烦躁等。

158 天突穴
支气管炎的"克星"

所属经络：任脉

天，天部，指头面部；突，突出，指烟囱。此穴能通利肺气，故名。寒冷时节是慢性支气管炎高发的急性加重期，天突穴能宣肺止咳、降气平喘、化痰散结。刺激该穴，可以缓解咳嗽、气短、喘息等症状，减轻患者痛苦。

穴位定位：位于颈部，当前正中线上，胸骨上窝中央。

【主治】支气管炎、喉炎、扁桃体炎、支气管哮喘、咳嗽、暴喑、咽喉肿痛等。

【配伍】配定喘穴、鱼际穴治哮喘、咳嗽；配少商穴、天容穴治咽喉肿痛；配膻中穴治哮喘、胸痹；配璇玑穴、风府穴、照海穴治咽喉肿痛。

小贴士：在支气管炎急性期，应遵照医嘱，选择有效的方法进行治疗。平时保持良好的家庭环境卫生，保持室内空气流通，有一定湿度，控制和消除各种有害气体及烟尘。

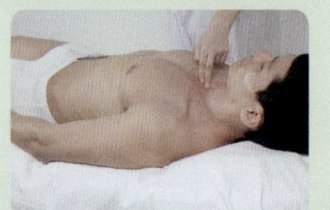

一穴多用

按摩：每天将食指、中指并拢，用两指指腹揉按天突穴200~300次，可治疗哮喘、胸闷、胸中气逆等。

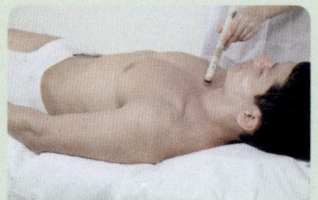

艾灸：用艾条温和灸熏灸天突穴10分钟，每天1次，可治疗外感咳嗽、地方性甲状腺肿大等。

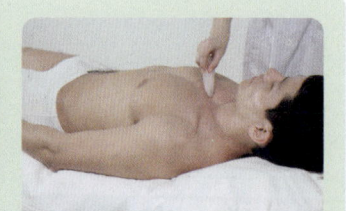

刮痧：用刮痧板角部由上向下刮拭天突穴30次，力度较轻，每天1次，可治疗暴喑、瘿气、噎膈等。

159 后溪穴
治疗腰痛疗效好

所属经络：手太阳小肠经

穴位定位
位于手掌尺侧，微握拳，当第五掌骨关节后的远侧掌横纹头，赤白肉际处。

后，后面；溪，溪流，指气血流行的道路。该穴位于第五掌指关节后方，故名。后溪穴是奇经八脉的交会穴，通督脉，能通经络、正脊柱。经常刺激后溪穴，能防治颈椎病、腰椎病。

【主治】头项强痛、腰背、手指及肘臂挛痛等痛证，耳鸣、耳聋、咽喉肿痛、扁桃体炎等五官疾病，热病，盗汗等。

【配伍】配列缺穴、悬钟穴治颈项强痛；配人中穴治急性腰扭伤；配天柱穴治颈项强直、落枕。

小贴士：做快走、慢跑等有氧运动，可增强腰椎柔韧性和肌肉力量，有效缓解腰痛。进行这两项运动时，应穿有弹性的运动鞋，抬头挺胸，每日或隔日活动30分钟左右。

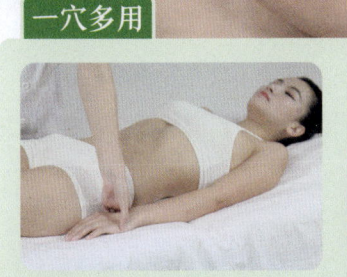

一穴多用

按摩：用拇指指尖掐按后溪穴100~200次，每天坚持，能够治疗落枕。

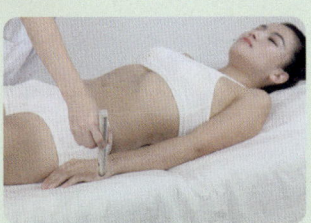

艾灸：用艾条温和灸熏灸后溪穴5~20分钟，每日1次，可治疗颈项强痛、鼻塞等。

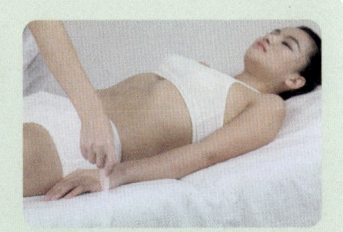

刮痧：用角刮法从上向下刮拭后溪穴3~5分钟，隔天1次，可缓解颈项强痛、疟疾、耳鸣等。

160 偏历穴
通经利水治水肿

所属经络：手阳明大肠经

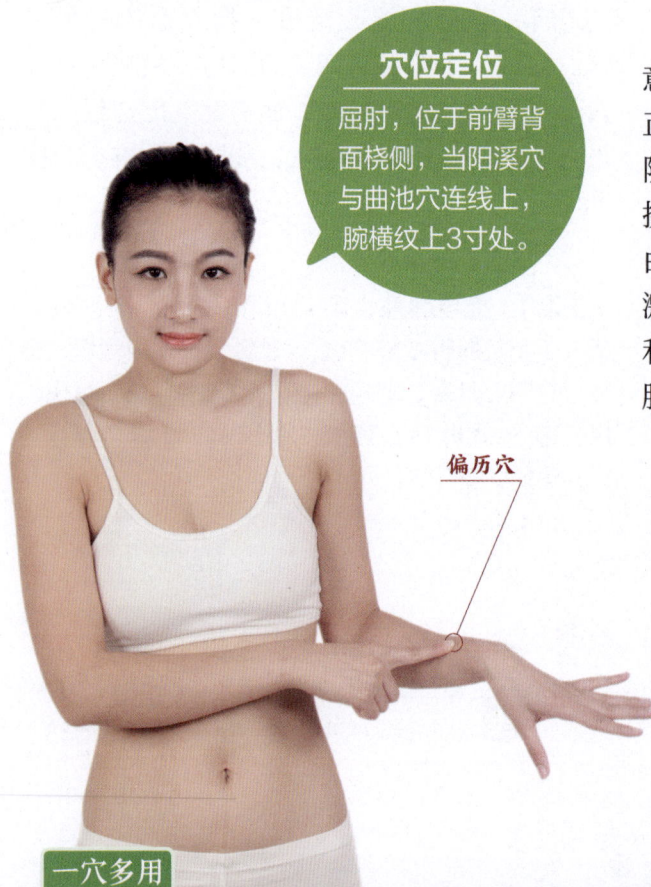

穴位定位
屈肘，位于前臂背面桡侧，当阳溪穴与曲池穴连线上，腕横纹上3寸处。

偏，偏离；历，经历。意指本穴的气血物质偏离大肠正经而行，经过手臂，别走太阴，故名。身体水肿多因水分摄取过多，代谢功能不佳，或由某些疾病、药物所引起。刺激偏历穴，能清热泻火、消肿利尿，治疗腹胀、水肿、眼睛肿、面颊肿等。

【主治】 水肿、腹部胀满、耳聋、耳鸣、牙痛、鼻出血、手臂酸痛等。

【配伍】 配水分穴、阴陵泉穴治水肿；配太渊穴治感冒、头痛、咽喉肿痛；配太渊穴、侠白穴治神经衰弱。

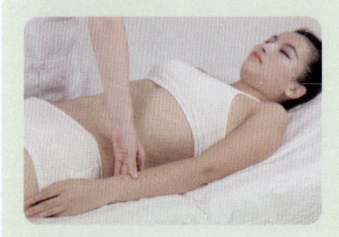

一穴多用

按摩：每天用拇指指尖按揉偏历穴100~200次，能够缓解牙痛、腹痛、前臂痛、耳聋、耳鸣等。

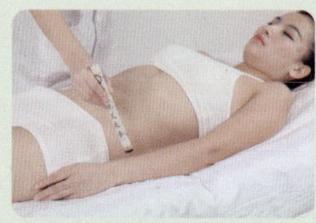

艾灸：用艾条温和灸熏灸偏历穴5~20分钟，每日1次，可改善前臂冷痛。

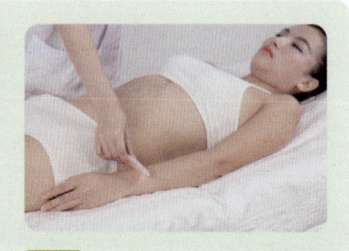

刮痧：用面刮法从上而下刮拭偏历穴，力度微重，以出痧为度，隔天1次，可缓解手臂酸痛。

161 委中穴
疏经络治腰背痛

所属经络：足太阳膀胱经

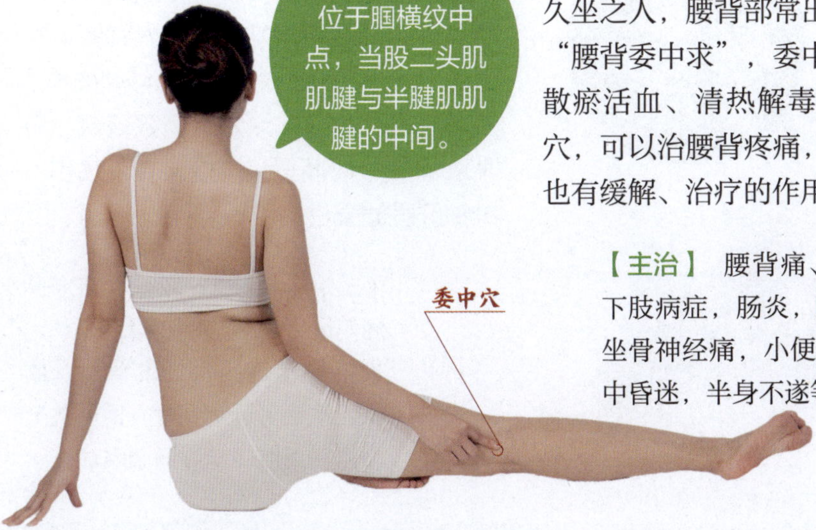

穴位定位
位于腘横纹中点，当股二头肌肌腱与半腱肌肌腱的中间。

委，弯曲；中，中部。穴在腘窝正中，委而屈之取穴，故名。体力劳动和久坐之人，腰背部常出现酸痛的情况。"腰背委中求"，委中穴有舒筋通络、散瘀活血、清热解毒的作用。刺激该穴，可以治腰背疼痛，对一些下肢疾病也有缓解、治疗的作用。

【主治】腰背痛、下肢痿痹等腰及下肢病症，肠炎，腹痛，急性吐泻，坐骨神经痛，小便不利，遗尿，脑卒中昏迷，半身不遂等。

【配伍】配肾俞穴、腰阳关穴治腰腿痛、坐骨神经痛；配曲池穴、风市穴治湿疹；配阳陵泉穴、悬钟穴治下肢痿痹；配长强穴、上巨虚穴治便血。

小贴士：平时要注意加强腰背部功能锻炼。游泳、健美操等体育运动能加强腰部功能，是锻炼腰椎、预防腰椎间盘突出症简单有效的锻炼方式，还可以缓解精神压力。

一穴多用

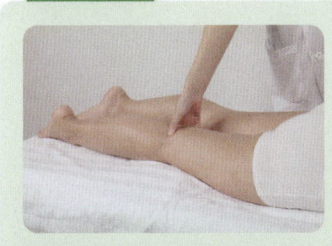

按摩：用拇指指尖按揉委中穴100~200次，每天坚持，能够治疗腰腹痛、头痛、恶风寒等。

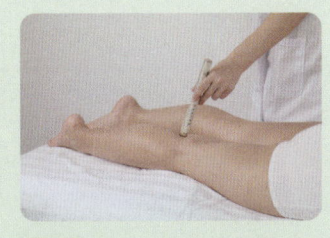

艾灸：用艾条温和灸熏灸委中穴5~20分钟，每日1次，可改善小便不利、腰腿痛、遗尿等。

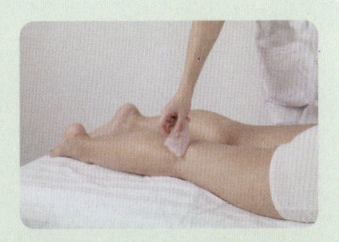

刮痧：用面刮法从上向下刮拭委中穴3~5分钟，隔天1次，可治疗腰腿痛、下肢疼痛等。

162 太冲穴
祛除肝火消怒气

所属经络：足厥阴肝经

穴位定位
位于足背侧，当第一跖骨间隙的后方凹陷处。

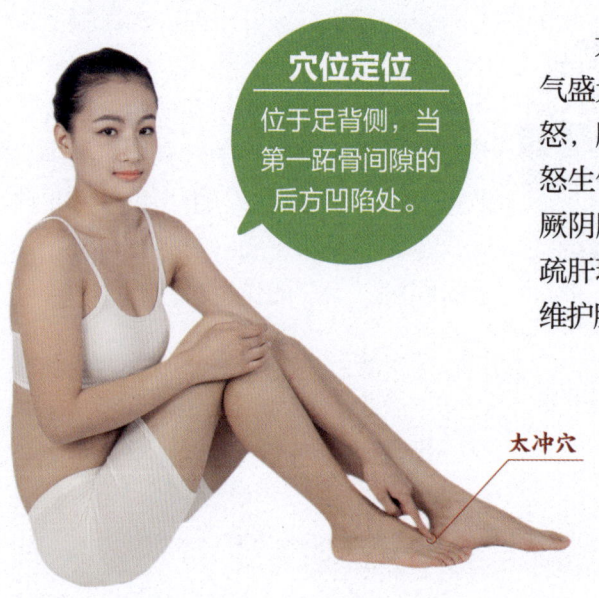

太，盛大；冲，冲射之状。穴处脉气盛大，故名。肝为"将军之官"，主怒，肝火旺盛得不到发泄，人就容易发怒生气。怒大伤肝且伤肾，太冲穴为足厥阴肝经之腧穴、原穴，刺激该穴，可疏肝理气、通调三焦，使人心平气和，维护肝脏健康。

【主治】 头痛、眩晕、目赤肿痛等肝经风热病症，月经不调、带下异常等妇科经带病症，腹胀、呕逆等肝胃病症，四肢关节疼痛、下肢痉挛等四肢病症。

【配伍】 配大敦穴治气疝；配合谷穴治四肢抽搐；配肝俞穴、膈俞穴、太溪穴、血海穴治贫血、羸瘦；配合谷穴治头晕、头痛。

小贴士：长期不良的生活习惯容易导致肝火旺盛。注意饮食以清淡为主，少吃油腻、油炸、刺激的食物。注意保持合理的休息时间，保持良好的心情。这些都有利于调节肝火。

一穴多用

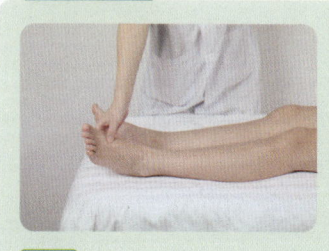

按摩：用拇指指尖掐按太冲穴3~5下，每天坚持，可治疗头晕、眩晕等。

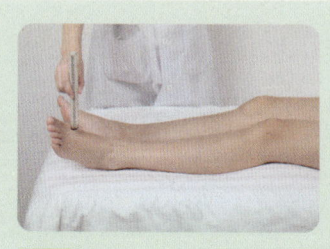

艾灸：用艾条温和灸熏灸太冲穴5~20分钟，每日1次，可治疗遗尿、月经不调、癃闭等。

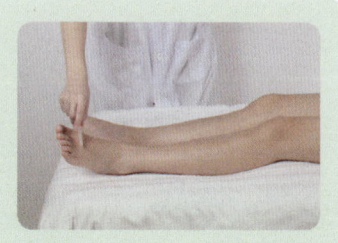

刮痧：每天用面刮法从跖趾关节朝足尖方向刮拭太冲穴3~5分钟，可缓解目赤肿痛、黄疸、淋证、失眠等。

163 外关穴
治热病的首选穴

所属经络：手少阳三焦经

穴位定位：位于前臂背侧，当阳池穴与肘尖的连线上，腕背横纹上2寸，尺骨与桡骨之间。

外，外部；关，关卡。穴与内关相对，在前臂外侧，故名。外关穴为手少阳三焦经之络穴，又为八脉交会穴之一，通阳维脉。外关穴具有清热解表、通经活络的作用，对各种热病有一定的治疗效果。

【主治】 热病、头痛、颊痛、目赤肿痛、耳鸣、耳聋、胁肋痛、上肢痿痹不遂、腹痛、便秘、高血压、失眠等。

【配伍】 配阳池穴、中渚穴治手指疼痛、腕关节疼痛；配太阳穴、率谷穴治偏头痛；配后溪穴治落枕；配足临泣穴治耳目、颈项及肩部病症。

小贴士：身体抵抗力较弱的人，应避免处于高温环境中。空调温度不要开得太低，室内外温差不宜超过8℃。在气温适宜的早晚时段进行锻炼活动，可预防外感引起的热病。

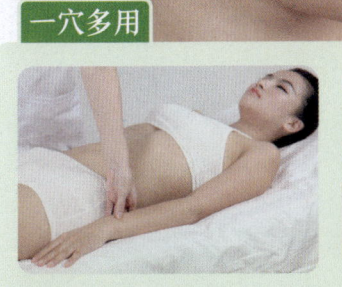

一穴多用

按摩：用拇指指尖掐按外关穴100~200次，每天坚持，可治疗便秘、头痛、耳鸣等。

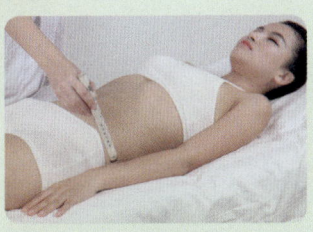

艾灸：用艾条温和灸熏灸外关穴5~20分钟，每日1次，可治疗耳鸣、耳聋、肩背痛等。

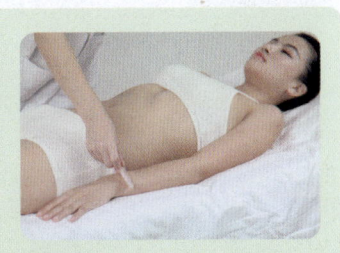

刮痧：用面刮法从上向下刮拭外关穴3~5分钟，隔天1次，可缓解便秘、伤寒热病、耳鸣等。

164 犊鼻穴
治疗膝关节病变

所属经络：足阳明胃经

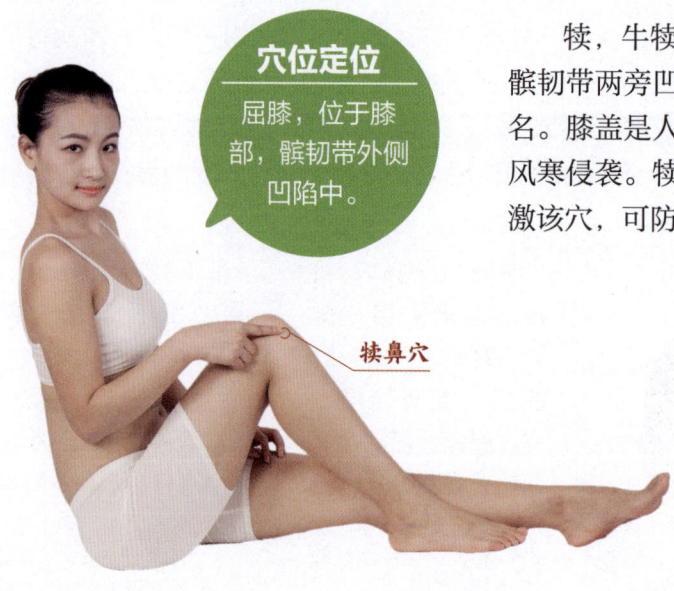

犊，牛犊；鼻，鼻子，鼻孔。穴在髌韧带两旁凹陷处，形似牛犊鼻孔，故名。膝盖是人体的薄弱部位，最容易受风寒侵袭。犊鼻穴能缓解膝部疼痛，刺激该穴，可防治下肢病症。

穴位定位：屈膝，位于膝部，髌韧带外侧凹陷中。

犊鼻穴

【主治】膝痛、关节屈伸不利、下肢麻痹、足跟痛等下肢病症，脚气等。

【配伍】配膝阳关穴、足三里穴、阳陵泉穴治膝及膝下病症；配梁丘穴、阳陵泉穴治膝关节炎；配阳陵泉穴、委中穴、承山穴治髌骨脂肪垫劳损。

小贴士：正确的跑步姿势有益于维护膝关节健康。正确的跑姿是：抬头，后背挺直、放松；脚落地的时候，膝关节应略微弯曲；胳膊弯曲约90度，让手臂尽量摆开。

一穴多用

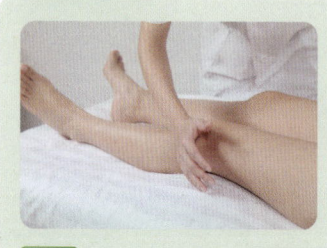

按摩：每天用手掌小鱼际敲击犊鼻穴2~3分钟，长期敲击，可改善下肢麻痹、屈伸不利等。

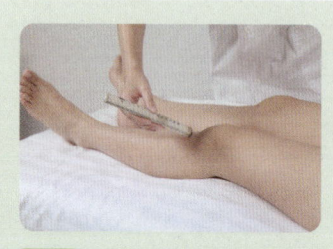

艾灸：用艾条回旋灸熏灸犊鼻穴5~10分钟，每天1次，可治疗屈伸不利、脚气等。

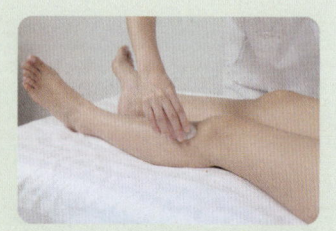

刮痧：用角刮法刮拭犊鼻穴，以出痧为度，隔天1次，可治疗膝痛、膝冷、下肢麻痹等病症。

165 阴市穴
缓解双脚冰冷

所属经络：足阳明胃经

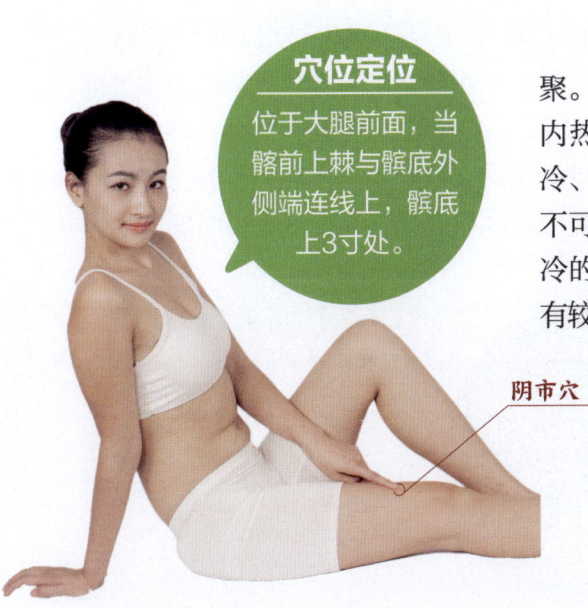

穴位定位：位于大腿前面，当髂前上棘与髌底外侧端连线上，髌底上3寸处。

阴，指阴阳之阴，指寒证；市，集聚。该穴能疏散膝部寒邪，故名。阴虚生内热，阳虚生外寒。一般而言，腿脚冰冷、冒凉气的症状，就是阳虚的表现，切不可忽视。刺激阴市穴，能够缓解双脚冰冷的状况，对腿膝痿痹、屈伸不利等也都有较好的治疗效果。

【主治】腿膝痿痹、屈伸不利、疝气、腹胀、腹痛、双脚冰冷等。

【配伍】配肝俞穴，有温经行气的作用，主治寒疝；配髀关穴、阳陵泉穴、足三里穴，有温经散寒的作用，主治膝腿冷痛、无力。

小贴士：阳虚体质者进补要遵循轻补、温补的原则。阳虚体质者，饮食应以温补脾肾阳气为主，多吃甘温的食物，忌食辛辣、生冷、不易消化的食物。

一穴多用

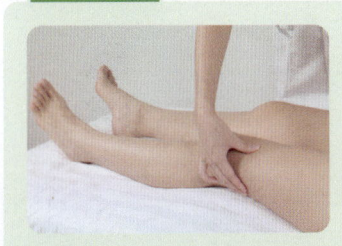

按摩：每天用拇指指腹点按阴市穴1~3分钟，长期按摩，可改善屈伸不利、疝气等。

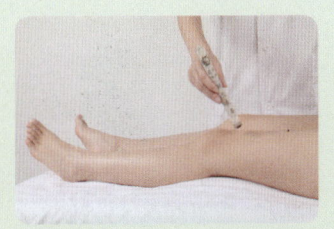

艾灸：用艾条温和灸熏灸阴市穴5~10分钟，每天1次，可治疗腹、胀腹痛、疝气等。

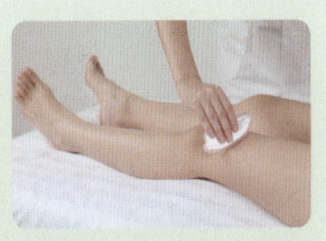

刮痧：用面刮法刮拭阴市穴，以出痧为度，隔天1次，可治疗腿膝痿痹、屈伸不利等病症。

166 浮白穴
还你乌黑秀发

所属经络：足少阳胆经

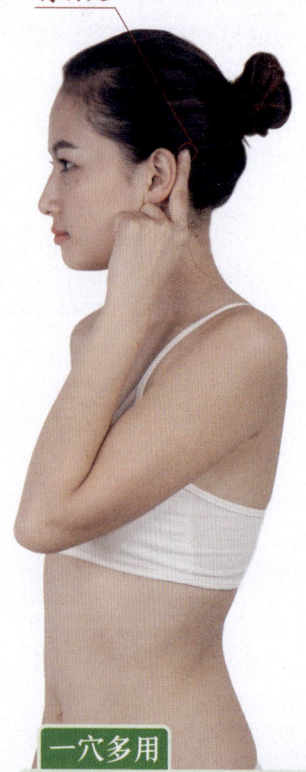

浮，指上部；白，指明亮。穴居处骨面高突显现，故名。经常熬夜或经常失眠，易引起血不养肝，导致肾阴不足。这时候，肝火就会上来，即虚火上来了，头发就会变白，这就叫"浮白"。刺激浮白穴，能够改善体内虚火状况，恢复往日乌黑亮丽的秀发。

浮白穴

穴位定位：位于头部，当耳后乳突后上方，天冲穴与完骨弧形连线的中1/3与上1/3交点处。

【主治】头痛、颈项强痛、耳鸣、耳聋、牙痛、瘰疬、瘿气、臂痛不举、足痿不行等。

【配伍】配风池穴、太阳穴、百会穴治头痛；配颊车穴、下关穴、合谷穴治牙痛；配天牖穴、天容穴、天突穴治瘰疬。

小贴士：由于浮白穴处有头发覆盖，艾灸时可将艾条稍稍抬高，并以另一手拨开头发，以防烧着头发。

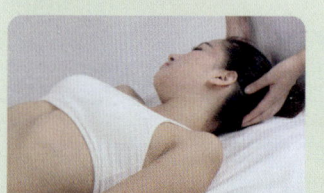

一穴多用

[按摩] 每天用拇指指尖揉按浮白穴3~5分钟，长期按摩，可改善头痛、中风后遗症等。

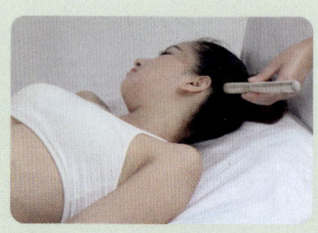

[艾灸] 用艾条温和灸熏灸浮白穴5~10分钟，每天1次，可治疗耳鸣、耳聋、中风后遗症等。

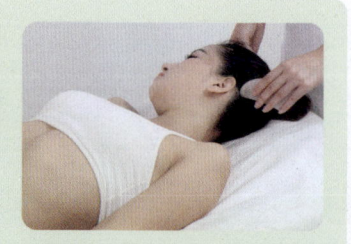

[刮痧] 用角刮法刮拭浮白穴2~3分钟，可不出痧，隔天1次，可治疗目痛、扁桃体炎、支气管炎等。

167 京门穴
调补肾气养双肾

所属经络 足少阳胆经

京，指都；门，指门户。该穴为水道之门户，故名。京门穴为肾之募穴，与肾脏关系密切，既可单独使用，还可以和背俞穴配合使用，多用以诊断和治疗与肾脏相关的病症。

穴位定位 位于侧腰部，章门穴后1.8寸，当第十二肋骨游离端的下方。

京门穴

【主治】肾炎、腹胀、小腹痛、水肿、腰痛、肠鸣、小便不利、泄泻、腰胁痛等。

【配伍】配肾俞穴、三阴交穴治肾虚腰痛；配天枢穴、中脘穴、支沟穴治腹胀；配身柱穴、筋缩穴、命门穴治脊强脊痛。

小贴士 很多食物都具有补肾或壮阳的作用，如羊肉、海参、牡蛎、韭菜、黑木耳、山药等。肾虚患者适量多吃这些食物，可以起到补肾益精、壮阳强腰的效果。

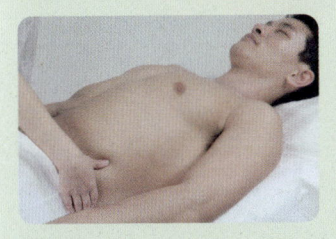

一穴多用

按摩 每天用拇指指腹由轻到重地揉按京门穴3~5分钟，长期按摩，可改善小便不利、腰胁痛等。

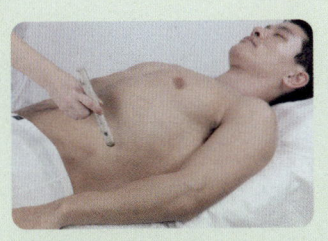

艾灸 用艾条温和灸熏灸京门穴5~10分钟，每天1次，可治疗水肿、腰痛、肠鸣等病症。

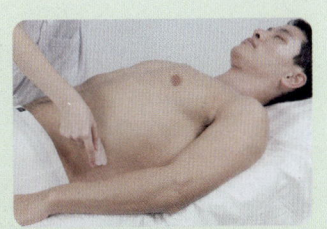

刮痧 用面刮法刮拭京门穴2分钟，稍出痧即可，隔天1次，可治疗肾炎、腹胀、小腹痛等病症。

168 地机穴
揉揉按按降血糖

所属经络：足太阴脾经

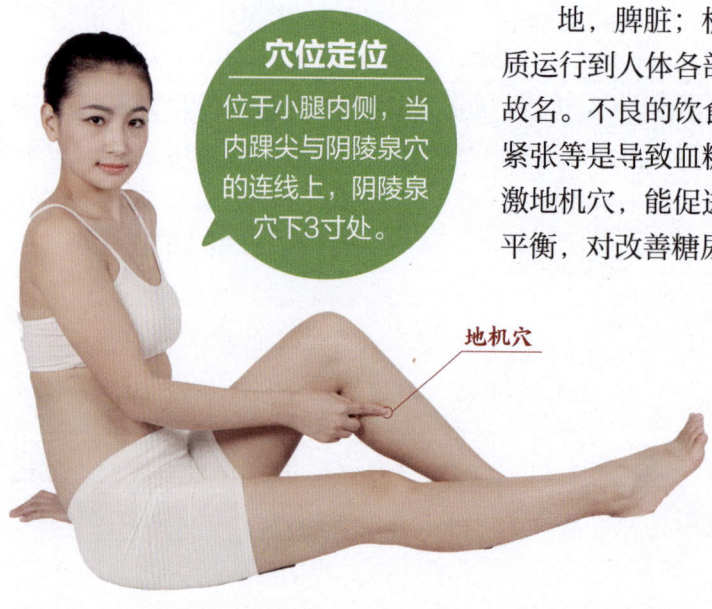

穴位定位：位于小腿内侧，当内踝尖与阴陵泉穴的连线上，阴陵泉穴下3寸处。

地，脾脏；机，机巧、巧妙。脾脏物质运行到人体各部位，其过程十分巧妙，故名。不良的饮食习惯、缺乏锻炼、精神紧张等是导致血糖值升高的常见因素。刺激地机穴，能促进胰岛素分泌，控制血糖平衡，对改善糖尿病有良好的效果。

【主治】腹痛、泄泻、小便不利、水肿、消渴、月经不调、痛经、遗精、腰痛等。

【配伍】配血海穴治月经不调；配肾俞穴、中极穴、三阴交穴治痛经；配三阴交穴、公孙穴治消渴。

小贴士：适量运动能提高机体维持血糖稳定的激素调节能力。血糖值偏高者选择适合个人特点和兴趣的运动项目，每周运动3~5次，能控制血糖值，促进身体健康。

一穴多用

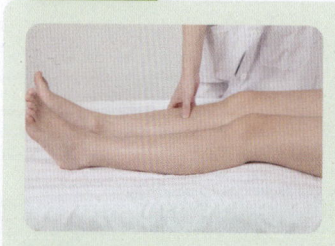

按摩：用拇指按揉地机穴100~200次，每天坚持，能够治疗泄泻、腹痛等。

艾灸：用艾条温和灸熏灸地机穴5~20分钟，每日1次，可改善水肿、小便不利、痛经等。

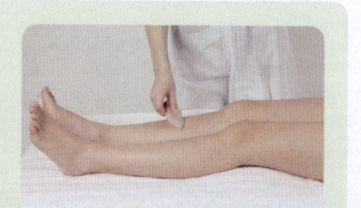

刮痧：用面刮法从上而下刮拭地机穴，力度微重，以出痧为度，每天1次，可治疗食欲不振。

169 攒竹穴
改善假性近视

所属经络：足太阳膀胱经

【主治】 眼睛疲劳、假性近视、眼睛充血等。

攒，聚集；竹，竹林。眉毛聚结直立似竹林，穴当眉头凹陷中，故名。坚持做眼保健操，可以刺激攒竹穴，缓解眼睛疲劳，保护视力。

穴位定位
位于面部，当眉头凹陷中，眶上切迹处。

一穴多用

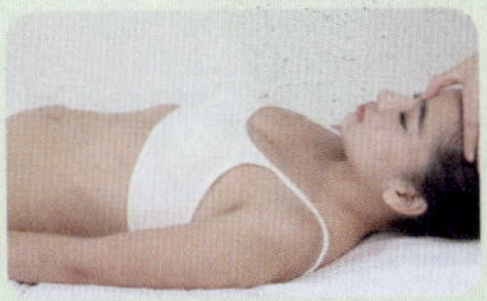

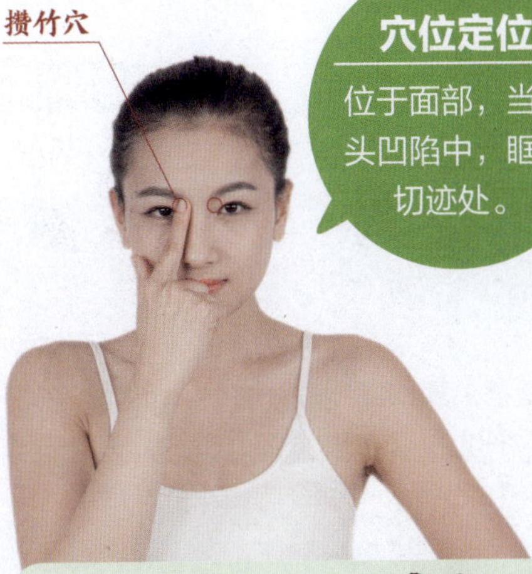

[按摩] 用拇指指尖按揉攒竹穴100～200次，每天坚持，能够治疗呃逆。

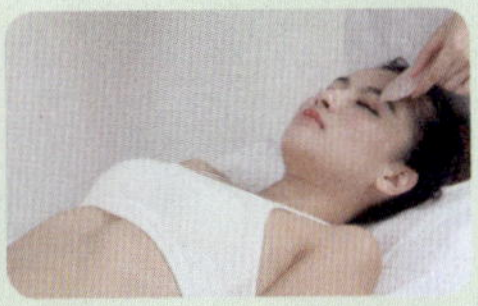

[刮痧] 轻闭双眼，每天用角刮法重刮攒竹穴1～3分钟，可改善目赤肿痛。

---

170 二间穴
利咽消肿止牙痛

所属经络：手阳明大肠经

【主治】 牙痛、咽喉肿痛、扁桃体炎、肩周炎等。

间，居处。该穴为手阳明大肠经的第二穴，故名。刺激二间穴，能清热泻火、解毒消肿，可以快速缓解多种因素引起的牙痛。

穴位定位
微握拳，位于手食指本节（第二掌指关节）前，桡侧凹陷处。

一穴多用

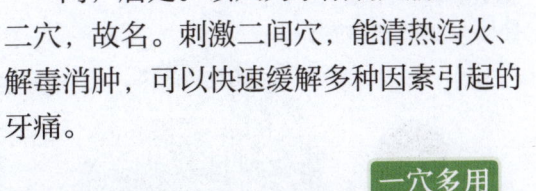

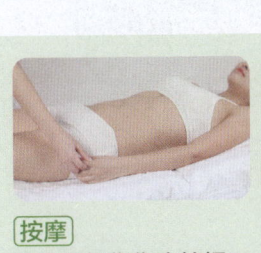

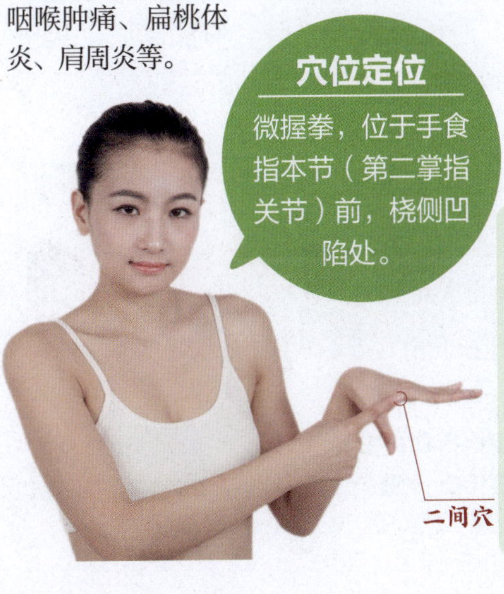

[按摩] 每天用拇指指尖按揉二间穴100～200次，能够防治咽喉与眼部疾病。

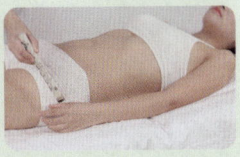

[艾灸] 每天用艾条温和灸熏灸二间穴5～20分钟，可改善咽喉肿痛、湿疹等。

171 完骨穴
睡前揉按好入眠

所属经络：足少阳胆经

【主治】 头痛、失眠、面瘫、落枕、牙痛等。

完骨，意指颞骨乳突部，穴在其后下方，故名。刺激完骨穴，可调整自主神经，具有助眠之效，让人不知不觉便可以安然入睡。

穴位定位
位于头部，当耳后乳突的后下方凹陷处。

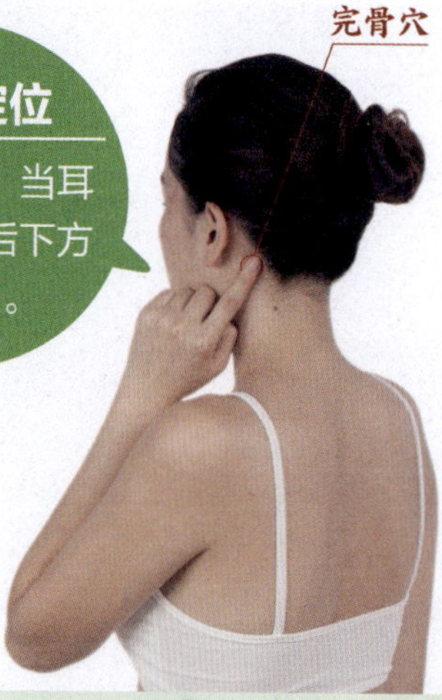

一穴多用

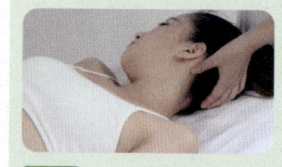

按摩：每天用拇指指尖揉按完骨穴2～3分钟，可改善头痛、失眠等。

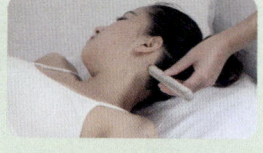

艾灸：每天用艾条温和灸熏灸完骨穴5～10分钟，可治疗面瘫、落枕、中耳炎等。

172 膀胱俞穴
治遗尿之特效穴

所属经络：足太阳膀胱经

【主治】 遗尿、小便不利、便秘、坐骨神经痛等。

穴近膀胱，为膀胱经经气转输之处，故名。遗尿多由肺、脾、肾和膀胱功能失调所致，会影响患者身心健康，应及早治疗。

穴位定位
位于骶部，当骶正中嵴旁开1.5寸，平第二骶后孔。

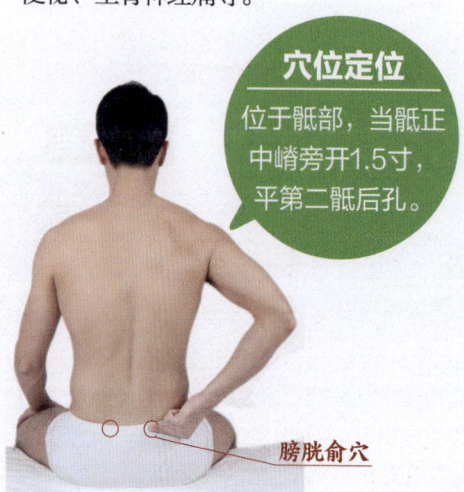

一穴多用

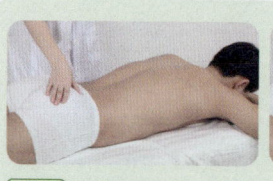

按摩：每天用拇指指尖按揉膀胱俞穴100～200次，可改善便秘、遗精等。

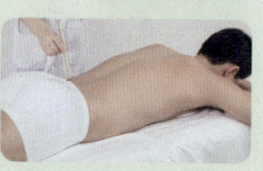

艾灸：用艾条温和灸熏灸膀胱俞穴5～20分钟，每天1次，可改善遗尿。

173 承泣穴
散风清热治眼疾

所属经络：足阳明胃经

【主治】近视、远视、散光、色盲、青光眼等。

穴位定位：位于面部，瞳孔直下，当眼球与眶下缘之间。

承泣穴

承，承受；泣，流泪。穴在瞳孔下七分，意指泣时泪下，穴处承受之，故名。经常按摩承泣穴，可治疗近视、眼睛疲劳等眼睛病症。

一穴多用

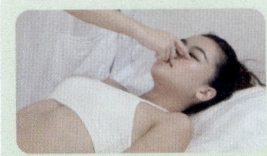

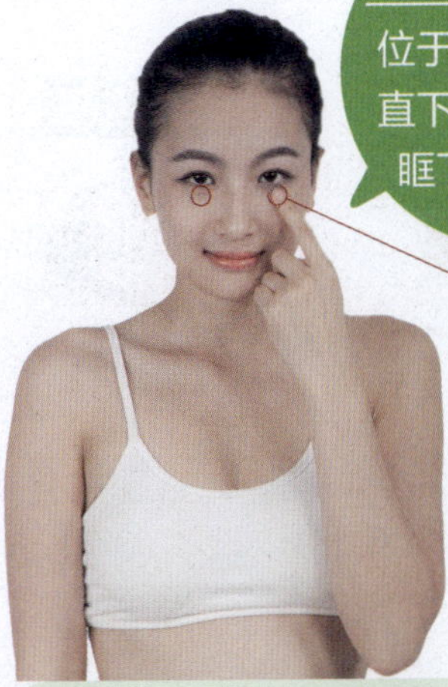

[按摩] 用食指指尖揉按承泣穴100次，每天坚持，可防治眼部疾病。

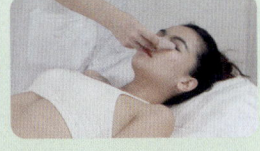

[刮痧] 用角刮法刮拭承泣穴，以局部皮肤发红为宜，可散风清热。

174 耳门穴
赶走众耳疾困扰

所属经络：手少阳三焦经

【主治】耳鸣、耳聋、聤耳等。

穴位定位：位于面部，当耳屏上切迹前方，下颌骨髁状突后缘，张口有凹陷处。

耳门穴

耳，耳朵；门，门户。适当刺激该穴，可以使耳部听觉器官的血流状况得到改善，是治疗多种耳疾的重要穴位之一。

一穴多用

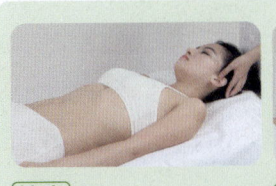

[按摩] 用拇指指尖按揉耳门穴100~200次，每天坚持，可改善牙痛、耳鸣等。

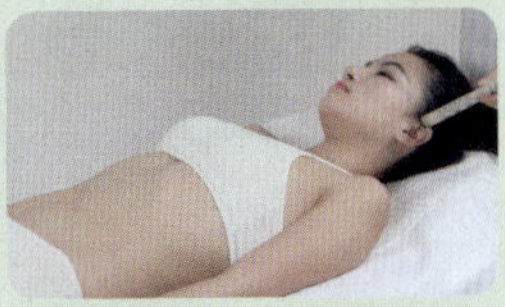

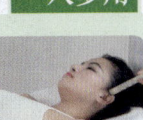

[艾灸] 用艾条温和灸熏灸耳门穴5~20分钟，每日1次，可治疗耳鸣、耳聋等。

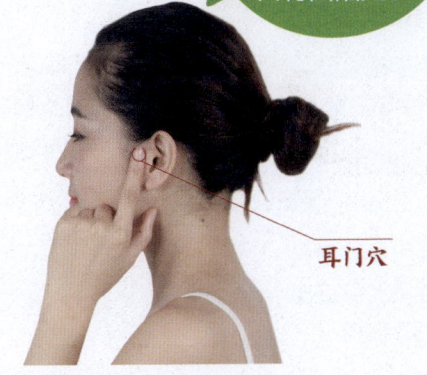

175 人迎穴
降低血压利咽喉

所属经络：足阳明胃经

【主治】咽喉肿痛、高血压、头痛、饮食难下等。

穴位定位：位于颈部，喉结旁，当胸锁乳突肌前缘，颈总动脉搏动处。

人，民众，指胸腹部；迎，迎受。穴当颈部喉结旁人迎脉应手处，故名。刺激该穴，对咽喉肿痛、高血压等均有良好的疗效。

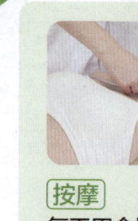

一穴多用

[按摩] 每天用食指、中指指腹揉按人迎穴100~200次，治疗咽喉肿痛、高血压等。

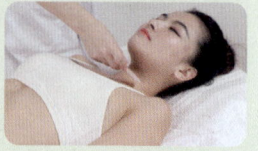

[刮痧] 每天用角刮法由上向下轻柔地刮拭人迎穴2~3分钟，可治疗瘰疬、瘿气等。

176 迎香穴
鼻子健康嗅觉好

所属经络：手阳明大肠经

【主治】鼻塞不通、鼻出血、鼻渊、面痛、便秘等。

穴位定位：位于鼻翼外缘中点旁，当鼻唇沟中间。

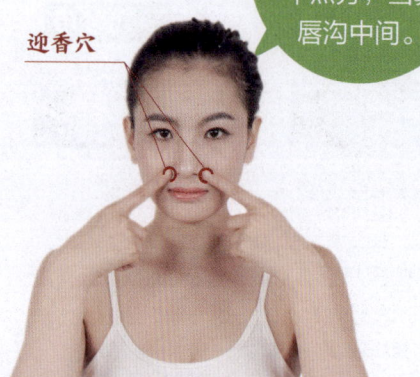

迎，迎受；香，指脾胃五谷之气。本穴接受胃经供给的气血，故名。刺激该穴，对常见鼻腔疾病有很好的疗效，还能养护消化系统。

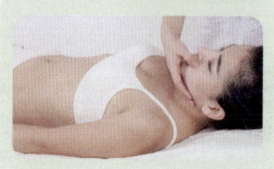

一穴多用

[按摩] 用拇指指尖按揉迎香穴100~200次，每天坚持，可防治鼻部病症。

【配伍】配印堂穴、合谷穴治急慢性鼻炎；配四白穴、地仓穴、阳白穴治面神经瘫痪、面肌痉挛。

177 素髎穴
清热醒神通鼻窍

所属经络：督脉

【主治】鼻炎、鼻塞、鼻衄、休克、酒糟鼻等。

穴位定位
位于面部，当鼻尖的正中央。

素，本始的意思；髎，孔隙。刺激该穴，可治疗鼻部病症。临床研究表明，经常刺激该穴，还具有升血压和抗呼吸功能衰竭的作用。

【配伍】配百会穴、足三里穴治低血压所致的休克；配迎香穴、合谷穴治鼻渊。

一穴多用

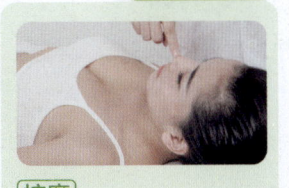

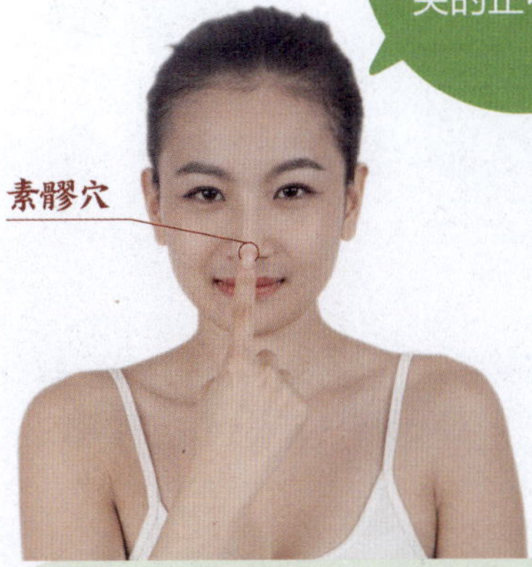

按摩：每天用食指指腹揉按素髎穴60~100次，可防治鼻部病症。

---

178 公孙穴
补脾安神促消化

所属经络：足太阴脾经

【主治】心烦、失眠、消化不良、胃痛、呕吐、腹痛、肠痉挛等。

穴位定位
位于足内侧缘，当第一跖骨基底的前下方。

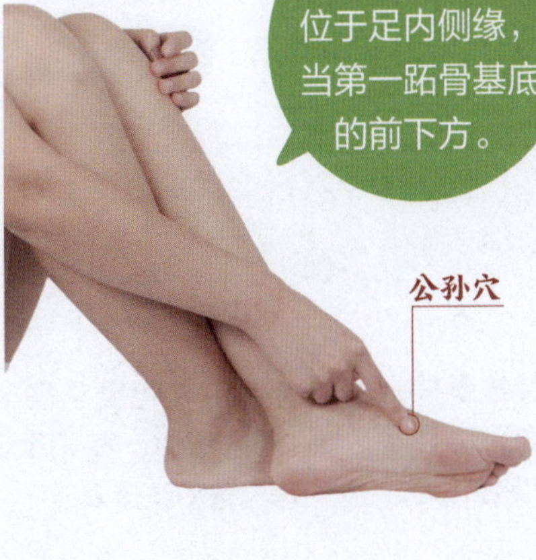

肝木为公、脾土为孙。公孙穴既是足太阴脾经的络穴，又是八脉交会穴之一，通冲脉。经常刺激该穴，可以兼治脾胃和胸腹部等部位的疾病。

一穴多用

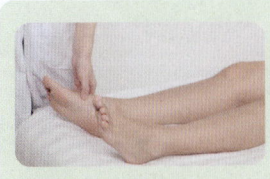

按摩：用拇指指尖用力掐揉公孙穴100~200次，每天坚持，可改善腹痛。

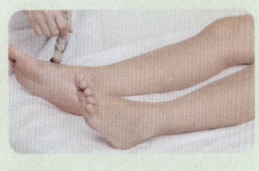

艾灸：每天用艾条温和灸熏灸公孙穴5~20分钟，可治疗呕吐、水肿、胃痛等。

179 然谷穴
益肾填精治消渴

所属经络：足少阴肾经

【主治】 月经不调、带下异常、消渴、遗精、阳痿、白浊等。

然，燃烧；谷，山谷。穴在舟骨粗隆前下方凹陷中，故名。该穴是足少阴肾经的荥穴，刺激该穴，可缓解口干舌燥、内心烦乱等消渴症状。

穴位定位：位于足内侧，舟骨粗隆下方，赤白肉际处。

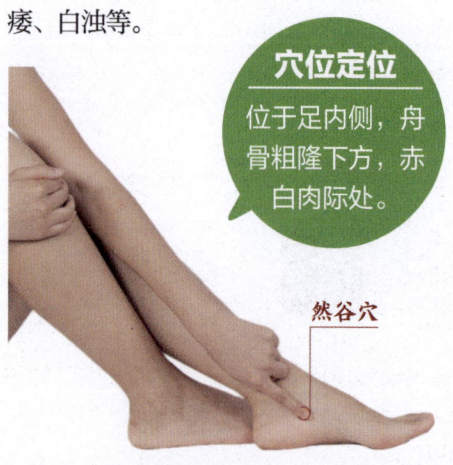

然谷穴

一穴多用

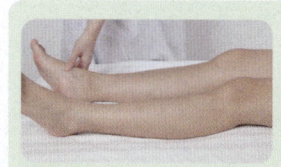

按摩：用拇指指尖用力按揉然谷穴100~200次，可治疗阳痿、遗精、月经不调等。

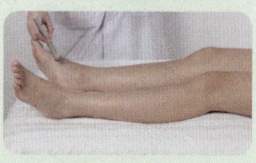

艾灸：用艾条温和灸熏灸然谷穴5~20分钟，可改善阳痿、遗精、月经不调等。

180 承扶穴
治疗股臀疼痛

所属经络：足太阳膀胱经

【主治】 腰骶与股臀部疼痛、下肢瘫痪、痔疮等。

承，承受；扶，扶持。穴位于大腿根部，承受人体重力，善治股臀疼痛，故名。刺激该穴，能改善腰背部血液循环，减轻腿部的疼痛。

穴位定位：位于大腿后面，臀横纹的中点。

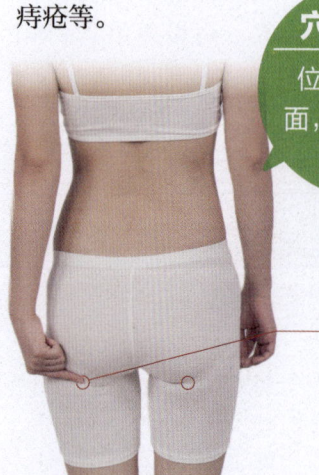

承扶穴

一穴多用

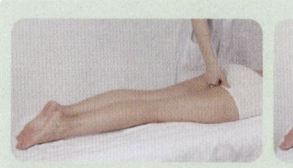

按摩：用拇指指尖弹拨承扶穴100~200次，每天坚持，能够治疗下肢疼痛。

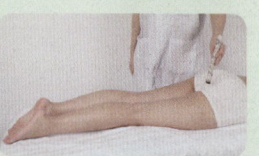

艾灸：用艾条温和灸熏灸承扶穴5~20分钟，每日1次，可改善下肢疼痛。

附录

人体408个穴位功效分类速查表

解表穴

穴位名称	穴位定位	主治病症	备注说明
风府	位于项部，当后发际正中直上1寸，枕外隆凸直下，两侧斜方肌之间凹陷中	头痛、项强、眩晕、咽喉肿痛、失音、癫狂、脑卒中	兼有清热、镇痉、安神、醒脑、通窍作用
大椎	位于脊部，当后正中线上，第七颈椎棘突下凹陷中	哮喘、颈部酸痛、肩部酸痛、手臂疼痛、手臂麻痹	兼有调节阳气的作用
陶道	位于背部，当后正中线上，第一胸椎棘突下凹陷中	头痛项强、恶寒发热、咳嗽、气喘、骨蒸潮热、胸痛	兼有清热、镇痉、安神、醒脑、通窍作用
玉枕	位于后头部，当后发际正中直上2.5寸，旁开1.3寸，平枕外隆凸上缘的凹陷处	目痛、头项痛、鼻塞、青光眼、近视眼、鼻炎、口疮	兼有活络、安神、定志作用
大杼	位于背部，当第一胸椎棘突下，旁开1.5寸	咳嗽、发热、项强、肩背痛	兼有舒筋活络作用
风门	位于背部，当第二胸椎棘突下，旁开1.5寸	伤风、咳嗽、发热、头痛、项强、胸背痛	兼有清热、镇痉、安神、醒脑、通窍作用
风池	位于项部，当枕骨之下，与风府穴相平，胸锁乳突肌与斜方肌上端之间的凹陷处	头痛、眩晕、眼睛疲劳、颈部酸痛、落枕、失眠、脑卒中、热病	兼有清热、镇痉、安神、醒脑、通窍作用
当阳	位于头前部，当瞳孔直上，前发际上1寸	感冒、鼻塞、头痛、眩晕、目赤肿痛、鼻炎、癔症	兼有活络、安神、定志作用
百虫窝	屈膝，位于大腿内侧，髌底内侧端上3寸，即血海穴上1寸	风疹、皮肤瘙痒症、湿疹、下部生疮、鼓胀	兼有清热、理气作用
京骨	位于足外侧，第五跖骨粗隆下方，赤白肉际处	头痛、项强、目翳、癫痫、腰痛	兼有活络、安神、定志作用

注：解表穴具有疏散外邪、解除表证的作用，用于治疗表证所引起的病症

清热穴之清心热穴

穴位名称	穴位定位	主治病症	备注说明
天柱	位于项部，斜方肌外缘凹陷中，当后发际正中旁开1.3寸	颈椎病、落枕、"五十肩"、高血压、目眩、头痛、眼睛疲劳	兼有通络、止痛作用
小海	位于肘内侧，当尺骨鹰嘴与肱骨内上髁之间的凹陷处	肘臂疼痛、癫痫、牙龈炎	兼有消肿、散结作用
少海	屈肘成直角，肘横纹内侧端的凹陷处	心痛、肘臂挛痛、瘰疬、头项痛、腋胁痛	兼有舒筋、活络作用
通里	位于前臂掌侧，当尺侧腕屈肌腱桡侧缘，腕横纹上1寸	心悸、怔忡、暴喑、舌强不语、腕臂痛	兼有清热、调经、活络作用
阴郄	位于前臂掌侧，当尺侧腕屈肌腱桡侧缘，腕横纹上0.5寸	心痛、惊悸、骨蒸盗汗、吐血、鼻出血、暴喑	兼有清热、凉血、清虚热作用
神门	位于腕部，腕掌侧横纹尺侧端，尺侧腕屈肌腱桡侧凹陷处	胸痛、便秘、焦躁、心悸、失眠、食欲不振	兼有清热、凉血作用
少府	位于手掌面，第四、五掌骨之间，握拳时，当小指指尖处	心悸、胸痛、小便不利、遗尿、阴痒痛、小指挛痛	兼有利湿、利尿作用
曲泽	位于肘横纹中，当肱二头肌肌腱尺侧缘	心痛、心悸、胃痛、呕吐、泄泻、热病、肘臂挛痛、咳嗽	兼有理气、调中作用
筑宾	位于小腿内侧，当太溪穴与阴谷穴的连线上，太溪穴上5寸，腓肠肌肌腹内下方	癫狂、痫证、呕吐涎沫、疝痛、小儿脐疝、小腿内侧痛	兼有行气、止痛作用

注：清热穴具有清热泻火、解毒凉血、退除虚热等功效，治疗各种里热症候。清心热穴具有清心泻热、镇惊安神的作用，能够治疗癫狂、痫证、牙龈肿痛等病症。

清热穴之清肺热穴

穴位名称	穴位定位	主治病症	备注说明
上星	位于头部，当前发际正中直上1寸	头痛、眩晕、面赤肿痛、鼻出血、痫证、小儿惊风、热病	兼有苏厥安神、宣通鼻窍作用
尺泽	位于肘横纹中，肱二头肌肌腱桡侧凹陷处	咳嗽、气喘、咽喉肿痛、小儿惊风、吐泻、肘臂挛痛	兼有舒筋、活络作用
孔最	位于前臂掌面桡侧，尺泽穴与太渊穴连线上，腕横纹上7寸处	咳嗽、气喘、咯血、咽喉肿痛、肘臂挛病痛、痔疾	兼有止咳、平喘、化痰、理气作用

续表

穴位名称	穴位定位	主治病症	备注说明
鱼际	位于手拇指本节（第一掌指关节）后凹陷处，约当第一掌骨中点桡侧，赤白肉际处	咳嗽、咯血、咽喉肿痛、失音、发热	兼有止咳、平喘、化痰作用
前谷	位于手掌尺侧，微握拳，当小指本节（第五指掌关节）前的掌指横纹头，赤白肉际处	头痛、目痛、耳鸣、咽喉肿痛、乳少、热病	兼有舒筋、活络作用
颈百劳	位于项部，当大椎穴直上2寸，后正中线旁开1寸	支气管哮喘、慢性支气管炎、颈项部扭挫伤、神经衰弱	兼有补阴作用
身柱	位于背部，当后正中线上，第三胸椎棘突下凹陷中	身热头痛、咳嗽、气喘、惊厥、腰脊强痛、疔疮发背	兼有苏厥安神、宁心镇痉作用
灵台	位于背部，当后正中线上，第六胸椎棘突下凹陷中	咳嗽、气喘、项强、脊痛、身热、疔疮	兼有解表、散寒作用

注：清肺热穴具有宣肺泄热的功效，可用于治疗邪热壅肺所致病症

清热穴之清肝胆热穴

穴位名称	穴位定位	主治病症	备注说明
阳白	位于前额部，当瞳孔直上，眉上1寸	头痛、目眩、目外眦疼痛、雀目	邻近眼睛，对眼疾有较好疗效
头临泣	位于头部，当瞳孔直上入前发际0.5寸，神庭穴与头维穴连线的中点处	头痛、目眩、目赤肿痛、流泪、目翳、鼻塞、鼻渊、耳聋、小儿惊痫、热病	可安神醒神；邻近眼睛，对眼疾有较好疗效
五处	位于头部，当前发际正中直上1寸，旁开1.5寸	头痛、目眩、癫痫	位于头部，对头部疼痛有较好疗效
颔厌	位于头部鬓发上，当头维穴与曲鬓穴弧形连线的上1/4与下3/4交点处	头痛、眩晕、目外眦痛、牙痛、耳鸣、惊痫	兼有安神、醒神作用
悬颅	位于头部鬓发上，当头维穴与曲鬓穴弧形连线的中点处	偏头痛、头痛、面肿、目外眦痛、牙痛	—
悬厘	位于头部，当头维穴与曲鬓穴弧形连线的上3/4与下1/4交点处	偏头痛、头痛、面肿、目外眦痛、耳鸣、牙痛	—
曲鬓	位于头部，当耳后乳突的后上方，天冲穴与完骨穴弧形连线的中1/3与上1/3交点处	偏头痛、颔颊肿痛、牙关紧闭、呕吐、牙痛、目赤肿痛、项强不得顾	兼有平肝、息风作用

续表

穴位名称	穴位定位	主治病症	备注说明
浮白	位于头部，天冲穴与完骨穴弧形连线的中1/3与上1/3交点处	头痛、颈项强痛、耳鸣、耳聋、牙痛、臂痛不举	—
脑空	位于头部，当枕外隆凸上缘外侧，头正中线旁开2.25寸，平脑户穴	头痛、颈项强痛、目眩、目赤肿痛、鼻痛、耳聋、惊悸	—
头窍阴	位于头部，在耳后乳突后上方，当天冲穴与完骨穴弧形连线的下1/3与上2/3交点处	头痛、眩晕、颈项强痛、胸胁痛、口苦、耳鸣、耳聋、耳痛	—
完骨	位于头部，当耳后乳突的后下方凹陷处	头痛、颈项强痛、颊肿、喉痹、龋齿、癫痫、疟疾	—
五枢	位于侧腹部，当髂前上棘前方0.5寸，约横平脐下3寸处	带下病、月经不调、疝气、少腹痛、便秘、腰胯痛	—
足五里	位于大腿内侧，当气冲穴直下3寸，大腿根部，耻骨结节的下方，长收肌的外缘	少腹胀痛、小便不通、阴挺、睾丸肿痛、嗜卧、四肢倦怠、颈疬	兼有理气、通淋作用
胆囊	位于小腿外侧上部，当腓骨小头前下方凹陷处（阳陵泉穴）直下2寸	胆囊炎、胆石症、胆绞痛、胸胁痛、下肢麻痹、耳聋	兼有清热、利湿作用
光明	位于小腿外侧，当外踝尖上5寸，腓骨前缘	目痛、夜盲、乳房胀痛、膝痛、下肢痿痹、颊肿	位于小腿部，对腿部病症有较好疗效
中封	位于足背侧，当足内踝前，商丘穴与解溪穴连线之间，胫骨前肌腱的内侧凹陷处	疝气、阴茎痛、遗精、小便不利、黄疸、胸腹胀满、腰痛、足冷、内踝肿痛	兼有清热、利湿作用
足临泣	位于足背外侧，当足第四趾本节（第四跖趾关节）的后方，小趾伸肌腱外侧凹陷处	胆经头痛、腰痛、肌肉痉挛、眼疾、胆囊炎、脑卒中、神经官能症等	—
地五会	位于足背外侧，当足第四趾关节的后方，第四、五趾骨之间，小趾伸肌腱内侧缘	头痛、目赤肿痛、耳鸣、耳聋、胸满、胁痛、腋肿、乳痛、跗肿	—
侠溪	位于足背外侧，当第四、五趾之间，趾蹼缘后方，赤白肉际处	头痛、眩晕、耳鸣、颊肿、胸胁痛、膝股痛、足跗肿痛	兼有清热、息风、止痉作用

注：清肝胆热穴具有清除肝热、利胆泄火的功效，可治疗因肝郁化热、胆火内炽引起的病症

清热穴之清胃肠热穴

穴位名称	穴位定位	主治病症	备注说明
曲池	位于肘横纹外侧端，屈肘，当尺泽穴与肱骨外上髁连线的中点	咽喉肿痛、牙痛、目赤肿痛、热病、上肢不遂、手臂痛、高血压	兼有清热解毒、理气通络作用
手三里	位于前臂背面桡侧，当阳溪穴与曲池穴连线上，肘横纹下2寸	上肢不遂、腰痛、腹痛、腹泻、溃疡病、肠炎、消化不良	兼有清热解毒、理气通络作用
下廉	位于前臂背面桡侧，当阳溪穴与曲池穴连线上，肘横纹下4寸	头痛、眩晕、目痛、肘臂痛、腹胀、腹痛	兼有清热解毒、理气通络作用
合谷	位于手背，第一、二掌骨间，当第二掌骨桡侧的中点处	头痛、目痛、牙痛、耳聋、咽痛、腹痛、便秘、闭经	兼有清热解毒、理气通络、调经作用
三间	微握拳，位于手食指本节（第二掌指关节）后，桡侧凹陷处	咽喉肿痛、牙痛、腹胀、眼痛、肠泻	兼有清热解毒、理气通络作用
二白	位于前臂掌侧，腕横纹中点上4寸，桡侧腕屈肌腱两侧，一侧有2个穴	痔疮、脱肛、里急后重、前臂疼痛、胸胁痛	—
下极俞	位于腰部，当后正中线上，第三腰椎棘突下	肾炎、小便不利、膀胱炎、腰肌劳损、下肢酸痛、腹痛	兼有清热、利尿作用
长强	位于尾骨端下，当尾骨端与肛门连线的中点处	泄泻、便秘、便血、痔疮、阴部湿痒、腰脊痛、尾骶部疼痛	兼有利水通淋、镇惊通络作用
阳纲	位于背部，当第十胸椎棘突下，旁开3寸	肠鸣、腹痛、泄泻、黄疸、消渴	兼有清热利湿、通利小便作用
肓门	位于腰部，当第一腰椎棘突下，旁开3寸	腹痛、便秘、痞块、乳疾	兼有清热利湿、通利小便作用
小肠俞	位于骶部，当骶正中嵴旁开1.5寸，平第一骶后孔	遗精、遗尿、白带、小腹胀痛、泄泻、痢疾、腰腿痛	兼有清热利湿、通利小便作用
阑尾	位于小腿前侧上部，当犊鼻穴下5寸，胫骨前嵴旁开一横指	急慢性阑尾炎、急慢性肠炎、下肢麻痹或瘫痪、足下垂	—
下巨虚	位于小腿前外侧，当犊鼻穴下9寸，胫骨前嵴外一横指	小腹痛、泄泻、痢疾、乳痈、下肢痿痹	兼有舒筋活络、镇惊安神作用
解溪	位于足背与小腿交界处的横纹中央凹陷处，当踇长伸肌腱与趾长伸肌腱之间	头痛、眩晕、癫狂、腹胀、便秘、下肢痿痹	兼有舒筋活络、镇惊安神作用

续表

穴位名称	穴位定位	主治病症	备注说明
冲阳	位于足背最高处，当踇长伸肌腱和趾长伸肌腱之间，足背动脉搏动处	口眼㖞斜、面肿、牙痛、癫狂痫、胃病、足痿无力	兼有舒筋活络、镇惊安神作用
里内庭	位于足掌面，第二、三跖趾关节前方凹陷中	五趾疼痛、惊风、癫痫、消化不良、急性胃肠炎、胃痛	兼有和中逆降、行气止痛作用
注：清胃肠热穴具有清胃降逆、通腑泄热的作用，能够治疗由胃肠实热引起的病症			

清热穴之清热解毒穴

穴位名称	穴位定位	主治病症	备注说明
夹承浆	位于下颌部，当颏唇沟中点旁开1寸	面神经麻痹、三叉神经痛、面肌痉挛、牙龈炎、面肿	—
角孙	位于头部，折耳郭向前，当耳尖直上入发际处	耳部肿痛、目赤肿痛、目翳、牙痛、唇燥、项强、头痛	—
耳尖	位于耳郭上方，当折耳向前，耳郭上方的尖端处	目赤肿痛、急性结膜炎、角膜炎、偏头痛	—
颧髎	位于面部，当目外眦直下，颧骨下缘凹陷处	牙痛、面瘫、面肌痉挛、黄褐斑、脑卒中、视力减退	兼有舒筋活络、理气止痛作用
肘尖	位于肘后部，屈肘，当尺骨鹰嘴的尖端	目肿痛、目翳、痈疽、疔疮、肠痈、瘰疬、瘙痒	—
温溜	位于前臂背面桡侧，当阳溪穴与曲池穴连线上，腕横纹上5寸	头痛、面肿、咽喉肿痛、疔疮、肩背酸痛、肠鸣、腹痛	兼有安神、定志作用
偏历	位于前臂背面桡侧，当阳溪穴与曲池穴连线上，腕横纹上3寸	目赤、耳鸣、鼻出血、喉痛、手臂酸痛、水肿	兼有消肿、利尿作用
阳溪	位于腕背横纹桡侧，手拇指向上翘时，当拇短伸肌腱与拇长伸肌腱之间的凹陷中	头痛、目赤肿痛、耳聋、耳鸣、牙痛、咽喉肿痛、手腕痛	兼有舒筋活络、理气止痛、安神定志作用
二间	微握拳，当手食指本节（第二掌指关节）前，桡侧凹陷中	目昏、鼻出血、牙痛、口㖞、咽喉肿痛、热病	—
八邪	位于手背侧，微握拳，第一至五指之间，指蹼缘后方，赤白肉际处，左右两侧共8个穴	烦热、头痛、项痛、咽痛、牙痛、手指麻木、手指拘挛等手指关节疾病	—

续表

穴位名称	穴位定位	主治病症	备注说明
腰俞	位于骶部,当后正中线上,适对骶管裂孔	腰脊强痛、腹泻、便秘、痔疾、癫痫、月经不调、下肢痿痹	兼有舒筋活络、理气止痛、安神定志作用
昆仑	位于足部外踝后方,当外踝尖与跟腱之间的凹陷处	头痛、项强、目眩、癫痫、难产、腰骶疼痛、脚跟肿痛	兼有舒筋活络、理气止痛、调胞宫作用
外踝尖	位于足外侧面,外踝凸起处	牙痛、扁桃体炎、腓肠肌痉挛、小腿外侧肌群痉挛、十趾拘挛、脚气、小儿重舌	—
八风	位于足背侧,第一至五趾之间,趾蹼缘后方,赤白肉际处,每侧各4个穴	牙痛、胃痛、足跗肿痛、脚弱无力、足趾青紫症、末梢神经炎、头痛、月经不调	兼有舒筋活络、理气止痛作用
内踝尖	位于足内侧面,内踝内侧凸起处	牙痛、扁桃体炎、伤寒发热、脚气、腓肠肌痉挛	兼有舒筋活络、理气止痛作用

注:清热解毒穴具有清热泻火、解毒消肿的作用,可用于治疗热毒引起的病症

清热穴之清三焦热穴

穴位名称	穴位定位	主治病症	备注说明
瘈脉	位于耳后乳突中央,当角孙穴至翳风穴之间,沿耳轮连线的中、下1/3交点处	头痛、耳聋、耳鸣、小儿惊痫、呕吐、下痢	善于清热、止痉
消泺	位于臂外侧,当清冷渊穴与臑会穴连线的中点处	头痛、颈项强痛、臂痛、牙痛、癫疾	兼有镇惊、息风作用
天井	位于臂外侧,屈肘时,当肘尖直上1寸凹陷处	偏头痛、肩臂痛、耳聋、瘰疬、瘿气、癫痫	兼有安神、泻邪热、通经络、调气血作用
支沟	位于前臂背侧,当阳池穴与肘尖的连线上,腕背横纹上3寸,尺骨与桡骨之间	暴喑、耳聋、耳鸣、肩背酸痛、胁肋痛、呕吐、便秘、热病	善于泄火退热、调理三焦、调畅腑气
外关	位于前臂背侧,当阳池穴与肘尖的连线上,腕背横纹上2寸,尺骨与桡骨之间	热病、头痛、颊痛、耳聋、耳鸣、目赤肿痛、胁痛、肩背痛、手指疼痛	善于泄火退热,可退全身之热
阳池	位于腕背横纹中,当指伸肌腱的尺侧缘凹陷处	腕痛、肩臂痛、耳聋、疟疾、消渴、口干、喉痹	—
渊腋	位于侧胸部,举臂,当腋中线上,腋下3寸,第四肋间隙中	恶寒、发热、咳嗽、胸满、胁痛、腋下肿、臂痛不举	兼有理气、宽胸作用

注:清三焦热穴具有清利三焦、泻火除热等功效,可用于治疗由热邪弥漫三焦所致的病症

止咳平喘化痰穴

穴位名称	穴位定位	主治病症	备注说明
天突	位于颈部,当前正中线上,胸骨上窝中央	咳嗽、哮喘、胸中气逆、咽喉肿痛、暴喑、瘿气、噎膈	兼有降逆、止呕作用
气舍	位于颈部,当锁骨内侧端上缘,胸锁乳突肌胸骨头与锁骨头中间的凹陷处	咽喉肿痛、气喘、呃逆、瘿瘤、瘰疬、颈项强痛	兼有行气、活血作用
水突	位于颈部,胸锁乳突肌前缘,当人迎穴与气舍穴连线的中点	咽喉肿痛、咳嗽、气喘	兼有降逆、平喘作用
天府	位于臂内侧面,肱二头肌桡侧缘,腋前纹头下3寸处	气喘、鼻出血、瘿气、臂痛	兼有行气利水、疏风清热作用
列缺	位于前臂桡侧缘,桡骨茎突上方,腕横纹上1.5寸,当肱桡肌与拇长展肌腱之间	伤风、头痛、项强、咳嗽、气喘、咽喉肿痛、口眼㖞斜、牙痛	兼有泄热通淋、舒经通络作用
璇玑	位于胸部,当前正中线上,天突穴下1寸	咳嗽、气喘、胸满痛、喉痹咽肿、胃中有积	兼有宽胸顺气、清利咽喉作用
华盖	位于胸部,当前正中线上,平第一肋间	咳嗽、气喘、胸痛、胁肋痛、喉痹、咽肿	兼有清咽、利喉作用
紫宫	位于胸部,当前正中线上,平第二肋间	咳嗽、气喘、胸痛、喉痹、吐血、呕吐、饮食不下	兼有泄热除烦、和胃降逆作用
玉堂	位于胸部,当前正中线上,平第三肋间	膺胸疼痛、咳嗽、气喘、喉痹咽肿、呕吐寒痰、两乳肿痛	兼有泄热、除烦作用
俞府	位于胸部,当锁骨下缘,前正中线旁开2寸	咳嗽、气喘、胸闷、胸痛、呕吐、不嗜食	兼有和胃、止呕作用
彧中	位于胸部,当第一肋间隙,前正中线旁开2寸	咳嗽、气喘、痰壅、胸胁胀满、不嗜食	兼有和胃、降逆作用
神藏	位于胸部,当第二肋间隙,前正中线旁开2寸	咳嗽、气喘、胸痛、烦满、呕吐、不嗜食	兼有和胃降逆、解热除烦作用
灵墟	位于胸部,当第三肋间隙,前正中线旁开2寸	咳嗽、气喘、痰多、胸胁胀痛、呕吐、乳痈	兼有泄热、除烦作用
神封	位于胸部,当第四肋间隙,前正中线旁开2寸	咳嗽、气喘、胸胁支满、呕吐、不嗜食、乳痈	兼有和胃降逆、温通胸阳作用
气户	位于胸部,当锁骨中点下缘,距前正中线4寸	咳嗽、气喘、呃逆、胸胁支满、胸痛	善于宽胸、利膈
库房	位于胸部,当第一肋间隙,距前正中线4寸	咳嗽、气喘、咳唾脓血、胸胁胀痛、咽痒	兼有宽胸、泄热作用

续表

穴位名称	穴位定位	主治病症	备注说明
屋翳	位于胸部，当第二肋间隙，距前正中线4寸	咳嗽、气喘、咳唾脓血、胸胁胀痛、乳痈	兼有祛风、除湿作用
膺窗	位于胸部，当第三肋间隙，距前正中线4寸	咳嗽、气喘、胸胁胀痛、乳痈	兼有清泄肠热作用
云门	位于胸前壁外上方，肩胛骨喙突上方，锁骨下窝凹陷处，距前正中线6寸	咳嗽、气喘、胸痛、肩背痛、胸中烦痛	兼有泄热、除烦作用
中府	位于胸前壁外上方，云门穴下1寸，平第一肋间隙，距前正中线6寸	咳嗽、气喘、肺胀满、胸痛、肩背痛	兼有理气宽胸、化痰散结作用
周荣	位于胸外侧部，当第二肋间隙，距前正中线6寸	咳嗽、气逆、胸胁胀满	兼有和胃降逆、解热除烦作用
天溪	位于胸外侧部，当第四肋间隙，距前正中线6寸	胸胁疼痛、咳嗽、乳痈、乳汁少	兼有和胃降逆、温通胸阳作用
定喘	位于背部，当第七颈椎棘突下，旁开0.5寸	哮喘、支气管炎、百日咳、落枕、肩背痛、颈项部扭挫伤	兼有舒筋、活络、止痛作用
魄户	位于背部，当第三胸椎棘突下，旁开3寸	咳嗽、气喘、肺痨、项强、肩背痛、呕吐	兼有舒筋活络、清虚热作用
譩譆	位于背部，当第六胸椎棘突下，旁开3寸	咳嗽、气喘、疟疾、热病、肩背痛、胸痛	兼有清热、利窍作用
丰隆	位于小腿前外侧，当外踝尖上8寸，条口穴外，胫骨前嵴外两横指（中指）	头痛、眩晕、痰多咳嗽、呕吐、便秘、水肿、下肢痿痹	兼有化痰开窍、行气活血作用

注：止咳平喘化痰穴具有宣肺止咳、降气平喘、化痰散结的作用，用于治疗咳嗽、气喘等病症

消食导滞穴

穴位名称	穴位定位	主治病症	备注说明
上脘	位于上腹部，前正中线上，当脐中上5寸	胃脘痛、呕吐、呃逆、食谷不化、黄疸、咳嗽痰多、癫痫	兼有理气、健脾、安神作用（孕妇慎用）
中脘	位于上腹部，前正中线上，当脐中上4寸	胃脘痛、腹胀、呕吐、呃逆、食谷不化、黄疸、肠鸣、泄痢、便秘、哮喘、头痛、失眠	兼有安神定志、利水通淋作用
建里	位于上腹部，前正中线上，当脐中上3寸	胃脘痛、腹胀、呕吐、食欲不振、肠中切痛、水肿	兼有理气、健脾、安神、利湿作用

续表

穴位名称	穴位定位	主治病症	备注说明
下脘	位于上腹部，前正中线上，当脐中上2寸	胃痛、腹胀、呕吐、呃逆、食谷不化、肠鸣、泄泻、虚肿	兼有理气、健脾、安神作用
幽门	位于上腹部，当脐中上6寸，前正中线旁开0.5寸	腹痛、呕吐、善哕、消化不良、泄泻、痢疾	兼有通经、下乳作用
不容	位于上腹部，当脐中上6寸，距前正中线2寸	呕吐、胃病、食欲不振、腹胀	兼有理气、止痛作用
承满	位于上腹部，当脐中上5寸，距前正中线2寸	胃痛、吐血、食欲不振、腹胀	兼有理气、止痛作用
梁门	位于上腹部，当脐中上4寸，距前正中线2寸	胃痛、呕吐、食欲不振、腹胀、泄泻	兼有理气、止痛作用
关门	位于上腹部，当脐中上3寸，距前正中线2寸	腹胀、腹痛、肠鸣、泄泻、水肿	兼有化湿、行水作用
太乙	位于上腹部，当脐中上2寸，距前正中线2寸	胃病、心烦、癫狂	兼有镇惊、安神作用
食窦	位于胸外侧部，当第五肋间隙，距前正中线6寸	胸胁胀痛、噫气、反胃、腹胀、水肿	兼有利水、通淋作用
腹哀	位于上腹部，当脐中上3寸，距前正中线4寸	消化不良、腹痛、便秘、痢疾	兼有清利、湿热作用
四缝	位于第二至五指掌侧，近端指关节的中央，一侧有4个穴	小儿疳积、小儿腹泻、百日咳、气喘、咳嗽	兼有止咳、驱虫作用

注：消食导滞穴具有消化食积、导滞和胃的作用，用于治疗消化不良、饮食停滞所致的病症

益气壮阳穴

穴位名称	穴位定位	主治病症	备注说明
百会	位于头部，当前发际正中直上5寸，或两耳尖连线中点处	头痛、眩晕、惊悸、健忘、高血压、低血压、中风不语、癫痫、耳鸣、失眠、鼻塞、脱肛、痔疾、阴挺、泄泻	兼有益气升阳、开窍醒脑、宁心安神作用
石关	位于上腹部，当脐中上3寸，前正中线旁开0.5寸	呕吐、腹痛、便秘、产后腹痛、不孕	兼有调理冲任、调经止带作用
商曲	位于上腹部，当脐中上2寸，前正中线旁开0.5寸	腹痛、泄泻、便秘、腹中积聚	兼有消食、导滞作用

续表

穴位名称	穴位定位	主治病症	备注说明
神阙	位于腹中部,脐中央	四肢厥冷、体乏、绕脐腹痛、水肿、鼓胀、脱肛、泄痢、便秘、小便不禁、五淋、不孕	—
气海	位于下腹部,前正中线上,当脐中下1.5寸	妇科病、腰痛、食欲不振、夜尿、脏气虚惫、四肢乏力	兼有理气、通络、止痛作用
石门	位于下腹部,前正中线上,当脐中下2寸	泄痢、绕脐疼痛、水肿、遗精、阳痿、闭经、带下病	兼有调经、止带、温里作用
关元	位于下腹部,前正中线上,当脐中下3寸	泌尿生殖系统疾病、虚劳冷惫、神经衰弱、失眠、羸瘦	兼有理气、通络、止痛作用
大巨	位于下腹部,当脐中下2寸,前正中线旁开2寸	小腹胀满、小便不利、疝气、遗精、早泄	对下焦虚寒所致的多种病症具有良好疗效
提托	位于下腹部正中线,脐下3寸,旁开4寸	子宫脱垂、肾下垂、腹胀、腹痛、痛经、疝痛	兼有益气升提、调经止带作用
脊中	位于背部,当后正中线上,第十一胸椎棘突下凹陷中	腰脊强痛、黄疸、腹泻、痢疾、小儿疳积、痔疾、脱肛、便血、癫痫	善于益肾强腰
命门	位于腰部,当后正中线上,第二腰椎棘突下凹陷中	腰痛、遗尿、尿频、泄泻、遗精、白浊、阳痿、早泄、五劳七伤、惊恐、手足逆冷	兼有清热安神、调理冲任作用
腰阳关	位于腰部,当后正中线上,第四腰椎棘突下凹陷处	腰骶痛、下肢痿痹、月经不调、带下、遗精、阳痿	兼有调理冲任作用
脾俞	位于背部,当第十一胸椎棘突下,旁开1.5寸	腹胀、黄疸、呕吐、泄泻、痢疾、便血、水肿、背痛	兼有益肾强腰、消食导滞作用
肾俞	位于腰部,当第二腰椎棘突下,旁开1.5寸	遗尿、遗精、阳痿、月经不调、白带异常、水肿、耳鸣、耳聋、腰痛	兼有调温里、理冲任作用
中膂俞	位于骶部,当骶正中嵴旁1.5寸,平第三骶后孔	泄泻、疝气、腰脊强痛	兼有益精补髓作用,善治阳痿、遗精等
意舍	位于背部,当第十一胸椎棘突下,旁开3寸	腹胀、肠鸣、呕吐、泄泻	兼有益肾强腰、清热利湿作用
胃仓	位于背部,当第十二胸椎棘突下,旁开3寸	胃脘痛、腹胀、小儿食积、水肿、脊背痛	兼有益肾强腰、消食化湿作用
志室	位于腰部,当第二腰椎棘突下,旁开3寸	遗精、阳痿、小便不利、水肿、腰脊强痛	兼有益精补髓、利水通淋作用

续表

穴位名称	穴位定位	主治病症	备注说明
京门	位于侧腰部，章门穴后1.8寸，当第十二肋骨游离端的下方	呃逆、呕吐、肠鸣、泄泻、小便不利、恶寒发热、腰肋痛	兼有通络止痛、化气行水作用
环跳	位于股外侧部，侧卧屈股，当股骨大转子最凸点与骶管裂孔连线的外1/3与中1/3交点处	腰胯疼痛、半身不遂、下肢痿痹、遍身风疹、挫闪腰痛、膝踝肿痛	对阳气欲脱、下肢痿痹、活动无力等病症疗效显著
足三里	位于小腿前外侧，当犊鼻穴下3寸，胫骨前嵴外一横指	消化系统疾病、循环系统疾病、呼吸系统疾病等	保健强身要穴，治疗范围广泛
仆参	位于足外侧部，外踝后下方，昆仑穴直下，跟骨外侧，赤白肉际处	下肢痿痹、足跟痛、癫痫	兼有安神、定志作用
束骨	位于足外侧，足小趾本节（第五跖趾关节）的后方，赤白肉际处	头痛、项强、目眩、癫狂、腰腿痛、目黄	—
太溪	位于足内侧，内踝后方，当内踝尖与跟筋腱之间的凹陷处	头痛、咽喉肿痛、牙痛、耳聋耳鸣、气喘、月经不调、失眠、健忘、遗精、阳痿、腰脊痛、下肢厥冷、内踝肿痛	兼有清肺止咳、清热利湿作用
商丘	位于足内踝前下方凹陷中，当舟骨结节与内踝尖连线的中点处	腹胀、泄泻、便秘、黄疸、足踝痛、肠鸣	兼有宁心、安神作用
公孙	位于足内侧缘，当第一跖骨基底部的前下方	胃痛、呕吐、腹痛、泄泻、痢疾	兼有活络、止痛作用
太白	位于足内侧缘，当第一跖趾关节后下方，赤白肉际凹陷处	胃痛、腹胀、肠鸣、泄泻、便秘、痔漏、脚气、痢疾	—

注：益气壮阳穴具有益气健脾、回阳固脱、壮阳益肾的作用，治疗呕吐、便秘、下肢痿痹等病症

补阴穴

穴位名称	穴位定位	主治病症	备注说明
肺俞	位于背部，当第三胸椎棘突下，旁开1.5寸	咳嗽、气喘、吐血、骨蒸潮热、盗汗、鼻塞	兼有健脾调气、开窍醒神作用
膏肓俞	位于背部，当第四胸椎棘突下，旁开3寸	咳嗽、气喘、肺痨、健忘、遗精、完谷不化	兼有益气壮阳、健脾调气作用
腰眼	位于腰部，第四腰椎棘突下，旁开约3.5寸的凹陷中	腰部病症、羸瘦、消渴、虚劳、妇科病症、腹痛、尿频	兼有止痛、解痉作用
大赫	位于下腹部，当脐中下4寸，前正中线旁开0.5寸	阴部痛、子宫脱垂、遗精、带下、月经不调、痛经、不孕、泄泻、膀胱疾病	兼有调理、冲任作用

续表

穴位名称	穴位定位	主治病症	备注说明
横骨	位于下腹部，当脐中下5寸，前正中线旁开0.5寸	阴部痛、少腹痛、遗精、阳痿、遗尿、小便不通、疝气	兼有调理、冲任作用
照海	位于足内侧，内踝尖下方凹陷处	咽喉干燥、失眠、惊恐、目痛、月经不调、痛经、带下异常、小便频数、脚气	兼有开窍宁神、调经止带作用
然谷	位于足内侧缘，足舟骨粗隆下方，赤白肉际处	口噤、胸胁痛、月经不调、遗精、阳痿、小便不利、泄泻、小儿脐风、痿痹、足跗痛	兼有清喉、利咽作用

注：补阴穴具有益肾填精、养阴润肺的作用，可用于治疗因肾精亏耗、肺阴虚损所致的病症

温里穴

穴位名称	穴位定位	主治病症	备注说明
大横	位于腹中部，距脐中4寸	泄泻、便秘、腹痛	—
腹结	位于下腹部，大横穴下1.3寸，距前正中线4寸	腹痛、泄泻、疝气	—
胃俞	位于背部，当第十二胸椎棘突下，旁开1.5寸	胸胁痛、胃脘痛、呕吐、腹胀、肠鸣	—
气海俞	位于腰部，当第三腰椎棘突下，旁开1.5寸	肠鸣、腹胀、痔漏、痛经、腰痛	兼有理气、通络、止痛作用
大肠俞	位于腰部，当第四腰椎棘突下，旁开1.5寸	腹胀、泄泻、便秘、腰痛	—
关元俞	位于腰部，当第五腰椎棘突下，旁开1.5寸	腹胀、泄泻、小便频数或不利、遗尿、腰痛	兼有理气、通络、止痛作用
地机	位于小腿内侧，当内踝尖与阴陵泉穴连线上，阴陵泉穴下3寸	腹痛、泄泻、小便不利、水肿、月经不调、痛经、遗精	兼有调经、止带作用
会阳	位于骶部，尾骨端旁开0.5寸	便血、痔疮、阳痿、带下异常	—
漏谷	位于小腿内侧，当内踝尖与阴陵泉穴的连线上，内踝尖上6寸	腹胀、肠鸣、小便不利、遗精、下肢痿痹	兼有渗湿、利尿作用
大都	位于足内侧缘，当第一跖趾关节前下方，赤白肉际凹陷处	腹胀、胃痛、呕吐、泄泻、便秘、热病	—

注：温里穴具有温中散寒、温肾助阳的作用，可用于治疗因脾胃虚寒、肾阳虚衰所导致的病症

平肝息风穴

穴位名称	穴位定位	主治病症	备注说明
发际	位于头额部，直对目外眦，前发际边	头晕、目眩、偏头痛、头风	兼有舒筋活络、缓急止痛作用
神庭	位于头部，当前发际正中直上0.5寸	头痛、眩晕、目赤肿痛、泪出、目翳、夜盲、鼻渊、鼻出血、癫狂、痫证	兼有清热、利窍作用
前顶	位于头部，当前发际正中直上3.5寸（百会穴前1.5寸）	癫痫、头晕、目眩、头顶痛、鼻渊、目赤肿痛、小儿惊风	兼有清热、利窍作用
本神	位于头部，当前发际上0.5寸，神庭穴旁开3寸，神庭穴与头维穴连线的内2/3与外1/3交点处	头痛、目眩、癫痫、小儿惊风、颈项强痛、胸胁痛、半身不遂	兼有舒筋活络、缓急止痛作用
率谷	位于头部，当耳尖直上入发际1.5寸，角孙穴直上方	头痛、眩晕、呕吐、小儿惊风	—
天冲	位于头部，当耳根后缘直上入发际2寸，率谷穴后0.5寸	头痛、牙龈肿痛、癫痫、惊恐、瘿气	兼有清热、散结作用
后顶	位于头部，当后发际正中直上5.5寸（脑户穴上3寸）	头痛、眩晕、项强、癫狂痫证、烦心、失眠	兼有舒筋活络、缓急止痛作用
强间	位于头部，当后发际正中直上4寸（脑户穴上1.5寸）	头痛、目眩、颈项强痛、癫狂痫证、烦心、失眠	兼有舒筋活络、缓急止痛、除乏、止呕作用
滑肉门	位于上腹部，当脐中上1寸，距前正中线2寸	胃痛、呕吐、癫狂	兼有和中逆降、行气止痛作用
筋缩	位于背部，当后正中线上，第九胸椎棘突下凹陷中	癫狂、惊痫、抽搐、脊强、背痛、胃痛、黄疸、筋挛拘急	兼有舒筋活络、缓急止痛作用
太冲	位于足背侧，当第一跖骨间隙的后方凹陷处	头痛、眩晕、月经不调、癃闭、遗尿、小儿惊风、癫痫、胁痛、腹胀、黄疸、呕逆、目赤肿痛、膝股内侧痛、足跗肿痛、下肢痿痹、咽干咽痛	兼有舒筋活络、缓急止痛、利水通淋作用
行间	位于足背侧，当第一、二趾之间，趾蹼缘的后方，赤白肉际处	胸胁满痛、呃逆、咳嗽、头痛、眩晕、目赤、失眠、下肢内侧痛、足跗肿痛、月经过多、闭经、痛经、白带异常	兼有舒筋活络、缓急止痛作用
里内庭	位于足掌面，第二、三跖趾关节前方凹陷中	足趾疼痛、小儿惊风、癫痫、胃痛、食积	兼有和中逆降、行气止痛作用

注：平肝息风穴具有平肝潜阳、息风止痉的作用，能够治疗由肝阳上亢、肝风内动所致的病症

理气穴

穴位名称	穴位定位	主治病症	备注说明
天容	位于颈外侧部，当下颌角后方，胸锁乳突肌的前缘凹陷中	耳鸣、耳聋、咽喉肿痛、颈项强痛、头痛	兼有利咽消肿、化痰散结作用
人迎	位于颈部，喉结旁，当胸锁乳突肌前缘，颈总动脉搏动处	咽喉肿痛、气喘、瘰疬、瘿气、高血压	兼有利咽消肿、化痰散结作用
缺盆	位于锁骨上窝中央，前正中线旁开4寸	咳嗽、气喘、咽喉肿痛、缺盆中痛、瘰疬	兼有利咽消肿、化痰散结作用
极泉	位于腋窝顶点，腋动脉搏动处	心痛、胸闷、肩周炎、腋臭、神志病、干呕、肩臂痛、冠心病、肋间神经痛、乳少	兼有舒筋、活络作用
天泉	位于臂内侧，当腋前纹头下2寸，肱二头肌的长、短头之间	心痛、胸胁胀满、咳嗽、胸背及上臂内侧痛	兼有清热息风、宁心安神、理血作用
侠白	位于肱二头肌桡侧缘，腋前纹头下4寸，或肘横纹上5寸处	咳嗽、气喘、干呕、烦满、臂痛	—
青灵	位于臂内侧，当极泉穴与少海穴连线上，肘横纹上3寸，肱二头肌的内侧沟中	头痛、振寒、目黄、胁痛、肩臂疼痛	—
经渠	位于前臂掌面桡侧，桡骨茎突与桡动脉之间凹陷处，腕横纹上1寸	咳嗽、气喘、胸痛、咽喉肿痛、手腕痛	—
中泉	位于腕背侧横纹中，当指总伸肌腱的桡侧凹陷处	胸胁胀满、呕吐、唾血、心痛、胃痛、喘咳、腕关节炎	—
中魁	位于中指背侧近侧指间关节的中点处	噎膈、呕吐、食欲不振、呃逆、鼻出血、牙痛、白癜风	—
膻中	位于胸部，当前正中线上，两乳头之间连线的中点	咳嗽、气喘、心痛、心悸、心烦、乳少、噎膈、鼓胀	宽胸理气首选，兼有止咳、平喘、化痰作用
中庭	位于胸部，当前正中线上，平第五肋间，即胸剑结合部	胸腹胀满、噎膈、呕吐、心痛	兼有止咳、平喘、化痰、消食导滞作用
步廊	位于胸部，当第五肋间隙，前正中线旁开2寸	胸痛、咳嗽、气喘、呕吐、不嗜食、乳痈	—
胸乡	位于胸外侧部，当第三肋间隙，前正中线旁开6寸	胸胁胀痛	—
辄筋	位于侧胸部，渊腋穴前1寸，平乳头，第四肋间隙中	胸胁痛、喘息、呕吐、吞酸、腋肿、肩臂痛、神经衰弱	—
天池	位于胸部，当第四肋间隙，乳头外1寸，前正中线旁开5寸	胸闷、心烦、咳嗽、痰多、气喘、胸痛、腋下肿痛、乳痈	—

续表

穴位名称	穴位定位	主治病症	备注说明
期门	位于胸部,当乳头直下,第六肋间隙,前正中线旁开4寸	胸胁胀痛、呕吐、吞酸、呃逆、腹胀等肝胃病症	主要治疗肝气郁结、肝胆失和及气滞血痛所致的实证
日月	位于上腹部,当乳头直下,第七肋间隙,前正中线旁开4寸	胁肋疼痛、胸腹胀满、呕吐、吞酸、呃逆、黄疸	—
大包	位于侧胸部,腋中线上,当第六肋间隙处	气喘、哮喘等呼吸系统疾病,全身疼痛,四肢无力	兼有止咳、平喘、化痰作用
鸠尾	位于上腹部,前正中线上,当胸剑结合部下1寸	心痛、心悸、心烦、癫痫、胸中满痛、咳嗽气喘、呕吐、呃逆、反胃、胃痛	兼有清热息风、宁心安神、消食导滞作用
巨阙	位于上腹部,前正中线上,当脐中上6寸	胸痛、心痛、心悸、呕吐、健忘、癫狂痫	兼有清热息风、宁心安神、消食导滞作用
腹通谷	位于上腹部,当脐中上5寸,前正中线旁开0.5寸	腹痛、腹胀、呕吐、心痛、心悸、胸痛、暴喑	兼有清热息风、宁心安神作用
阴都	位于上腹部,当脐中上4寸,前正中线旁开0.5寸	腹胀、肠鸣、腹痛、便秘、不孕、胸胁满胀、疟疾	—
肓俞	位于腹中部,脐中旁开0.5寸	呕吐、腹胀、泄泻、便秘、月经不调、腰脊痛	兼有调经、止带作用
天枢	位于腹中部,距脐中2寸	腹胀、肠鸣、绕脐痛、便秘、泄泻、痢疾、月经不调	兼有理血、退黄作用
外陵	位于下腹部,当脐中下1寸,前正中线旁开2寸	腹痛、疝气、痛经	—
章门	位于侧腹部,当第十一肋游离端的下方	腹痛、肠鸣、泄泻、呕吐、息倦、胸胁痛、黄疸、腰脊痛	兼有退黄作用
府舍	位于下腹部,当脐中下4寸,冲门穴上0.7寸,距前正中线4寸	腹痛、疝气、积聚	—
气冲	位于腹股沟稍上方,当脐中下5寸,距前正中线2寸	肠鸣腹痛、疝气、月经不调、不孕、阳痿、阴肿	—
急脉	位于耻骨结节外侧,当气冲穴外,下腹股沟股动脉搏动处,前正中线旁开2.5寸	疝气、阴挺、阴茎痛、少腹痛、股内侧痛	兼有温里作用
至阳	位于背部,当后正中线上,第七胸椎棘突下凹陷中	胸胁胀痛、腹痛、黄疸、咳嗽气喘、腰背疼痛、脊强、身热	兼有舒筋、活络作用,治黄疸之要穴
中枢	位于背部,当后正中线上,第十胸椎棘突下凹陷中	黄疸、呕吐、腹满、胃痛、食欲不振、腰背痛	—
厥阴俞	位于背部,当第四胸椎棘突下,旁开1.5寸	咳嗽、心痛、胸闷、呕吐	—

续表

穴位名称	穴位定位	主治病症	备注说明
督俞	位于背部，当第六胸椎棘突下，旁开1.5寸	心痛、胸闷、腹痛、寒热、气喘	—
肝俞	位于背部，当第九胸椎棘突下，旁开1.5寸	黄疸、失眠、胁痛、目赤、目眩、雀目、癫狂痫、脊背痛	兼有清热息风、宁心安神作用
胆俞	位于背部，当第十胸椎棘突下，旁开1.5寸	胆囊炎、肝炎、黄疸、口苦、胁痛、肺痨、潮热	兼有补阴作用
膈关	位于背部，当第七胸椎棘突下，旁开3寸	胸闷、嗳气、呕吐、脊背强痛	兼有理血作用
魂门	位于背部，当第九胸椎棘突下，旁开3寸	胸胁痛、呕吐、泄泻、背痛	—
痞根	位于腰部，当第一腰椎棘突下，旁开3.5寸	胃痛、胃痉挛、反胃、胃炎、肝炎、腰肌劳损、腰痛咳逆、肠炎、便秘	—
上巨虚	位于小腿前外侧，当犊鼻穴下6寸，胫骨前嵴外一横指（中指）	肠鸣、腹痛、泄泻、便秘、肠痛、下肢痿痹、脚气	兼有舒筋、活络作用
阳陵泉	位于小腿外侧，当腓骨小头前下方凹陷处	半身不遂、下肢痿痹、膝肿痛、脚气、胁肋痛、口苦、呕吐、黄疸、小儿惊风	—
外丘	位于小腿外侧，当外踝尖上7寸，腓骨前缘，平阳交穴	颈项强痛、胸胁痛、下肢痿痹、癫疾、小儿龟胸	—
中都	位于小腿内侧，当足内踝尖上7寸，胫骨内侧面中央	胁痛、腹胀、泄泻、疝气、小腹痛、崩漏、恶露不尽	—

注：理气穴具有宣肺理气、宽胸行气、疏肝利胆、通调腑气等作用，治疗由气机不畅所致病症

理血穴

穴位名称	穴位定位	主治病症	备注说明
太渊	位于腕掌侧横纹桡侧，桡动脉搏动处	咳嗽、气喘、咯血、胸痛、咽喉肿痛、腕臂痛、无脉症	兼有止咳、平喘、化痰作用
养老	位于前臂背面尺侧，当尺骨小头近端桡侧凹陷中	目视不明，肩、背、肘、臂酸痛	兼有清肝明目、舒筋通络作用
阴交	位于下腹部，前正中线上，当脐中下1寸	绕脐冷痛、腹满、水肿、泄泻、疝气、阴痒、小便不利、带下异常、产后恶露、腰膝拘挛	兼有温肾益精、平肝息风、调经止带作用
膈俞	位于背部，当第七胸椎棘突下，旁开1.5寸	呕吐、呃逆、气喘、咳嗽、吐血、潮热、盗汗	善养血和营、理气止痛

续表

穴位名称	穴位定位	主治病症	备注说明
阳纲	位于背部，当第十胸椎棘突下，旁开3寸	痔疾、黄疸、遗尿、遗精、小儿饮水不停、腰痛	兼有固精、止遗作用
血海	屈膝，位于大腿内侧，髌底内侧端上2寸，当股四头肌内侧头隆起处	月经不调、崩漏、闭经、瘾疹、湿疹、丹毒	兼有清热利湿、调经止带作用
三阴交	位于小腿内侧，当足内踝尖上3寸，胫骨内侧缘后方	肠鸣、泄泻、月经不调、带下异常、不孕、遗精、阳痿、遗尿、失眠、下肢痿痹、脚气	兼有益气健脾、培补肝肾作用
合阳	位于小腿后面，当委中穴与承山穴连线上，委中穴下2寸	腰脊强痛、下肢酸痛痿痹、疝气、崩漏	兼有舒筋通络、强腰膝作用

注：理血穴具有益血活血、清肠摄血的作用，用于治疗吐血、鼻出血、肠风脏毒、月经不调等病症

调经止带穴

穴位名称	穴位定位	主治病症	备注说明
中注	位于下腹部，当脐中下1寸，前正中线旁开0.5寸	月经不调、腰腹疼痛、大便燥结、泄泻、痢疾	兼有补益肾精、理气止痛作用
四满	位于下腹部，当脐中下2寸，前正中线旁开0.5寸	月经不调、带下异常、不孕、产后恶露、小腹痛、遗精、遗尿、疝气、便秘、水肿	兼有补益肾精、理气止痛作用
归来	位于下腹部，当脐中下4寸，前正中线旁开2寸	腹痛、疝气、月经不调、白带异常、阴挺	兼有益气壮阳、补益肾精作用
子宫	位于下腹部，当脐中下4寸，中极穴旁开3寸	子宫下垂、月经不调、痛经、不孕、前列腺炎、腰痛	—
冲门	腹股沟外侧，距耻骨联合上缘中点3.5寸，髂外动脉搏动处外侧	腹痛、疝气、崩漏、带下异常	—
带脉	位于侧腹部，章门穴下1.8寸，当第十一肋骨游离端下方垂线与脐水平线的交点上	月经不调、闭经、带下异常、阴挺、腹痛、腰胁痛、腹胀、里急后重、瘫痪、下肢无力	有益肾、强腰作用
维道	位于侧腹部，当髂前上棘的前下方，五枢穴前下0.5寸	腰胯痛、少腹痛、阴挺、疝气、带下、月经不调、水肿	—
上髎	位于骶部，当髂后上棘与后正中线之间，适对第一骶后孔处	大小便不利、月经不调、带下异常、遗精、阳痿、腰痛	兼有益气、壮阳作用
次髎	位于骶部，当髂后上棘内下方，适对第二骶后孔处	月经不调、痛经、小便不利、遗精、腰痛、下肢痿痹	兼有益气、壮阳作用

续表

穴位名称	穴位定位	主治病症	备注说明
中髎	位于骶部，当次髎穴下内方，适对第三骶后孔处	便秘、泄泻、小便不利、月经不调、带下、腰痛	兼有益气、壮阳作用
下髎	位于骶部，当中髎穴下内方，适对第四骶后孔处	腹痛、便秘、小便不利、带下异常、腰痛	兼有益气、壮阳作用
白环俞	位于骶部，当骶正中嵴旁1.5寸，平第四骶后孔	遗尿、疝气、遗精、月经不调、白带异常、腰部疼痛	兼有益肾强腰、舒筋活络作用
阴廉	位于大腿内侧，当气冲穴直下2寸，大腿根部，耻骨结节的下方，长收肌的外缘	月经不调、带下异常、少腹疼痛、股内侧痛、下肢挛急	—
阴包	位于大腿内侧，当股骨上髁上4寸，股内肌与缝匠肌之间	月经不调、遗尿、小便不利、腰骶痛引小腹	—
曲泉	位于膝内侧，屈膝，当膝关节内侧面横纹内侧端，股骨内侧髁后缘，半腱肌、半膜肌止端的前缘凹陷处	月经不调、痛经、带下异常、遗精、阳痿、小便不利、头痛、膝髌肿痛、下肢痿痹	兼有舒筋、活络作用
阴谷	位于腘窝内侧，屈膝时，当半腱肌肌腱与半膜肌肌腱之间	阳痿、疝痛、月经不调、崩漏、小便难、膝股内侧痛	—
蠡沟	位于小腿内侧，当足内踝尖上5寸，胫骨内侧面中央	月经不调、带下异常、阴痒、小便不利、小腹痛、腰背拘急不可俯仰、胫部酸痛	兼有舒筋、活络作用
交信	位于小腿内侧，当太溪穴直上2寸，复溜穴前0.5寸，胫骨内侧缘后方	月经不调、崩漏、阴挺、泄泻、五淋、疝气、阴痒	兼有清热、利湿作用
营池	位于足部，内踝下缘前、后之凹陷处，每足两穴，左右共4个穴	带下异常、月经量多、子宫内膜炎、小便不利、足跗关节炎	兼有理气和营、理血止痛作用
水泉	位于足内侧，内踝后下方，当太溪穴直下1寸（指寸），跟骨结节的内侧凹陷处	月经不调、痛经、阴挺、小便不利、目昏花、腹痛	兼有益肾、明目作用
独阴	位于足底部，在第二趾跖侧远侧趾间关节的中点	月经不调、阴痛、呕吐、腹部疼痛、胃痛、胸胁痛	兼有理气、止痛作用

注：调经止带穴具有调理冲任、清热利湿的作用，可用于治疗月经不调、小便淋沥等病症

利水通淋穴

穴位名称	穴位定位	主治病症	备注说明
水分	位于上腹部，前正中线上，当脐中上1寸	腹痛、腹胀、肠鸣、泄泻、水肿、腰脊强急	善于健脾、行水

续表

穴位名称	穴位定位	主治病症	备注说明
中极	位于下腹部，前正中线上，当脐中下4寸	生殖器疾病、泌尿系统疾病、精力不济、冷感症	善于温肾、行水
水道	位于下腹部，当脐中下3寸，距前正中线2寸	小腹胀满、小便不利、痛经、不孕、疝气	善于理气行水，兼有调经止带作用
曲骨	位于下腹部，当前正中线上，耻骨联合上缘的中点处	五脏虚弱、少腹胀满、小便淋沥、遗尿、遗精、阳痿、月经不调、带下异常、痛经	善于温肾行水，兼有调经止带作用
三焦俞	位于腰部，当第一腰椎棘突下，旁开1.5寸	肠鸣、腹胀、呕吐、泄泻、痢疾、水肿、腰背强痛	善于理气、行水
胞肓	位于臀部，当骶正中嵴旁开3寸，第二骶后孔	肠鸣、腹胀、便秘、癃闭、腰脊强痛	善于理气、行水
膀胱俞	位于骶部，当骶正中嵴旁开1.5寸，平第二骶后孔	小便不利、遗尿、泄泻、便秘、腰脊强痛	善于清热、通淋
委阳	位于腘横纹外侧端，当股二头肌腱的内侧	腹满、小便不利、腰脊强痛、腿足挛痛	善于清热通淋，兼有舒筋活络作用
箕门	位于大腿内侧，当血海穴与冲门穴连线上，血海穴上6寸	小便不利、遗尿、腹股沟肿痛	善于清热、通淋
阴陵泉	位于小腿内侧，当胫骨内侧髁后下方凹陷处	膝盖痛、晕眩、腹痛、消化不良、失眠、腰腿痛、尿失禁、遗精、阳痿、痛经	善于健脾行水，兼有舒筋活络作用
复溜	位于小腿内侧，太溪穴直上2寸，跟腱的前方	泄泻、肠鸣、水肿、腹胀、腿肿、足痿、盗汗、身热无汗、腰脊强痛	善于温肾行水，兼有补阴、清热、温里作用
大钟	位于足内侧，内踝下方，当跟腱附着部的内侧前方凹陷处	气喘、腰脊强痛、足跟痛、二便不利、月经不调	善于温肾行水，兼有舒筋活络作用
陷谷	位于足背，当第二、三跖骨结合部前方凹陷处	面目浮肿、水肿、肠鸣、腹痛、足背肿痛	善于健脾、行水

注：利水通淋穴具有利水渗湿、清热通淋的功效，可用于治疗水湿不行或湿热下注引起的疾病

安神穴

穴位名称	穴位定位	主治病症	备注说明
安眠	位于翳风穴与风池穴连线的中点	失眠、烦躁、心悸、头痛、眩晕、高血压、耳鸣、耳聋、神经性头痛、精神病、癔症	兼有平肝、潜阳作用

续表

穴位名称	穴位定位	主治病症	备注说明
支正	位于前臂背面尺侧，阳谷穴与小海穴连线上，腕背横纹上5寸	头痛、目眩、热病、癫狂、项强、肘臂酸痛	兼有清热、利窍作用
阳谷	位于手腕尺侧，当尺骨茎突与三角骨之间的凹陷处	头痛、目眩、耳鸣、耳聋、热病、癫痫、腕痛	兼有清热、利窍作用
手逆注	位于前臂屈侧正中线，腕横纹上6寸，掌长肌腱与桡侧腕屈肌腱之间	癔症、狂痫、前臂疼痛、上肢麻痹或痉挛、胸胁痛	兼有疏利关节、通络止痛作用
郄门	位于前臂掌侧，当曲泽穴与大陵穴的连线上，腕横纹上5寸	心痛、心悸、胸痛、心烦、咯血、鼻出血、疔疮、癫疾	兼有凉血止血、清热除烦作用
间使	位于前臂掌侧，当曲泽穴与大陵穴的连线上，腕横纹上3寸，掌长肌腱与桡侧腕屈肌腱之间	心痛、心悸、胃痛、呕吐、热病、烦躁、癫痫、腋肿、肘挛、臂痛	兼有宽胸理气、和胃降逆作用
内关	位于前臂掌侧，当曲泽穴与大陵穴连线上，腕横纹上2寸，掌长肌腱与桡侧腕屈肌腱之间	心悸、胸闷气急、胃痛、失眠、孕吐、晕车、手臂疼痛、头痛、眼睛充血、恶心呕吐、胸胁痛、上腹痛、心绞痛、月经痛、腹泻、精神异常	心包经之重要穴位，多种疾病治疗时的首选，兼有宽胸理气、和胃降逆作用
灵道	位于前臂掌侧，当尺侧腕屈肌腱桡侧缘，腕横纹上1.5寸	心痛、暴喑、肘臂挛痛	—
大陵	位于腕掌横纹中点处，掌长肌腱与桡侧腕屈肌腱之间	心痛、心悸、胃痛、呕吐、惊悸、癫痫、胸胁痛、腕关节疼痛、喜笑悲恐	兼有宽胸理气、和胃降逆作用
神道	位于背部，当后正中线上，第五胸椎棘突下凹陷中	晕眩、颈肩部酸痛、心悸、呼吸困难、情绪不安、红脸症	兼有平肝息风、疏利关节、通络止痛作用
神堂	位于背部，当第五胸椎棘突下，旁开3寸	咳嗽、气喘、胸闷、脊背强	兼有疏利关节、通络止痛作用
心俞	位于背部，当第五胸椎棘突下，旁开1.5寸	心痛、惊悸、咳嗽、失眠、健忘、盗汗、梦遗、癫痫	兼有清利下焦湿热作用
腰奇	位于骶部，当尾骨尖端直上2寸，骶角之间凹陷中	癫痫、头痛、失眠、便秘	兼有清热、利窍作用
足通谷	位于足外侧，第五跖趾关节前方，赤白肉际处	头痛、项强、目眩、鼻出血、癫狂、胸满	兼有清热、利窍作用

注：安神穴具有安神定志、宁心除烦、镇惊止痉的作用，能够治疗心神不宁、烦躁不安等病症

开窍苏厥穴

穴位名称	穴位定位	主治病症	备注说明
人中	位于面部，当人中沟的上1/3与中1/3交点处	昏迷、晕厥、暑病、癫痫、急慢惊风、鼻塞、鼻出血、面肿、牙痛、牙关紧闭、黄疸、消渴、脊膂强痛、闪挫腰痛	苏厥开窍之首选腧穴，适用于厥证的急救
兑端	位于面部，当上唇尖端，人中沟下端皮肤与唇的移行部	昏迷、晕厥、癫狂、癔症、牙痛、消渴嗜饮、口疮、目翳、鼻塞、鼻渊、鼻出血、舌干、小便黄赤、黄疸	兼有清热、泻火作用
承浆	位于面部，当颏唇沟的正中凹陷处	面肿、牙痛、牙肿、口舌生疮、消渴嗜饮、小便不禁	兼有清热、泻火作用
四神聪	位于头顶部，当百会穴前、后、左、右各1寸处，共4个穴位	头痛、眩晕、失眠、健忘、癫痫、精神病、大脑发育不全	兼有通络、止痛作用
劳宫	位于手掌心，当第二、三掌骨之间，偏于第三掌骨，握拳屈指的中指指尖处	脑卒中昏迷、中暑、心痛、癫痫、口疮、口臭	兼有清热、泻火作用
后溪	位于手掌尺侧，微握拳，当小指本节（第五指掌关节）后的远侧掌横纹头，赤白肉际处	头项强痛、目赤、耳聋、咽喉肿痛、腰背痛、癫痫、手指及肘臂挛痛	兼有疏经络、调心气、固心阴、泻心火作用
少泽	位于小指末节尺侧，距指甲角0.1寸（指寸）处	头痛、目翳、咽喉肿痛、乳痈、乳汁少、昏迷、热病	兼有清心除烦、宣解郁热、通调乳汁作用
少冲	位于小指末节桡侧，距指甲角0.1寸（指寸）处	心悸、心痛、胸胁痛、癫狂、热病、昏迷	兼有宁心安神、清心火、通心气作用
关冲	位于手无名指末节尺侧，距指甲角0.1寸（指寸）处	头痛、目赤、耳聋、耳鸣、喉痹、舌强、热病、心烦	兼有清上焦火热、宣少阳郁热作用
中冲	位于手中指末节尖端中央	昏迷、舌强不语、中暑、昏厥、小儿惊风、热病	兼有清心宁神、驱散心包邪热作用
商阳	位于手食指末节桡侧，距指甲角0.1寸（指寸）处	耳聋、牙痛、咽喉肿痛、颔肿、青盲、手指麻木、热病、昏迷	兼有清泄阳明郁热、清利咽喉作用
少商	位于手拇指末节桡侧，距指甲角0.1寸（指寸）处	咽喉肿痛、咳嗽、鼻出血、发热、昏迷、癫狂	兼有清宣肺气、通利咽喉、疏卫解表作用

续表

穴位名称	穴位定位	主治病症	备注说明
十宣	位于手十个手指尖端，距指甲游离缘约0.1寸（指寸）处，左右两手共10个穴位	昏迷、晕厥、休克、中暑、癫痫发作、小儿惊厥、脑卒中、热病、咽喉肿痛、高血压、手指麻木、吐泻	兼有清热、祛暑作用
会阴	位于会阴部，男性当阴囊根部与肛门连线的中点；女性当大阴唇后联合与肛门连线的中点	昏迷、癫狂、惊痫、小便难、遗尿、阴痛、阴痒、阴部汗湿、脱肛、阴挺、疝气、痔疮、遗精、月经不调	兼有清利湿热作用
委中	位于腘横纹中点，当股二头肌肌腱与半腱肌肌腱的中间	腰痛、下肢痿痹、腹痛、吐泻、小便不利、遗尿	兼有舒筋活络、通痹止痛作用
金门	位于足外侧部，当外踝前缘直下，骰骨下缘处	头痛、癫痫、小儿惊风、腰痛、下肢痿痹、外踝痛	兼有通络、止痛作用
隐白	位于足大趾末节内侧，距趾甲角0.1寸（指寸）处	腹胀、便血、月经过多、崩漏、癫狂、多梦、惊风	兼有健脾和胃、益气摄血作用
大敦	位于足大趾末节外侧，距趾甲角0.1寸（指寸）处	月经不调、血崩、癃闭、遗尿、淋疾、癫痫、小腹痛	兼有理气调肝、清利湿热作用
厉兑	位于足第二趾末节外侧，距趾甲角0.1寸（指寸）处	鼻出血、牙痛、咽喉肿痛、腹胀、热病、多梦、癫狂	兼有清胃泻火、舒筋活络作用
足窍阴	位于足第四趾末节外侧，距趾甲角0.1寸（指寸）处	偏头痛、目眩、目赤肿痛、耳聋、耳鸣、喉痹、胸胁痛、足跗肿痛、多梦、热病	兼有清利肝胆湿热、通络止痛作用
至阴	位于足小趾末节外侧，距趾甲角0.1寸（指寸）处	头痛、目痛、鼻塞、鼻出血、胎位不正	兼有调理气机、正胎催产作用
气端	位于足十趾尖端，距趾甲游离缘0.1寸（指寸）处，左右两侧共10个穴位	脑卒中急救、脑血管病急救、足趾麻木、足背红肿、足痛、脚气、麦粒肿	兼有通络、止痛作用
涌泉	位于足底部，蜷足时足前部凹陷处，约当足底二、三趾趾缝纹头端与足跟连线的前1/3与后2/3交点上	头顶痛、头晕、眼花、咽喉肿痛、舌干、失音、小便不利、大便难、小儿惊风、足心热、癫疾、昏厥	兼有滋肾清热、降逆通络作用。在养生保健、防病治病上有重要作用

注：开窍苏厥穴具有通关开窍、苏厥醒神的作用，能够治疗邪陷心包或痰浊蒙蔽清窍所致的病症

利窍穴之利目穴

穴位名称	穴位定位	主治病症	备注说明
睛明	位于面部，目内眦角稍上方凹陷处	目赤肿痛、流泪、视物不明、目眩、近视、夜盲、色盲	—

续表

穴位名称	穴位定位	主治病症	备注说明
攒竹	位于面部，当眉头凹陷中，眶上切迹处	头痛、口眼㖞斜、目视不明、流泪、目赤肿痛、眼睑瞤动、眉棱骨痛、眼睑下垂	兼有安神定志、息风止痉作用
瞳子髎	位于面部，目外眦旁，当眶外侧缘处	头痛、目赤、目痛、远视不明、眼内障、目翳	—
球后	位于面部，当眶下缘外1/4与内3/4交界处	视神经炎、视神经萎缩、视网膜色素变性、青光眼、早期白内障、近视	—
承泣	位于面部，瞳孔直下，当眼球与眶下缘之间	目赤肿痛、流泪、夜盲、眼睑跳动、口眼㖞斜	—
四白	位于面部，瞳孔直下，当眶下孔凹陷处	目赤肿痛痒、目翳、眼睑瞤动、口眼㖞斜、头痛眩晕	—
鱼腰	位于额部，瞳孔直上，眉毛中	目赤肿痛、眼睑下垂、近视、面神经麻痹、三叉神经痛、目生翳膜、偏头痛	兼有疏利关节、通络止痛作用
丝竹空	位于面部，当眉梢凹陷处	头痛、目眩、目赤肿痛、眼睑跳动、牙痛、癫痫	兼有安神定志、息风止痉作用
眉冲	位于头部，当攒竹穴直上入发际0.5寸，神庭穴与曲差穴连线之间	头痛、眩晕、鼻塞、癫痫	兼有安神定志、息风止痉作用
承光	位于头部，当前发际正中直上2.5寸，旁开1.5寸	头痛、目眩、鼻塞、热病	兼有除烦作用
目窗	位于头部，当前发际直上1.5寸，头正中线旁开2.25寸	头痛、目眩、目赤肿痛、远视、近视、面浮肿、上齿龋肿、小儿惊痫	兼有安神定志、息风止痉、疏利关节、通络止痛作用
头维	位于头侧部，当额角发际直上0.5寸，头正中线旁开4.5寸	头痛、目眩、口痛、流泪、眼睑瞤动	—
翳明	位于项部，当翳风穴后1寸	近视、远视、雀目、头痛、眩晕、目疾、耳鸣、失眠	兼有安神定志、息风止痉作用
天牖	位于颈侧部，当乳突后下方，平下颌角，胸锁乳突肌后缘	头晕、头痛、面肿、目昏、暴聋、项强	兼有疏利关节、通络止痛作用
大骨空	位于拇指背侧，指间关节的中点处	目翳、白内障、风眩、目痛、吐泻、鼻出血	—

注：利窍穴具有疏风清热、理气通阳的作用，能够通利头面部诸窍；利目穴具有明目利窍、祛风泄火的作用，能够治疗视物不明、目生翳障等眼疾

利窍穴之利鼻穴

穴位名称	穴位定位	主治病症	备注说明
迎香	位于鼻翼外缘中点旁，当鼻唇沟中间	鼻塞、鼻出血、口㖞、面痒、胆道蛔虫症	兼有散风清热、舒筋通络作用
上迎香	位于面部，当鼻翼软骨与鼻甲的交界处，近鼻唇沟上端	头痛、感冒、鼻塞、鼻窦炎、鼻中息肉、迎风流泪	—
口禾髎	位于上唇部，鼻孔外缘直下，平人中穴	鼻塞、鼻出血、口㖞、口噤	兼有苏厥醒神、宁心定志作用
素髎	位于面部，当鼻尖的正中央	鼻塞、鼻流清涕、鼻息肉、鼻渊、酒渣鼻、惊厥、昏迷	兼有苏厥醒神、宁心定志作用
囟会	位于头部，当前发际正中直上2寸（百会穴前3寸）	头痛、目眩、面赤暴肿、鼻渊、鼻出血、鼻痔、鼻痛、癫疾、嗜睡、小儿惊风	兼有安神作用
通天	位于头部，当前发际正中直上4寸，头正中线旁开1.5寸	头痛、眩晕、鼻塞、鼻出血、鼻渊、面肌痉挛	兼有苏厥醒神、宁心定志作用
承灵	位于头部，当前发际直上4寸，头正中线旁开2.25寸	头晕、眩晕、目痛、鼻渊、鼻出血、鼻塞、多涕	兼有止咳、平喘作用

注：利鼻穴具有宣通鼻窍、疏风清热的作用，用于治疗鼻部病症

利窍穴之利耳穴

穴位名称	穴位定位	主治病症	备注说明
耳门	位于面部，当耳屏上切迹的前方，下颌骨髁状突后缘，张口有凹陷处	耳聋、耳鸣、聤耳、牙痛、颈颌痛、唇吻强	治疗多种耳疾重要的首选穴位之一
听宫	位于面部，耳屏前，下颌骨髁状突后方，张口时呈凹陷处	耳鸣、耳聋、聤耳、牙痛、癫痫	—
颅息	位于头部，角孙穴与翳风穴之间，沿耳轮连线的上、中1/3交点处	头痛、耳鸣、耳痛、小儿惊痫、呕吐涎沫	兼有安神作用
听会	位于面部，当耳屏间切迹的前方，下颌骨髁状突的后缘，张口有凹陷处	耳鸣、耳聋、牙痛、下颌脱臼、口眼㖞斜、面痛、头痛	兼有清热通经、平肝息风作用
会宗	前臂背侧，当腕背横纹上3寸，支沟穴尺侧，尺骨桡侧缘	耳聋、痫证、上肢肌肤痛	

注：利耳穴具有利窍聪耳、疏风通络的作用，可以治疗耳部病症

利窍穴之利口舌咽喉穴

穴位名称	穴位定位	主治病症	备注说明
正营	位于头部，当前发际上2.5寸，头正中线旁开2.25寸	头痛、头晕、目眩、唇吻强、牙痛	—
脑户	位于头部，后发际正中直上2.5寸，风府穴上1.5寸，枕外隆凸的上缘凹陷处	头重、头痛、面赤、目黄、眩晕、面痛、音哑、项强、癫痫、舌本出血、瘿瘤	兼有安神作用
哑门	位于项部，当后发际正中直上0.5寸，第一颈椎下	舌缓不语、音哑、头重、头痛、颈项强急、脊强反折、脑卒中尸厥、癫狂、痫证、癔症、鼻出血、重舌、呕吐	善于开宣音窍、益脑增音，偏于治疗脑性失语
颊车	位于面颊部，下颌角前上方约一横指（中指），当咀嚼时咬肌隆起，按之凹陷处	口喎、牙痛、颊肿、口噤不语	兼有清热、解毒作用
大迎	位于下颌角前方，咬肌附着部前缘，当面动脉搏动处	口喎、口噤、颊肿、牙痛	兼有清热、解毒作用
廉泉	位于颈部，当前正中线上，喉结上方，舌骨上缘凹陷处	舌下肿痛、舌纵涎出、舌强、脑卒中失语、舌干口燥、口舌生疮、暴喑、喉痹、聋哑、咳嗽、哮喘、消渴、食不下	善于宣通舌络、补益舌本，偏于治疗舌性失语
扶突	位于颈外侧部，喉结旁，当胸锁乳突肌前、后缘之间	咳嗽、气喘、咽喉肿痛、暴喑、瘰疬、瘿气	兼有止咳平喘、降逆化痰作用
天鼎	位于颈外侧部，胸锁乳突肌后缘，当喉结旁，扶突与缺盆连线中点	暴喑气阻、咽喉肿痛、瘰疬、瘿气、舌骨肌麻痹	兼有降逆、化痰作用
龈交	位于上唇内，唇系带与上牙龈的相接处	口噤、口臭、口腔炎、牙龈炎、面颊肿痛、肝病	—
聚泉	位于口腔内，当舌背正中缝的中点处	舌强、舌肌麻痹、味觉减退、久咳不愈、哮喘、消渴	兼有止咳、平喘作用
海泉	位于口腔内，当舌下系带中点处	舌缓不收、重舌肿胀、喉痹、高热、单乳蛾、呕吐、呃逆、腹泻、腹痛、消渴	—
金津	位于口腔内，当舌下系带左侧静脉上	口疮、舌强、舌肿、呕吐、喉炎、咽炎、热病、消渴	
玉液	位于口腔内，当舌下系带右侧静脉上	口疮、舌强、舌肿、呕吐、喉炎、咽炎、热病、消渴	

注：利口舌咽喉穴具有利窍通关、疏风泄热之功效，能够通利口舌咽喉诸窍，治疗相关病症

利窍穴之通利诸窍穴

穴位名称	穴位定位	主治病症	备注说明
巨髎	位于面部，瞳孔直下，平鼻翼下缘处，当鼻唇沟外侧	口眼㖞斜、眼睑瞤动、鼻出血、牙痛、唇颊肿	—
印堂	位于额部，当两眉头之中间	头痛、头晕、失眠、鼻塞、鼻炎、目赤肿痛、高血压、三叉神经痛	兼有宁心、安神作用
曲差	位于头部，当前发际正中直上0.5寸，旁开1.5寸，即神庭穴与头维穴连线内1/3与中1/3交点上	头痛、鼻塞、鼻出血、目视不明	兼有除烦、平喘作用
上关	位于耳前，下关直下，当颧弓上缘凹陷处	头痛、耳鸣、耳聋、聤耳、口眼㖞斜、面痛、牙痛、惊痫	兼有宁心、安神作用
耳和髎	位于头侧部，当鬓发后缘，平耳郭根之前方，颞浅动脉后缘	头重痛、耳鸣、牙关拘急、颌肿、鼻头肿痛、口渴	兼有通络、正痛作用
络却	位于头部，当前发际正中直上5.5寸，旁开1.5寸	头晕、目视不明、耳鸣	兼有安神、定志作用
下关	位于面部耳前方，当颧弓下缘与下颌切迹之间所形成的凹陷中	耳聋、耳鸣、聤耳、牙痛、口噤、口眼㖞斜	兼有消肿、定痛作用
翳风	位于耳垂后方，当乳突与下颌角之间的凹陷处	耳鸣、耳聋、口眼㖞斜、牙关紧闭、颊肿、瘰疬	—
天窗	位于颈外侧部，胸锁乳突肌后缘，扶突穴后，与喉结相平	耳鸣、耳聋、咽喉肿痛、颈项强痛、暴喑	—
四渎	位于前臂背侧，当阳池穴与肘尖连线上，肘尖下5寸，尺骨与桡骨之间	暴喑、暴聋、牙痛、呼吸气短、咽阻如梗、前臂痛	—
三阳络	位于前臂背侧，腕背横纹上4寸，尺骨与桡骨之间	暴喑、耳聋、手臂痛、龋牙痛	—
中渚	位于手背部，当无名指本节（掌指关节）后方，第四、五掌骨间凹陷处	头痛、目眩、目痛、耳聋、耳鸣、喉痹、肩背肘臂痛、手指不能屈伸、脊膂痛、热病	兼有通络、正痛作用
液门	位于手背部，当第四、五指之间，指蹼缘后方，赤白肉际处	头痛、目赤、耳痛、耳鸣、耳聋、喉痹、疟疾、手臂痛	兼有通络、正痛作用
小骨空	位于小指背侧近侧指间关节的中点处	目翳、目赤肿痛、耳聋、喉痛、咽喉炎、掌指关节痛	兼有通络、正痛作用

注：通利诸窍穴具有明目、通鼻、聪耳、通利口舌咽喉的功效

祛风除湿穴

穴位名称	穴位定位	主治病症	备注说明
肩髎	位于肩部，肩髃穴后方，当臂外展时，于肩峰后下方呈现凹陷处	臂痛、肩周炎、肩重不能举	善于祛除湿热
伏兔	位于大腿前，当髂前上棘与髌底外侧端连线上，髌底上6寸	腰痛膝冷、下肢麻痹、疝气、脚气、胸胁胀满	兼有调畅气机、消食导滞作用
阴市	位于大腿前，当髂前上棘与髌底外侧端连线上，髌底上3寸	腿膝痿痹、屈伸不利、疝气、腹胀腹痛	兼有滋阴降火、调畅气机、导滞作用
髋骨	位于大腿前面下部，当梁丘穴两旁各1.5寸，一侧2个穴	膝关节红肿疼痛、下肢痿弱无力、瘫痪、脚气等下肢病症	善于祛除湿热，兼有通利关节、舒筋活络、强腰膝作用
梁丘	屈膝，位于大腿前面，当髂前上棘与髌底外侧端连线上，髌底上2寸	膝肿痛、下肢不遂、胃痛、乳痛、尿血	兼有调畅气机、消食导滞作用
鹤顶	位于膝上部，髌底的中点上方凹陷处	膝关节酸痛、腿足无力、下肢痿软、脚气等各种膝关节病、脑血管病后遗症	兼有通利关节、舒筋活络、强腰膝作用
膝眼	屈膝，位于髌韧带两侧凹陷处，在内侧的称内膝眼，在外侧的称外膝眼	各种原因引起的膝关节病、髌骨软化症等	兼有通利关节、舒筋活络、强腰膝作用
犊鼻	屈膝，位于膝部，髌骨与髌韧带外侧凹陷中	膝关节痛、下肢麻痹、屈伸不利、脚气	善于散寒除湿，兼有调畅气机、消食导滞作用
条口	位于小腿前外侧，当犊鼻穴下8寸，胫骨前嵴外一横指（中指）	脘腹疼痛、下肢痿痹、转筋、跗肿、肩臂痛	善于散寒除湿，兼有调畅气机、消食导滞作用
膝关	位于小腿内侧，当胫骨内侧髁后下方，阴陵泉穴后1寸，腓肠肌内侧头的上部	膝髌肿痛、寒湿走注、风痛、下肢痿痹	善于散寒除湿，兼有通利关节、舒筋活络、强腰膝作用

注：祛风除湿穴具有祛风除湿、活络止痛、强腰膝等功效，可治疗因感受风寒湿或风湿热邪气闭阻引起的病症

舒筋活络穴

穴位名称	穴位定位	主治病症	备注说明
地仓	位于面部，口角外侧，上直对瞳孔	口㖞、流涎、眼睑瞤动	—
肩髎	位于肩部，肩髃后方，当臂外展时，于肩峰后下方呈现凹陷处	臂痛、肩重不能举、胁肋疼痛	兼有清热、通窍作用
肩贞	位于肩关节后下方，臂内收时，腋后纹头上1寸（指寸）	肩臂疼痛、瘰疬、耳鸣	兼有清热、通窍作用
臑会	位于臂外侧，当肘尖与肩髎穴连线上，肩髎穴下3寸，三角肌后下缘	肩臂痛、瘿气、瘰疬、目疾、肩胛肿痛	兼有理气、散结作用
臂臑	位于臂外侧，三角肌止点处，当曲池穴与肩髃连线上，曲池穴上7寸处	肩臂痛、颈项拘挛、瘰疬、目疾	—
手五里	位于臂外侧，当曲池穴与肩髃连线上，曲池穴上3寸处	肘臂挛痛、瘰疬	兼有清热、通窍作用
肘髎	位于臂外侧，屈肘，曲池穴上方1寸，当肱骨边缘处	肘臂部痛、麻木、挛急	—
上廉	位于前臂背面桡侧，当阳溪穴与曲池穴连线上，肘横纹下3寸处	头痛、肩臂酸痛、半身不遂、手臂麻木、肠鸣腹痛	兼有清热、通便作用
清冷渊	位于臂外侧，屈肘时，当肘尖直上2寸，即天井穴上1寸	头痛、目黄、肩臂痛不能举	—
腕骨	位于手掌尺侧，当第五掌骨基底与钩骨之间的凹陷处，赤白肉际处	头项强痛、耳鸣、目翳、黄疸、热病、指挛腕痛	兼有清热、通窍作用
腰痛点	位于手背侧，当第二、三掌骨与第四、五掌骨之间，当腕横纹与掌指关节中点处，一侧2个穴	急性腰扭伤、腰肌劳损、手背红肿疼痛、腕关节炎、小儿急慢惊风、头痛	—
落枕	位于手背侧，当第二、三掌骨之间，指掌关节后约0.5寸处	落枕、手臂痛、胃痛	兼有健脾、调中作用

续表

穴位名称	穴位定位	主治病症	备注说明
肩井	位于肩上，前直乳中穴，当大椎穴与肩峰端连线的中点上	肩背痹痛、手臂不举、颈项强痛、乳痈、诸虚百损	兼有清热通窍、清热通、理气作用
天髎	位于肩胛部，肩井穴与曲垣穴的中间，当肩胛骨上角处	肩臂痛、颈项强痛、胸中烦满	兼有祛风、解表作用
巨骨	位于肩上部，当锁骨肩峰端与肩胛冈之间凹陷处	肩臂挛痛不遂、瘰疬、瘿气	兼有理气、散结作用
秉风	位于肩胛部，肩胛冈上窝中央，天宗穴直上，举臂有凹陷处	肩胛、疼痛、上肢酸麻	—
曲垣	位于肩胛部，肩胛冈上窝内侧端，当臑俞穴与第二胸椎棘突连线的中点处	肩胛背项疼痛	
天宗	位于肩胛部，当肩胛冈下窝中央凹陷处，与第四胸椎相平	肩胛疼痛、气喘、乳痈	兼有理气作用
肩中俞	位于背部，当第七颈椎棘突下，旁开2寸	咳嗽、气喘、肩背疼痛、目视不明、落枕	兼有止咳、平喘、化痰作用
肩外俞	位于背部，当第一胸椎棘突下，旁开3寸	肩背疼痛、颈项强急	—
附分	位于背部，当第二胸椎棘突下，旁开3寸	颈项强痛、肩背拘急、肘臂麻木	兼有祛风解表、散寒通乳作用
悬枢	位于腰部，当后正中线上，第一腰椎棘突下凹陷中	腰脊强痛、腹胀、腹痛、完谷不化、泄泻、痢疾	兼有健脾、调中作用
臑俞	位于肩部，当腋后纹头直上，肩胛冈下缘凹陷中	肩臂疼痛、瘰疬	兼有理气、散结作用
夹脊	位于背腰部，当第一胸椎至第五腰椎棘突下两侧，后正中线旁开0.5寸，一侧17个穴，左右两侧共34穴	胸1至胸3治疗上肢病症；胸1于胸8治疗胸廓及胸腔内脏病症；胸6至腰5治疗腹腔内脏病症；胸11至腰5治疗腰骶病症；腰2至腰5治疗下肢病症	兼有理血作用，适用范围较广，可对症选用

续表

穴位名称	穴位定位	主治病症	备注说明
居髎	位于髋部，当髂前上棘与股骨大转子最凸点连线的中点处	腰腿痹痛、瘫痪、足痿、疝气	兼有调理冲任作用
十七椎	位于腰骶部，当后正中线上，第五腰椎棘突下	腰骶痛、腿痛、下肢痿痹或瘫痪、小儿麻痹后遗症、坐骨神经痛、痛经、崩漏、月经不调、肛门病症	兼有调理冲任作用
秩边	位于臀部，平第四骶后孔，骶正中嵴旁开3寸	小便不利、便秘、痔疮、腰骶痛、下肢痿痹	兼有清热通便、利水通淋作用
髀关	位于大腿前面，当髂前上棘与髌底外侧端连线上，屈髋时，平会阴，居缝匠肌外侧凹陷处	腰痛、膝冷、下肢痿痹、腹痛	—
风市	位于大腿外侧部中线上，当腘横纹上7寸或直立垂手时中指指尖处	脑卒中，半身不遂，下肢痿痹、麻木，遍身瘙痒、脚气	—
中渎	位于大腿外侧，当风市穴下2寸，或腘横纹上5寸，股外肌与股二头肌之间	下肢痿痹、麻木，半身不遂	—
膝阳关	位于膝外侧，当阳陵泉穴上3寸，当股骨外上髁上方凹陷处	膝髌肿痛、腘筋挛急、小腿麻木	兼有安神、定志作用
阳交	位于小腿外侧，当外踝尖上7寸，腓骨后缘	胸胁胀满疼痛、面肿、惊狂、膝股痛、下肢痿痹	—
阳辅	位于小腿外侧，当外踝尖上4寸，腓骨前缘稍前方	偏头痛、目外眦痛、缺盆穴中痛、腋下痛、瘰疬、胸胁及下肢外侧痛、半身不遂	—
悬钟	位于小腿外侧，当外踝尖上3寸，腓骨前缘	半身不遂、颈项强痛、胸腹胀满、胁肋疼痛、膝腿痛、脚气	兼有清热通窍、清热通便、理气作用
丘墟	位于外踝前下方，当趾长伸肌腱的外侧凹陷处	颈项痛、腋下肿、胸胁痛、下肢痿痹、外踝肿痛、目赤肿痛	兼有清热通窍、清热通便作用
承扶	位于大腿后面，臀横纹中点	腰骶疼痛、臀部下垂、痔疾	—

213

续表

穴位名称	穴位定位	主治病症	备注说明
殷门	位于大腿后面，当承扶穴与委中穴连线上，承扶穴下6寸	腰痛、下肢痿痹	—
浮郄	位于腘横纹外侧端，委阳穴上1寸，股二头肌腱内侧	便秘、腘窝疼痛、麻木	兼有安神定志、理血清热作用
承筋	位于小腿后面，当委中穴与承山穴连线上，腓肠肌肌腹中央，委中穴下5寸	痔疮、便秘、腰腿拘急疼痛	兼有清热通窍、清热通便作用
承山	位于小腿后面正中，委中穴与昆仑穴之间，当伸直小腿或足跟上提时，腓肠肌肌腹下出现的尖角凹陷处	小腿肚痉挛、脚部劳累、膝盖劳累、便秘、腰背痛、腰腿痛、脱肛、痔疮	兼有清热通窍、清热通便作用
飞扬	位于小腿后面，当外踝后，昆仑直穴上7寸，承山穴外下方1寸处	头痛、目眩、腰腿疼痛、痔疮	兼有安神定志、祛风解表作用
跗阳	位于小腿后面，外踝后，昆仑穴直上3寸	头痛、腰骶痛、下肢痿痹、外踝肿痛	—
申脉	位于足外侧部，外踝直下方凹陷中	头痛、眩晕、癫狂痫、腰腿酸痛、目赤肿痛、失眠	兼有清热通窍、清热通便作用

注：舒筋活络穴具有舒通筋络、散寒祛湿、理气止痛的功效，用于治疗筋脉拘急、风湿痹痛、下肢痿弱等病症